DAS GASTRITIS-HEILUNGSBUCH

DAS GASTRITIS-HEILUNGSBUCH

Ein umfassender Leitfaden, um Gastritis zu überwinden und deine Magengesundheit wiederherzustellen

L.G. CAPELLAN

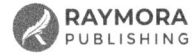

Urheberrecht © 2025 von L.G. Capellan.

Alle Rechte vorbehalten. Kein Teil dieser Veröffentlichung darf ohne vorherige schriftliche Genehmigung des Verlags in irgendeiner Form oder mit irgendwelchen Mitteln reproduziert, verbreitet oder übertragen werden, einschließlich Fotokopien, Aufnahmen oder anderer elektronischer oder mechanischer Methoden, mit Ausnahme kurzer Auszüge, die in Rezensionen verwendet werden, oder bestimmter nicht kommerzieller Nutzungen, die durch das Urheberrechtsgesetz gestattet sind.

Für Genehmigungen, Übersetzungsrechte oder andere Anfragen wenden Sie sich bitte an den Verlag unter contact@raymorapublishing.com.

Haftungsausschluss und -beschränkung: Die in diesem Buch präsentierten Informationen dienen ausschließlich zu Informationszwecken und sollen professionellen ärztlichen Rat, Diagnose oder Behandlung nicht ersetzen. Konsultieren Sie bei Fragen zu einem medizinischen Zustand immer Ihren Arzt oder einen anderen qualifizierten Gesundheitsdienstleister. Die in diesem Buch beschriebenen Erfahrungen und Untersuchungen sind persönliche Erfahrungen des Autors und sollen keine professionelle medizinische Beratung darstellen. Der Autor und der Verlag lehnen ausdrücklich jede Haftung für nachteilige Auswirkungen ab, die direkt oder indirekt aus der Verwendung oder Anwendung der in diesem Buch enthaltenen Informationen resultieren.

Veröffentlicht von Raymora Publishing LLC.

ISBN: 979-8-9926923-4-1

HINWEIS: Diese Ausgabe ist eine überarbeitete und erweiterte Version des ursprünglich auf Englisch veröffentlichten Buches *The Gastritis Healing Book*.

Für meine Mutter, die mich immer unterstützt hat und an meiner Seite war. Und für mich selbst – weil ich den Mut hatte zu glauben und trotz aller Herausforderungen durchzuhalten.

INHALTSVERZEICHNIS

Einleitung 7

TEIL EINS   **GASTRITIS VON INNEN NACH AUSSEN VERSTEHEN**

KAPITEL 1   Was ist Gastritis? 15

KAPITEL 2   Warum ist es so schwierig, Gastritis zu heilen? 41

TEIL ZWEI   **BEHANDLUNG UND VORBEUGUNG VON GASTRITIS**

KAPITEL 3   Die Heilungsphase 67

KAPITEL 4   Die Erhaltungsphase 173

TEIL DREI   **REZEPTE UND ESSENSPLÄNE**

KAPITEL 5   Der Zwei-Wochen-Menüplan 199

KAPITEL 6   Frühstücksrezepte 225

KAPITEL 7   Rezepte für Mittag- und Abendessen 237

KAPITEL 8   Beilagenrezepte 255

KAPITEL 9   Snack- und Dessertrezepte 267

KAPITEL 10   Grundrezepte, Dressings und Soßen 283

Schlussfolgerung: Das Leben nach der Gastritis   297

Anhang A: Häufig gestellte Fragen   299

Anhang B: Wie man Protonenpumpenhemmer sicher absetzt   315

Anhang C. Ernährungsstrategien zur Gewichtszunahme   319

Anhang D: Lebensmittellisten nach pH-Wert   323

Danksagung   334

Quellen   335

Register   345

EINLEITUNG

Ich werde diesen scheinbar normalen Frühlingstag im Jahr 2013 nie vergessen, als mich die Gastritis zum ersten Mal heimsuchte. Da lag ich, entspannt auf meinem Bett und schaute fern, als plötzlich ein stechender, unerträglicher Schmerz meinen Magen durchfuhr. Fast gleichzeitig durchzog ein intensives Brennen meine Brust, als wäre ein Vulkan in mir ausgebrochen.

In Panik sprang ich auf und begann unruhig durch die Wohnung zu laufen, verzweifelt darauf bedacht zu verstehen, was mit mir passierte. Ich trank ein Glas Wasser in der Hoffnung, das Unwohlsein zu lindern, aber es half nichts. Stunden vergingen, und die Magenschmerzen ließen nicht nach. Überwältigt und verwirrt ging ich früh zu Bett, in der Hoffnung, am nächsten Morgen mit besserer Gesundheit aufzuwachen. Was ich damals noch nicht wusste: Dieser Tag markierte den Beginn eines fünfjährigen Albtraums mit einer chronischen Krankheit, die mein Leben tiefgreifend prägen würde.

Bei Tagesanbruch hielt der Schmerz, der meinen Schlaf gequält hatte, an und verwandelte meine Genesungshoffnungen in bloße Wünsche. Die folgenden Tage verschwammen zu einem Wirrwarr aus Arztbesuchen und medizinischen Tests, von denen mich jeder entmutigter zurückließ als der vorherige. Jede neue Behandlung bot einen Hoffnungsschimmer, aber keine brachte die ersehnte Linderung. Die verschriebenen Medikamente boten wenig oder gar keine Erleichterung, und oft waren die Nebenwirkungen genauso schwächend wie die Krankheit selbst.

Jede Mahlzeit wurde zur Herausforderung; jeder Bissen barg ein Risiko. Was früher frohe Anlässe waren – gesellige Zusammenkünfte und Restaurantbesuche – verwandelte sich in Quellen der Angst, was mich dazu brachte, sie gänzlich zu meiden. Ich lebte in ständiger Anspannung, stets in Furcht vor einem durch die Gastritis ausgelösten Anfall. Nach und nach begann mein Leben zu schrumpfen, eingeschränkt auf die wenigen Lebensmittel, die ich für sicher hielt.

Aus Monaten wurden Jahre, und trotz meiner besten Bemühungen schien die Krankheit ihre Kontrolle über mein Leben nur noch weiter zu festigen. Es war nicht nur der körperliche Schmerz, der mich erschöpfte; die emotionale Belastung wog genauso schwer. Ich fühlte mich isoliert und unverstanden, niedergedrückt von einem Schmerz, den andere nicht sehen konnten und oft abtaten, als ob alles nur in meinem Kopf existiere. Die Frustration war überwältigend.

Doch alles änderte sich während meines letzten Arztbesuchs, als ich ihn sagen hörte: »Du musst lernen, damit zu leben.« Als ich die Praxis verließ, liefen mir Tränen übers Gesicht, eine Mischung aus Frustration und Traurigkeit überkam mich. Ich wusste, dass einfach damit zu leben nicht genug war. Ich konnte ein Leben, das von Schmerz und Einschränkung bestimmt wurde, nicht akzeptieren. Dieser Moment weckte eine wilde Entschlossenheit in mir, diese Herausforderung zu überwinden, und markierte einen Wendepunkt, an dem ich die Kontrolle über meine Gesundheit übernahm und meine Reise zur Heilung begann.

Ich gab die endlose Suche nach einer Wunderpille auf, die all meine Magenprobleme lösen sollte, und hörte auf zu warten, dass jemand anderes sie für mich löst. Stattdessen tauchte ich tief in die Erforschung der Gastritis ein. Tag und Nacht recherchierte ich, warum sie so schwer zu heilen war, deckte ihre verborgenen Grundursachen auf und erarbeitete akribisch meinen eigenen Heilungsplan. Entschlossen, diesen Albtraum ein für alle Mal zu beenden, verpflichtete ich mich, meinen eigenen Weg zur Gesundheit zu schmieden.

Es dauerte fünf Jahre beharrlichen Versuchens und Irrtums, zusammen mit tausenden Stunden, die ich damit verbrachte, medizinische Forschungen, Artikel, Blogs und zahlreiche Erfolgsgeschichten in Gesundheitsforen zu durchforsten, um diese Krankheit von innen heraus vollständig zu verstehen und einen ganzheitlichen Behandlungsansatz zu entwickeln, der meine chronischen Magenprobleme erfolgreich löste.

Diese aufschlussreiche und transformative Reise führte mich dazu, Das Gastritis-Heilungsbuch zu erschaffen, eine Arbeit der Liebe, die ein Zeugnis meiner Reise von chronischen Schmerzen zu erneuerter Gesundheit ist. Dieses Buch ist mehr als nur ein medizinischer Text; es ist eine Straßenkarte zur Genesung, erstellt von jemandem, der den schmerzhaften Weg der Gastritis gegangen ist und auf der anderen Seite wieder aufgetaucht ist.

Nachdem du jetzt meine persönliche Geschichte mit Gastritis kennst, lass uns über das erhellende Wissen sprechen, das dich in diesem Buch erwartet und wie es dir helfen kann, deine Gesundheit zurückzugewinnen.

Teil Eins: Gastritis verstehen

Dieser Abschnitt bietet einen umfassenden Überblick über Gastritis, erforscht ihre verschiedenen Formen, grundlegenden Ursachen, Symptome und wie sie diagnostiziert wird. Du lernst auch über verfügbare traditionelle Behandlungen und verstehst, warum die Heilung chronischer Gastritis-Fälle besonders schwierig sein kann. Darüber hinaus geht er tiefer auf die Faktoren ein, die deine Magenheilung behindern können, und bietet ein umfassendes Verständnis, das die Grundlage für die praktischen Ratschläge bildet, die folgen.

Teil Zwei: Heilungs- und Erhaltungsphasen

Die Heilungsphase wird mit spezifischen Empfehlungen zu Ernährungsanpassungen, dem Abschaffen ungesunder Gewohnheiten, effektiven Stressmanagementtechniken und der Verwendung von

Nahrungsergänzungsmitteln und natürlichen Heilmitteln beschrieben, um den Genesungsprozess deines Magens zu unterstützen und zu beschleunigen. Andererseits fährt die Erhaltungsphase mit nachhaltigen Strategien für die langfristige Betreuung fort, einschließlich wie man seinen Heilungsfortschritt aufrechterhält, sicher Lebensmittel in die Ernährung wiedereinführt und Gastritis in Schach hält, um zukünftigen Krisen vorzubeugen. Jedes Unterthema der Erhaltungsphase, wie das Aufrechterhalten des Fortschritts, das Wiedereinführen von Lebensmitteln und präventive Strategien, wird detailliert analysiert und bietet einen klaren Weg von der Heilung zur nachhaltigen Gesundheit.

Teil Drei: Speisepläne und Rezepte

In diesem Teil findest du einen strukturierten Zwei-Wochen-Menüplan, der entwickelt wurde, um den Stress der Mahlzeitenplanung zu lindern, während du dich an eine für Gastritis geeignete Ernährung hältst. Dieser Plan umreißt nicht nur bestimmte Mahlzeiten für Frühstück, Mittagessen, Abendessen und Snacks, sondern versorgt dich auch mit Einkaufslisten und Tipps zur Essensvorbereitung, um deine Küchenaktivitäten zu rationalisieren. Darüber hinaus findest du wertvolle Tipps, wie du personalisierte Speisepläne erstellen und Rezepte an deine Ernährungsbedürfnisse anpassen kannst. Über dies hinaus bietet das Buch eine umfangreiche Sammlung von Rezepten, die über mehrere Kapitel verteilt sind und alles von Frühstück und Hauptgerichten bis hin zu Beilagen und Desserts abdecken. Jedes Rezept ist so konzipiert, dass es magenfreundlich und köstlich ist und sicherstellt, dass du die notwendigen Ernährungsrichtlinien einhältst, um Gastritis effektiv zu bewältigen.

Die Anhänge am Ende des Buches sind voll mit zusätzlichen Ratschlägen und praktischen Tipps, um dich auf deinem Weg zur Genesung weiter zu unterstützen. Im Anhang A findest du einen Abschnitt mit häufig gestellten Fragen, in dem häufige Bedenken und Fragen zur Gastritis ausführlich behandelt werden und Klarheit sowie ein besseres Verständnis vermittelt wird. Anhang B bietet eine detaillierte Anleitung zur sicheren Reduzierung von Magensäureblockern wie Protonenpumpenhemmern (PPI), die oft zur Kontrolle von Gastritis-Symptomen verschrieben werden. Anhang C liefert wertvolle Informationen darüber, wie man an Gewicht zunimmt, wenn die Gastritis zu einem erheblichen Gewichtsverlust geführt hat, und stellt sicher, dass du ein gesundes Körpergewicht und eine angemessene Nährstoffaufnahme aufrechterhältst. Schließlich präsentiert Anhang D eine Liste von Lebensmitteln nach ihrem pH-Wert und bietet einen umfassenden Leitfaden zu den pH-Werten verschiedener Lebensmittel, der dir hilft, fundierte Ernährungsentscheidungen zu treffen, um deine Genesung zu unterstützen.

Was dieses Buch wirklich auszeichnet, ist seine Grundlage in wissenschaftlichen Erkenntnissen und solider Forschung anstatt nur persönlicher Anekdoten. Im gesamten Buch findest du umfangreiche Referenzen, die die präsentierten Informationen unterstützen und es dir ermöglichen, die Beweise selbst nachzuverfolgen. Jede wissenschaftliche Studie und jedes Forschungsergebnis wird sorgfältig zitiert, damit du sie mit den angegebenen Zitationsnummern leicht auffinden und überprüfen kannst.

In diesem Sinne hoffe ich aufrichtig, dass dieses Buch die Lösungen bietet, nach denen du gesucht hast, und dass es den Beginn eines glücklicheren, schmerzfreien und gastritisfreien Lebens für dich markiert!

TEIL EINS

GASTRITIS VON INNEN NACH AUSSEN VERSTEHEN

Kapitel 1

WAS IST GASTRITIS?

Verständnis der Typen, Ursachen, Symptome und darüber hinaus

Wenn du jemals plötzliche Magenschmerzen, anhaltende Übelkeit oder Unwohlsein nach dem Essen erlebt hast, bist du möglicherweise vertrauter mit Gastritis, als dir lieb ist. Aber was genau ist diese Erkrankung, die Millionen von Menschen weltweit betrifft?

Gastritis bezeichnet die Entzündung der Magenschleimhaut, auch bekannt als Mukosa. Diese Schleimhaut ist entscheidend, da sie die inneren Schichten des Magens vor der feindlichen Umgebung schützt, die durch Verdauungssäfte wie Magensäure und das Enzym Pepsin entsteht. Unter normalen Umständen schützt eine robuste Schleimbarriere – bestehend aus Magenschleim und Bikarbonat – die Magenschleimhaut und stellt sicher, dass die Verdauung von Nahrung stattfindet, ohne den Magen selbst zu schädigen. Dieses empfindliche Gleichgewicht kann jedoch leicht gestört werden. Faktoren wie emotionaler Stress, Infektionen durch Bakterien wie Helicobacter pylori, übermäßiger Alkoholkonsum oder die langfristige Einnahme von nichtsteroidalen Antirheumatika (NSAR) können die Schleimbarriere beeinträchtigen und die Magenschleimhaut anfällig für Reizungen und Entzündungen machen.

Wie in der folgenden Abbildung zu sehen ist, ist die Magenschleimhaut viel komplexer, als es auf den ersten Blick erscheinen mag.

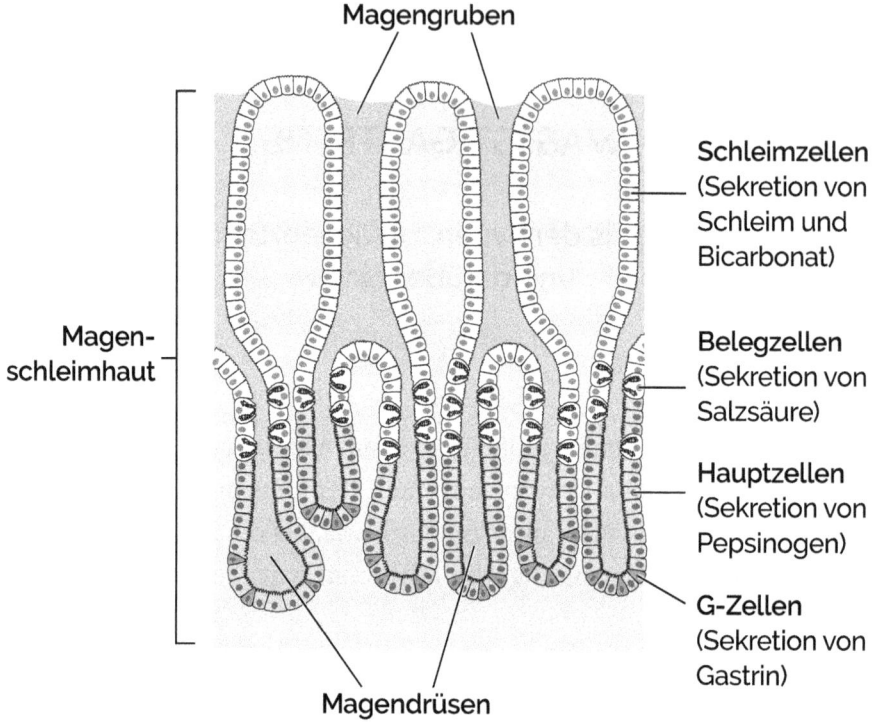

Tief in der Magenschleimhaut befinden sich Strukturen, die als Magengrübchen bekannt sind und die Magendrüsen beherbergen. Diese Drüsen bestehen aus verschiedenen Zelltypen, von denen jeder eine wichtige Rolle bei der Verdauung spielt. Die Belegzellen sondern Salzsäure ab, allgemein bekannt als Magensäure, und schaffen eine stark saure Umgebung, die für den Abbau von Nahrung notwendig ist. Die Hauptzellen produzieren Pepsinogen, das sich unter den sauren Bedingungen des Magens in Pepsin umwandelt – ein lebenswichtiges Enzym, das Proteine in kleinere, verdauliche Fragmente zerlegt. Die G-Zellen, die sich hauptsächlich am unteren Ende der Magengrübchen befinden, produzieren Gastrin, ein

Hormon, das die Belegzellen zur Produktion von mehr Magensäure anregt. Die Schleimzellen, die an der Oberfläche und am Hals der Magengrübchen zu finden sind, sondern Schleim und Bikarbonat ab, um zur Neutralisierung der Säure beizutragen, das empfindliche Gleichgewicht aufrechtzuerhalten und zu verhindern, dass der Magen sich selbst verdaut.

ARTEN VON GASTRITIS UND IHRE URSACHEN

Gastritis zeigt sich in verschiedenen Formen, wobei jede einzigartig von verschiedenen Faktoren beeinflusst wird. Egal ob sie plötzlich auftritt oder sich allmählich entwickelt, sie beeinflusst die Gesundheit erheblich, indem sie die Magenschleimhaut entzündet. In diesem Abschnitt untersuchen wir die Haupttypen der Gastritis – akut und chronisch – und ihre jeweiligen Ursachen, einschließlich der Untertypen erosiv und nicht-erosiv.

Das Verständnis dieser Unterscheidungen ist entscheidend für eine genaue Diagnose und eine wirksame Behandlung. Indem wir tiefer in die Ursprünge und Variationen der Gastritis eintauchen, möchten wir dich mit dem notwendigen Wissen ausstatten, um diese komplexe Erkrankung effektiv anzugehen.

Akute Gastritis

Die akute Gastritis ist eine der häufigsten Formen der Gastritis und zeichnet sich durch eine oberflächliche oder tiefe Entzündung der Magenschleimhaut aus, die schnell und unerwartet auftritt. Die Entzündung kann leicht, mäßig oder schwer sein, obwohl sie in der Regel häufiger in tiefer Form und begleitet von Blutungen auftritt.

Es ist wichtig zu betonen, dass der Begriff „akut" sich nicht auf den Schweregrad der Gastritis bezieht, sondern auf den zeitlichen Verlauf. Daher ist bei der akuten Gastritis der Zeitverlauf klar definiert und der genaue Beginn der Erkrankung bekannt. Typischerweise ist die akute Gastritis eine vorübergehende Episode; ohne angemessene Behandlung kann sie sich jedoch mit der Zeit zu einer chronischen Gastritis entwickeln.

Das Verständnis der verschiedenen Ursachen der akuten Gastritis ist entscheidend, da eine wirksame Behandlung weitgehend von der Identifizierung der zugrundeliegenden Ursache abhängt. Dies stellt sicher, dass die Gastritis, sei sie akut oder zu einem chronischen Zustand fortgeschritten, angemessen behandelt werden kann.

Häufigste Ursachen der akuten Gastritis:

- **Nichtsteroidale Antirheumatika (NSAR):** Gängige Medikamente wie Ibuprofen, Diclofenac, Naproxen und Aspirin (Salicylsäure) sind dafür bekannt, die Magenschleimhaut zu schädigen und die Prostaglandinsynthese zu hemmen. Diese chemischen Substanzen sind für die Regulierung der Produktion von Magenschleim und Bikarbonat lebenswichtig, die die Magenschleimhaut schützen. Der Mangel an Prostaglandinen beeinträchtigt diesen Schutz und macht die Magenschleimhaut anfälliger für Schäden durch Magensäure und andere Reizstoffe. Dieser Schaden kann zu einer akuten Gastritis führen, wenn die Medikamente häufig oder in hohen Dosen verwendet werden.[1]

- **Helicobacter pylori:** Dieses Bakterium ist eine der Hauptursachen für Gastritis und gastroduodenale Geschwüre weltweit. Schätzungsweise mehr als 50% der Weltbevölkerung ist mit H. pylori infiziert, das asymptomatisch in der Magenschleimhaut verbleiben kann. Bei bestimmten Personen löst dieses Bakterium jedoch akute Gastritis und Geschwüre aus. H. pylori wird üblicherweise von Person zu Person über den Speichel übertragen und kann sich auch durch fäkale Verunreinigung von Nahrungsmitteln oder Wasser verbreiten.[2]

- **Alkoho**l: Übermäßiger Alkoholkonsum ist eine häufige Ursache für Gastritis, oft auch als Alkoholgastritis bezeichnet. Alkohol ist besonders schädlich für den Magen, er zerstört die schützende Schleimbarriere, entzündet die Magenwände und führt möglicherweise zu atrophischer Gastritis und Blutungen der Magenschleimhaut.[3,4] Wenn diese Schutzbarriere geschwächt wird, sind die Magenwände stärker der Magensäure und anderen Reizstoffen ausgesetzt, was das Risiko für weitere Schäden und Entzündungen erhöht.

Andere, weniger häufige Ursachen sind:

- **Ätzende Substanzen:** Die Einnahme von ätzenden Substanzen wie Lauge, starken Säuren oder Giften kann schwere Schäden an der Magenschleimhaut verursachen und zu akuter Gastritis führen.[5]

- **Viral Infections:** Bestimmte Viren wie das Cytomegalievirus und das Epstein-Barr-Virus, besonders bei Menschen mit geschwächtem Immunsystem, können akute Gastritis auslösen.[6,7]

- **Smoking and Recreational Drug Use:** Sowohl Rauchen als auch der Konsum von Freizeitdrogen sind Risikofaktoren für die Entwicklung einer akuten Gastritis aufgrund ihrer schädlichen Auswirkungen auf die Magenschleimhaut.[8]

- **Akute Stressreaktion:** Diese Erkrankung wird häufig bei Menschen beobachtet, die nach einem traumatischen Ereignis unter einer akuten Belastungsstörung oder einem psychologischen Schock leiden. Sie zeichnet sich durch eine Verringerung des Blutflusses zum Magen aus, was die Fähigkeit der Magenschleimhaut, sich zu schützen und zu regenerieren, beeinträchtigt. Dieser beeinträchtigte Zustand kann zur Entwicklung einer akuten Gastritis führen und unterstreicht den bedeutenden Einfluss von psychologischem Stress auf die gastrointestinale Gesundheit.[9]

Chronische Gastritis

Diese Art von Gastritis ist durch eine fortschreitende Entzündung der Magenschleimhaut über einen längeren Zeitraum gekennzeichnet. Der Hauptunterschied zwischen chronischer und akuter Gastritis liegt in der Zeit des Auftretens, da die akute Gastritis plötzlich auftritt, aber ihre Symptome in der Regel verschwinden, wenn sich der Zustand verbessert. Der Begriff „chronisch" hingegen bezieht sich auf die Tatsache, dass es sich um ein Problem handelt, das tief verwurzelt ist oder über einen langen Zeitraum besteht. „Chronisch" bedeutet jedoch nicht, dass es unheilbar ist.

Im Gegensatz zur akuten Gastritis verspüren viele Menschen, die an chronischer Gastritis leiden, in den ersten Monaten der Erkrankung keine Symptome oder Beschwerden und können sogar vollständig symptomfrei werden. Häufiger wird dies bei Fällen von leichter oder inaktiver chronischer oberflächlicher Gastritis beobachtet. Dennoch sollte unabhängig von der Art der Gastritis eine Behandlung erfolgen, um zukünftige Komplikationen wie Magengeschwüre oder andere schwerwiegendere Komplikationen zu vermeiden.

Die Ursachen der chronischen Gastritis sind fast immer die gleichen wie die, die zum Auftreten der akuten Gastritis führen, mit dem einzigen Unterschied, dass wir es mit Ursachen zu tun haben, die länger andauern.

Häufigste Ursachen der chronischen Gastritis:

- **Chronischer Stress:** Stress hat einen ausgeprägten Einfluss auf die Magenfunktion, insbesondere durch die Verringerung der Sekretion schützender Substanzen wie Magenschleim und Bikarbonat. Diese Abnahme beeinträchtigt die Magenschleimhaut und erhöht ihre Anfälligkeit für Magensäure und andere Reizstoffe. Wenn der Stress konstant und langanhaltend ist, kann dies zur Entwicklung einer chronischen Gastritis führen. Oft beginnt diese Erkrankung ohne erkennbare Symptome, was sie leicht übersehbar macht, bis sie deutlich schwerwiegender wird. Mit der Zeit kann sich die durch Stress ausgelöste chronische Gastritis plötzlich manifestieren, mit Unwohlsein und einer Reihe von Symptomen, darunter Bauchschmerzen, Übelkeit und Verdauungsstörungen, oft wenn man es am wenigsten erwartet.

- **Anhaltende Infektion:** Die chronische Infektion mit H. pylori ist eine Hauptursache der chronischen Gastritis. Im Gegensatz zu akuten Infektionen, die schnell behandelt werden können, können chronische H. pylori-Infektionen unentdeckt bleiben und eine kontinuierliche Entzündung verursachen. Es wird geschätzt, dass 60-80% der Fälle von chronischer Gastritis mit einer bestehenden H. pylori-Infektion zusammenhängen.[10] Häufig löst dieses Bakterium während der Anfangsphase der Infektion eine akute Entzündungsreaktion aus, die typischerweise asymptomatisch bleibt und nicht bemerkt wird.[11] Dieser Mangel an Symptomen verhindert eine frühzeitige Behandlung, wodurch das Bakterium die Magenschleimhaut weiterhin entzünden und besiedeln kann, was zu einer chronischen Gastritis führt.

- **Langfristige Anwendung von NSAR:** Die regelmäßige und langfristige Einnahme von nichtsteroidalen Antirheumatika (NSAR) wie Ibuprofen, Naproxen, Diclofenac und Aspirin kann die Magenschleimhaut kontinuierlich reizen und ihre Schutzmechanismen unterdrücken. Anfänglich kann der übermäßige Gebrauch dieser Medikamente zu einer akuten Gastritis führen. Wird diese akute Erkrankung nicht angemessen behandelt, kann sie mit der Zeit zu einer chronischen Gastritis führen. Die ständige Reizung durch NSAR beeinträchtigt die Fähigkeit des Magens, zu heilen und seine schützende Schleimbarriere aufrechtzuerhalten, und schafft so die Grundlage für anhaltende Entzündungen und Gastritis.

- **Alkohol:** Der regelmäßige Konsum von alkoholischen Getränken kann mit der Zeit zu chronischer Gastritis führen. Die ständige Anwesenheit von Alkohol im Magen verursacht eine anhaltende Entzündung der Magenschleimhaut. Diese kontinuierliche Reizung hindert die Schleimhaut daran, sich richtig zu erholen und zu regenerieren, was zu anhaltendem Schaden und zur Entwicklung einer chronischen Gastritis führt.

Andere, weniger häufige Ursachen sind:

- **Alkalischer oder duodenogastrischer Reflux:** Diese Erkrankung beinhaltet den Rückfluss von Galle und Bauchspeicheldrüsensäften aus dem Dünndarm in den Magen. Die Hauptreizstoffe in der Galle und den Bauchspeicheldrüsensäften sind Protease-Enzyme und Gallensäuren, die den Magenschleim zerstören und die Magenschleimhaut entzünden können.[12]

- **Bestimmte Verdauungsstörungen:** Erkrankungen wie Morbus Crohn, die den Magen-Darm-Trakt entzünden, können auch zur Entwicklung einer chronischen Gastritis beitragen.[3]

- **Fehlfunktion des Immunsystems:** In einigen Fällen führt eine Fehlfunktion des Immunsystems zu Entzündungen und Abbau der Magenschleimhaut, ein Zustand, der als autoimmune Typ-A-Gastritis bekannt ist. Dies ist eine der selteneren Ursachen für chronische Gastritis.[14]

Die Progression von akuter zu chronischer Gastritis resultiert oft aus einer Überlappung von Ursachen und einem Versagen, die Integrität der Magenschleimhaut wiederherzustellen, sobald sie beeinträchtigt ist. Die kontinuierliche Reizung durch Magensäure und Pepsin stört das empfindliche Gleichgewicht, das zwischen den Schutzmechanismen und den Reparaturfähigkeiten der Magenschleimhaut notwendig ist. Dieses anhaltende Ungleichgewicht kann Zustände, die als geringfügig oder akut beginnen, zu einer chronischen Gastritis eskalieren lassen.

Außerdem ist es wichtig zu erkennen, dass Gastritis typischerweise aus mehreren beitragenden Faktoren entsteht, anstatt aus einer einzigen Ursache. Diese multifaktorielle Natur bedeutet, dass eine Kombination aus anhaltendem Stress, schlechten Ernährungsgewohnheiten und regelmäßigem Konsum von Substanzen wie Alkohol oder NSAR synergistisch eine günstige Umgebung für die Entwicklung von Gastritis schaffen können. Jeder Faktor kann die anderen verschlimmern und so die Entzündung und Schädigung der Magenschleimhaut verstärken.

Gastritis, ob chronisch oder akut, kann auch nach der Art der Schädigung der Magenschleimhaut klassifiziert werden. Bei der erosiven Gastritis ist die Erkrankung durch kleine Verletzungen oder oberflächliche Risse gekennzeichnet, die fortschreitend die

Magenschleimhaut erodieren, was unbehandelt zu Geschwüren führen kann. Diese Form ist durch diagnostische Bildgebung direkter beobachtbar und kann zu signifikanten Komplikationen führen, einschließlich Blutungen. Auf der anderen Seite beinhaltet die nichterosive Gastritis die Entzündung des Magens ohne die Bildung dieser erosiven Läsionen. Obwohl dieser Typ nicht so unmittelbar schädlich sein mag wie die erosive Gastritis, kann er dennoch erhebliche Beschwerden verursachen und zu Komplikationen führen, wenn die zugrunde liegenden Ursachen nicht angegangen werden.

Weniger häufige Arten von Gastritis

Während akute und chronische Gastritis die am häufigsten auftretenden Formen sind, gibt es andere, seltenere Typen von Gastritis, jeder mit unterschiedlichen Ursachen. Diese selteneren Formen können immer noch als akut oder chronisch klassifiziert werden. Schauen wir uns diese weniger häufigen Typen und ihre charakteristischen Merkmale an:

- **Hämorrhagische Gastritis:** Diese Erkrankung ist durch oberflächliche Erosionen der Magenschleimhaut gekennzeichnet, die zu Blutungen führen. Zu den häufigen Ursachen gehören die Einnahme von Acetylsalicylsäure (Aspirin), nicht-steroidalen Antirheumatika (NSAR) und Alkohol.[15]

- **Atrophische Gastritis:** Diese Art von Gastritis ist durch den allmählichen Verlust von Magenzellen gekennzeichnet, was zu einer Atrophie der Magenschleimhaut führt. Sie wird im Allgemeinen in zwei Untertypen eingeteilt. Der erste, die Autoimmungastritis, tritt auf, wenn das Immunsystem irrtümlich Magenzellen angreift, insbesondere die Belegzellen. Diese Zellen sind für die Produktion von Magensäure und dem Intrinsic Factor wesentlich, der für die Aufnahme von

Vitamin B12 im Darm entscheidend ist. Der zweite Untertyp, die chronisch-atrophische multifokale Gastritis, findet sich häufiger im Antrum und Corpus des Magens und wird hauptsächlich durch eine Infektion mit Helicobacter pylori verursacht.[16]

- **Phlegmonöse Gastritis:** Eine seltene und potenziell schwerwiegende Form der akuten Gastritis. Dieser Typ weist eine eitrige Entzündung und Schädigung der Magenwand auf. Normalerweise betrifft sie Menschen mit geschwächtem Immunsystem und wird durch pyogene Bakterien verursacht.[17]

- **Lymphozytäre Gastritis:** Charakterisiert durch das Vorhandensein von Lymphozyten, die Knötchen und Follikel bilden, betrifft diese chronische Gastritis typischerweise den Antrum-Bereich des Magens. Während die genaue Ursache der lymphozytären Gastritis oft unbekannt bleibt, besteht in einigen Fällen ein Zusammenhang mit einer Infektion durch Helicobacter pylori.[8,19]

- **Granulomatöse Gastritis:** Diese beinhaltet chronische granulomatöse Entzündungen. Diese Art von Gastritis tritt oft zusammen mit systemischen Erkrankungen wie Tuberkulose, Sarkoidose, Syphilis oder Morbus Crohn auf. Sie wird normalerweise häufiger im Antrum-Bereich des Magens gefunden.[20]

- **Eosinophile Gastritis:** Eine seltene Erkrankung, die vorwiegend den Magen und manchmal den Dünndarm betrifft, gekennzeichnet durch das Vorhandensein zahlreicher Eosinophiler in der Magenschleimhaut. Die Ursachen sind oft unklar, aber es könnte eine Verbindung mit allergischen Erkrankungen oder parasitären Infektionen geben.[21]

Zusätzlich zu den spezifischen Arten von Gastritis, die oben diskutiert wurden, kann Gastritis auch nach dem Ort der Entzündung im Magen kategorisiert werden. Wenn die Entzündung auf den Antrum oder den unteren Teil des Magens beschränkt ist, wird sie als antrale Gastritis klassifiziert. Wenn sie den Fundus oder Corpus des Magens betrifft, wird sie als Fundus-Gastritis bzw. Corpus-Gastritis betrachtet. Wenn die Entzündung jedoch den gesamten Magen umfasst, einschließlich Fundus, Corpus und Antrum, wird sie als Pangastritis bezeichnet.

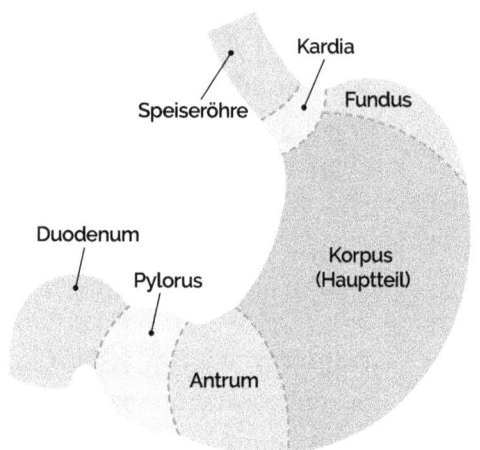

SYMPTOME UND ANZEICHEN VON GASTRITIS

Gastritis betrifft Menschen auf verschiedene Weise, und die Symptome können selbst zwischen Personen mit dem gleichen Gastritis-Typ unterschiedlich sein. Während einige Menschen asymptomatisch sein können, erlebt die Mehrheit eine Vielzahl von Symptomen, die von Person zu Person erheblich variieren können. Hier folgt eine Diskussion der häufigsten Symptome, die mit Gastritis verbunden sind:

- **Magenschmerzen:** Dies ist oft das Hauptsymptom der Gastritis, gekennzeichnet durch die Entzündung der Magenschleimhaut, die Unwohlsein oder Schmerzen im oberen Bauchbereich verursacht. Dieser Schmerz kann jederzeit auftreten, wird aber am häufigsten nach dem Essen erlebt.

- **Sodbrennen oder saurer Reflux:** Eine häufige Beschwerde bei Menschen mit Gastritis, bei der die Person ein brennendes Gefühl in Brust oder Hals verspürt, das zu jeder Tageszeit auftreten kann.

- **Übelkeit und Erbrechen:** Häufig in den frühen Stadien der Gastritis oder während Rückfällen auftretend, ist dieses Symptom durch einen starken Drang zum Erbrechen gekennzeichnet, der aufgrund der Magenreizung zum tatsächlichen Erbrechen führen kann.[22]

- **Appetitlosigkeit:** Begleitet oft andere Symptome der Gastritis, besonders wenn der Magen stark gereizt und entzündet ist.

- **Müdigkeit:** Dies kann aus verschiedenen Ursachen resultieren, einschließlich Entzündung im Magen oder Nebennierenfatigue, bei der konstanter Stress die Cortisolreserven der Nebennieren erschöpft, was zu extremer Müdigkeit führt.

- **Verdauungsstörungen oder Schweregefühl im Magen:** Dieses Symptom tritt typischerweise während, unmittelbar nach oder mehrere Stunden nach dem Essen auf und kann sich in stressigen Situationen verschlimmern.

- **Bauchblähungen:** Häufig von Menschen mit Gastritis berichtet, kann es Darmkrämpfe oder Schmerzen verursachen, oft aufgrund schlecht verdauter Nahrung.

- **Durchfall:** Oft im Zusammenhang mit schlechter Fettaufnahme, Nahrungsmittelunverträglichkeiten wie Laktose oder einem Ungleichgewicht in der Darmflora, was zu häufigem und losem Stuhlgang führt.

- **Aufstoßen und Blähungen:** Diese Symptome werden häufig durch Verdauungsprobleme verursacht und treten in der Regel mehrere Stunden nach dem Essen auf.

- **Loser oder dunkler Stuhl:** Schlechte Verdauung kann zu losem und gelblichem Stuhl führen. Bei hämorrhagischer Gastritis kann der Stuhl aufgrund von inneren Blutungen dunkel erscheinen.

- **Schwindel oder Ohnmacht:** Oft verbunden mit schwerer Reizung und Entzündung des Magens. Schwindel oder sogar Ohnmacht können besonders problematisch sein, da sie die täglichen Aktivitäten erheblich unterbrechen und die Lebensqualität beeinträchtigen können.

- **Atemprobleme:** Einige Personen können Atemnot oder Kurzatmigkeit erleben, oft verschlimmert durch sauren Reflux, der die Atemwege und den Kehlkopf reizt.

- **Brustschmerzen:** Obwohl selten, kann Gastritis einen scharfen, stechenden Schmerz in der Brust verursachen, der in der Regel mit saurem Reflux zusammenhängt.

- **Gewichtsverlust:** Häufig bei Patienten mit Gastritis, kann Gewichtsverlust aufgrund eines Mangels an Magensäure und Verdauungsenzymen, schlechter Nährstoffaufnahme oder verminderter Kalorienaufnahme auftreten.

Die oben aufgeführten Symptome können sich bei jeder Form der Gastritis manifestieren, unabhängig vom spezifischen Typ. Diese Symptome stellen die am häufigsten auftretenden Probleme bei Menschen dar, die an Gastritis leiden. Es ist jedoch wichtig zu erkennen, dass Personen auch andere, nicht spezifische Symptome erleben können, die in der Liste nicht detailliert aufgeführt sind.

DIAGNOSE UND TESTS BEI GASTRITIS

Die Diagnose der Gastritis beinhaltet normalerweise einen umfassenden und multifaktoriellen Ansatz, um eine genaue Beurteilung der Symptome und der zugrunde liegenden Ursachen sicherzustellen. Der Prozess beginnt in der Regel mit einer vollständigen Anamnese und einer körperlichen Untersuchung, mit besonderem Fokus auf den Magen und die allgemeine Verdauungsgesundheit. Hier ist ein detaillierter Überblick über die Diagnosemethoden und Tests, die bei Gastritis eingesetzt werden:

Erste Beurteilung

Der erste Schritt bei der Diagnose einer Gastritis ist ein ausführliches Gespräch, bei dem ein Arzt Informationen über die Symptome des Patienten, Ernährungsgewohnheiten, Medikamentengebrauch und frühere Krankengeschichte sammelt. Dies hilft, alle Faktoren zu identifizieren, die zu den Symptomen der Gastritis beitragen könnten.

Überweisung an einen Spezialisten

Basierend auf den ersten Erkenntnissen kann der Hausarzt den Patienten an einen Gastroenterologen überweisen, einen Spezialisten für Erkrankungen des Verdauungssystems. Der Gastroenterologe wird eine speziellere Beurteilung durchführen, möglicherweise einschließlich eines Interviews, um tiefer in die Gesundheitsgeschichte des Patienten und die aktuellen Symptome einzutauchen.

Endoskopie

Das definitive Werkzeug zur Diagnose einer Gastritis ist die Endoskopie, auch bekannt als Gastroskopie. Dieses Verfahren beinhaltet das Einführen eines dünnen, flexiblen Rohrs, das mit einer Kamera ausgestattet ist (Endoskop), durch den Mund und hinunter in den Magen und den oberen Dünndarm. Die Endoskopie ermöglicht es dem Arzt, die Magenschleimhaut visuell auf Anzeichen von Entzündung, Reizung oder Erosion zu untersuchen.

Biopsie

Während einer Endoskopie kann der Gastroenterologe eine Biopsie durchführen, indem er kleine Proben aus der Magenschleimhaut entnimmt. Dies ist entscheidend, um den Typ der Gastritis zu bestimmen, das Vorhandensein einer Infektion mit Helicobacter pylori zu überprüfen und bösartige Veränderungen auszuschließen. Die Gewebeproben werden in einem Labor analysiert, um pathologische Veränderungen zu bewerten.

Zusätzliche Tests

Abhängig von den Befunden der Endoskopie und den Symptomen des Patienten können zusätzliche Tests empfohlen werden:

- **Atem-, Blut- oder Stuhltests:** Diese werden verwendet, um eine Infektion mit H. pylori, einer häufigen Ursache von Gastritis, zu erkennen.

- **Bariumschluck:** Ein Röntgentest, bei dem der Patient eine Bariumlösung trinkt, die den Verdauungstrakt beschichtet und klare Bilder des Magens liefert, was hilft, Anomalien zu identifizieren.

- **Abdominaler Ultraschall oder CT-Scan:** Diese bildgebenden Tests können helfen, Entzündungen, Verdickung der Magenschleimhaut oder andere Anomalien zu identifizieren, die möglicherweise aus einer Endoskopie nicht klar hervorgehen.

Dieser umfassende diagnostische Ansatz gewährleistet ein genaues Verständnis der Art und des Ausmaßes der Gastritis und erleichtert eine gezielte Behandlung, um den Zustand effektiv zu managen.

MEDIKAMENTÖSE BEHANDLUNGEN FÜR GASTRITIS

Eine Vielzahl von Medikamenten wird häufig verschrieben, um Symptome zu behandeln und Komplikationen im Zusammenhang mit Gastritis zu verhindern. Diese medikamentösen Behandlungen, die von rezeptfreien Antazida bis hin zu verschreibungspflichtigen Medikamenten reichen, sind darauf ausgelegt, spezifische Symptome und die zugrunde liegenden Ursachen der Gastritis anzugehen. Die Hauptziele dieser Behandlungen umfassen die Reduzierung der Magensäure, den Schutz der Magenschleimhaut und die Beseitigung jeglicher Infektionserreger. Hier sind einige der häufigsten:

Antazida

Antazida sind eine primäre Behandlungsoption für die sofortige Linderung der Symptome einer Gastritis. Sie wirken durch Neutralisierung der Magensäure, wodurch Reizung und Beschwerden in der Magenschleimhaut reduziert werden. Dieser Neutralisierungsprozess bietet eine schnelle Linderung von Symptomen wie Sodbrennen, Verdauungsstörungen und Magenbeschwerden, die häufig mit Gastritis verbunden sind. Zu den häufigsten Arten von Antazida gehören:

- **Calciumcarbonat (Tums):** Ein weit verbreitetes Antazidum; Calciumcarbonat ist wirksam, um Magensäure schnell zu neutralisieren.

- **Magnesiumhydroxid (Magnesiamilch):** Bekannt für seine schnelle Wirkung, ist Magnesiumhydroxid eine weitere häufige Wahl zur Linderung von Symptomen.

Antazida werden typischerweise nach Bedarf eingenommen und sind am wirksamsten, wenn sie kurz nach den Mahlzeiten oder vor dem Schlafengehen eingenommen werden, also zu Zeiten, in denen die Säureproduktion im Magen am höchsten ist oder die größten Beschwerden verursachen kann.

Obwohl Antazida im Allgemeinen sicher sind, können sie je nach Zusammensetzung Nebenwirkungen haben. Calciumcarbonat kann zum Beispiel Verstopfung verursachen, besonders bei längerer Anwendung, und in einigen Fällen kann es zu einem Rebound-Anstieg der Magensäureproduktion führen. Magnesiumhydroxid hingegen kann bei manchen Personen Durchfall verursachen und wird oft mit Aluminiumhydroxid kombiniert, das diesem Effekt entgegenwirken kann, indem es Verstopfung verursacht.[23]

H2-Blocker

H2-Blocker sind eine Klasse von Medikamenten, die eine entscheidende Rolle bei der Behandlung von Gastritis spielen, indem sie die Menge der im Magen produzierten Säure effektiv reduzieren. Diese Medikamente wirken, indem sie die Histaminrezeptoren in den Zellen blockieren, die Magensäure produzieren, daher der Name "H2"-Blocker. Diese Wirkung verringert die Säureproduktion erheblich, hilft, Reizungen zu lindern und fördert die Heilung der Magenschleimhaut, was besonders vorteilhaft für diejenigen ist, die an Gastritis leiden. Einige gängige Arten von H2-Blockern sind:

- **Famotidin (Pepcid):** Bekannt für seine starke säurehemmende Wirkung, ist Famotidin eine beliebte Option zur Behandlung von Gastritis.

- **Cimetidin (Tagamet):** Cimetidin ist ein weiterer weit verbreiteter H2-Blocker, der wirksam die Magensäure reduziert.

- **Nizatidin (Axid):** Ähnlich wie die vorherigen senkt Nizatidin ebenfalls die Magensäureproduktion und wird zur Behandlung von Erkrankungen wie Gastritis eingesetzt.

Diese H2-Blocker werden oft über längere Zeiträume eingesetzt, insbesondere bei Fällen von chronischer Gastritis, im Vergleich zu Antazida. Normalerweise werden sie ein- oder zweimal täglich eingenommen, wobei die spezifische Dosierung und Dauer von der Schwere der Symptome und der individuellen ärztlichen Beratung abhängen. Sie werden sowohl zur Behandlung als auch zur Vorbeugung von Symptomen im Zusammenhang mit Gastritis verschrieben.

H2-Blocker werden von den meisten Patienten im Allgemeinen gut vertragen, können aber einige Nebenwirkungen verursachen, darunter Kopfschmerzen, Schwindel und leichte Magen-Darm-Probleme wie Verstopfung oder Durchfall.[24] Die langfristige Anwendung von H2-Blockern kann, obwohl selten, zu bedeutenderen Nebenwirkungen wie Vitamin-B12-Mangel oder Veränderungen in der Calciumaufnahme führen, was die Knochengesundheit beeinträchtigen kann.[25] Daher ist es entscheidend, dass Personen, die diese Medikamente einnehmen, regelmäßige Beratungen und Nachuntersuchungen mit ihrem Gesundheitsdienstleister durchführen, um potenzielle Risiken effektiv zu managen.

Protonenpumpenhemmer (PPI)

Protonenpumpenhemmer (PPI) sind eine Gruppe von häufig verschriebenen Medikamenten zur Behandlung von Gastritis, die für ihre Wirksamkeit bei der Reduzierung der Magensäureproduktion bekannt sind. Diese Medikamente wirken, indem sie die Protonenpumpe blockieren, eine Komponente der Parietalzellen des Magens, die für die Säuresekretion entscheidend ist. Diese Wirkung führt zu einer signifikanteren und länger anhaltenden Verringerung der Magensäure im Vergleich zu H2-Blockern. Gängige Arten von PPI umfassen:

- **Omeprazol (Prilosec):** Oft die erste Wahl unter Ärzten, wird Omeprazol wegen seiner Wirksamkeit bei der Behandlung verschiedener säurebedingter Magenerkrankungen, einschließlich GERD und Gastritis, häufig verschrieben.

- **Lansoprazol (Prevacid):** Ein weiterer weit verbreiteter Protonenpumpenhemmer, Lansoprazol ist für seine schnelle Wirkung und Effektivität bei der Behandlung ähnlicher Erkrankungen bekannt.

- **Esomeprazol (Nexium):** Bekannt für seine stärkere Säureunterdrückung, bietet Esomeprazol eine länger anhaltende Säurekontrolle, die für Patienten mit schwerem Säurereflux oder chronischer Gastritis vorteilhaft ist.

- **Pantoprazol (Protonix):** Häufig verschrieben wegen seiner Wirksamkeit und Verträglichkeit.

Die Verwendung von PPI umfasst sowohl die Behandlung als auch das präventive Management von Gastritis-Symptomen. Sie werden besonders für Personen empfohlen, die häufige, schwere oder chronische Symptome im Zusammenhang mit Säurereflux und Gastritis erleben. Die spezifische Dosierung und Dauer der PPI-Behandlung werden auf den Zustand und die Bedürfnisse jedes Einzelnen zugeschnitten, wie von einem Gesundheitsdienstleister empfohlen.

Trotz ihrer Wirksamkeit ist die Langzeitanwendung von PPI mit bestimmten Gesundheitsproblemen verbunden. Die längerfristige

Anwendung wurde mit einem erhöhten Risiko für Knochenbrüche in Verbindung gebracht, besonders bei älteren Erwachsenen, möglicherweise aufgrund von Veränderungen in der Calciumaufnahme. Es bestehen auch Risiken für Nierenerkrankungen und Vitamin-B12-Mangel im Zusammenhang mit der längeren Anwendung von PPI.26 Daher sollten Patienten, die sich einer längerfristigen PPI-Therapie unterziehen, regelmäßig von ihrem Gesundheitsdienstleister untersucht werden, um die fortlaufende Notwendigkeit des Medikaments zu beurteilen und mögliche Nebenwirkungen zu managen.

Antibiotika gegen H. pylori

Wenn Gastritis auf eine Infektion mit dem Bakterium Helicobacter pylori zurückzuführen ist, wird die Verwendung von Antibiotika zu einem entscheidenden Aspekt des Behandlungsplans. H. pylori ist ein häufiges Magenpathogen, das bekanntermaßen Entzündungen der Magenschleimhaut verursacht, was zu Gastritis führt. Die Beseitigung dieses Bakteriums ist entscheidend für die Behandlung der Erkrankung und die Vorbeugung möglicher Komplikationen wie Magengeschwüre.

Antibiotika werden eingesetzt, um speziell das Bakterium H. pylori anzugreifen und zu eliminieren. Da dieses Bakterium ziemlich widerstandsfähig sein kann und die Fähigkeit hat, sich an die Magenumgebung anzupassen, wird eine Kombination verschiedener Antibiotika verwendet, um die Wirksamkeit der Behandlung zu verbessern und die Wahrscheinlichkeit einer Resistenz zu verringern.

Der Standardansatz, oft als Dreifachtherapie bezeichnet, umfasst zwei Arten von Antibiotika zusammen mit einem Protonenpumpenhemmer (PPI). Der PPI wird eingeschlossen, um die Magensäureproduktion zu reduzieren, was hilft, die Symptome der Gastritis zu lindern und eine Umgebung im Magen schafft, die die Wirksamkeit der Antibiotika verbessert. Gängige Kombinationen umfassen:

- Clarithromycin und Amoxicillin, oder
- Metronidazol und Amoxicillin

Diese Antibiotika werden in der Regel mit einem PPI wie Omeprazol, Lansoprazol oder Esomeprazol kombiniert. Die Behandlung dauert gewöhnlich etwa zwei Wochen, obwohl die genaue Dauer je nach spezifischem Regime und wie der Patient auf die Therapie anspricht, variieren kann.

Es ist entscheidend, dass Patienten den gesamten Antibiotika-Kurs abschließen, selbst wenn sich die Symptome vor Beendigung der Behandlung verbessern. Eine unvollständige Behandlung kann das Bakterium möglicherweise nicht vollständig beseitigen, was zu einem Wiederauftreten der Infektion führt und das Risiko einer Antibiotikaresistenz erhöht.

Die Antibiotikatherapie kann mit Nebenwirkungen wie Übelkeit, Durchfall und in einigen Fällen allergischen Reaktionen verbunden sein. Es ist wichtig, dass Patienten jegliche Nebenwirkungen ihrem Gesundheitsdienstleister mitteilen. In einigen Fällen kann es notwendig sein, das Antibiotika-Regime anzupassen, wenn erhebliche Nebenwirkungen auftreten oder wenn eine allergische Reaktion vorliegt.

Andere Medikamente für Gastritis

Zusätzlich zu den primären Behandlungen wie Antazida, H2-Blockern, PPI und Antibiotika gegen H. pylori gibt es andere Medikamente, die im Management von Gastritis eingesetzt werden können. Dazu gehören zellschützende Mittel und Prokinetika, die jeweils eine einzigartige Rolle bei der Behandlung spezifischer Aspekte der Gastritis spielen.

- **Sucralfat:** Sucralfat ist ein Medikament, das als zellschützendes Mittel verwendet wird. Es wirkt, indem es eine Schutzbarriere auf der Magenschleimhaut bildet. Diese Barriere hilft, die Magenschleimhaut vor den ätzenden Wirkungen der Magensäure zu schützen, was besonders bei Fällen von Gastritis vorteilhaft ist. Sucralfat wird oft zusammen mit anderen Medikamenten wie Antazida oder Säureblockern verwendet, was das gesamte Behandlungsregime verbessert. Es ist besonders nützlich zur Behandlung von Gastritis, die durch Reizstoffe wie NSAID (nichtsteroidale entzündungshemmende Medikamente) verursacht wird.

- **Metoclopramid:** Für Patienten, die eine verzögerte Magenentleerung erfahren, einen Zustand, der als Gastroparese bekannt ist, und der die Symptome der Gastritis verschlimmern oder dazu beitragen kann, können Prokinetika wie Metoclopramid verschrieben werden. Metoclopramid wirkt, indem es die Beweglichkeit des Magens und der Därme erhöht und hilft, Nahrung und Säure schneller aus dem Magen zu befördern. Dies kann die Zeit reduzieren, in der die Magenschleimhaut der Magensäure ausgesetzt ist, und somit helfen, die Symptome der Gastritis zu lindern.

Diese zusätzlichen Medikamente können, wenn sie unter ärztlicher Aufsicht angemessen eingesetzt werden, erhebliche Linderung bieten und bei der Behandlung von Gastritis helfen. Sie sind besonders vorteilhaft, um spezifische Symptome oder Komplikationen zu behandeln, die mit Gastritis verbunden sind, was die Wichtigkeit eines personalisierten Behandlungsansatzes basierend auf den individuellen Bedürfnissen des Patienten unterstreicht.

ZUSAMMENFASSUNG VON KAPITEL 1: WAS IST GASTRITIS?

In diesem Kapitel haben wir Gastritis, eine häufige Erkrankung, die durch Entzündungen der Magenschleimhaut gekennzeichnet ist und jährlich Millionen von Menschen weltweit betrifft, gründlich untersucht. Hier ist eine Zusammenfassung dessen, was du gelernt hast:

- **Definition und Bedeutung:** Gastritis wird als Entzündung der Magenschleimhaut definiert. Diese Schleimhaut ist entscheidend, da sie die empfindlichen inneren Schichten des Magens vor den ätzenden Wirkungen der Magensäure schützt und so sicherstellt, dass der Verdauungsprozess effektiv ist, ohne das Organ selbst zu schädigen.

- **Ursachen:** Verschiedene Faktoren können Gastritis auslösen, wobei jeder zur Zersetzung der Schleimhautbarriere des Magens beiträgt. Dazu gehören physiologischer Stress, der das natürliche Gleichgewicht des Körpers stört; bakterielle Infektionen durch Helicobacter pylori, ein wichtiges medizinisches Anliegen, das mit der Bildung von Geschwüren verbunden ist; übermäßiger Alkoholkonsum, der die Schleimhaut erodieren kann; und längerer Gebrauch von nichtsteroidalen entzündungshemmenden Medikamenten (NSAIDs), die die Produktion schützender Prostaglandine hemmen.

- **Arten von Gastritis:** Gastritis wird grundsätzlich in akute und chronische Formen kategorisiert, die weiter in erosive (die die Magenschleimhaut schädigen) und nicht-erosive Typen unterteilt werden können. Das Verständnis dieser Unterteilungen ist entscheidend für eine genaue Diagnose und die Entwicklung einer effektiven Behandlungsstrategie.

- **Symptome:** Die Symptome von Gastritis sind vielfältig, von mild bis schwer. Sie umfassen häufig akute Magenschmerzen, anhaltenden Sodbrennen, Übelkeit und Episoden von Erbrechen. Diese Symptome können die täglichen Aktivitäten unterbrechen und die Lebensqualität vermindern.

- **Diagnose:** Die Diagnose von Gastritis umfasst eine umfassende Bewertung der Patientengeschichte, körperliche Untersuchungen und den Einsatz diagnostischer Werkzeuge wie Endoskopie, um den Zustand der Magenschleimhaut visuell zu beurteilen. Zusätzliche diagnostische Tests für Helicobacter pylori können Atemtests, die Kohlenstoffisotope messen, Bluttests für Antikörper oder Stuhltests für Antigene umfassen.

- **Behandlung:** Das konventionelle Behandlungsschema für Gastritis umfasst ein Spektrum an pharmakologischen Interventionen. Antazida werden häufig verwendet, um Magensäure schnell zu neutralisieren. H2-Blocker und Protonenpumpenhemmer (PPI) reduzieren die Säureproduktion und bieten eine längerfristige Linderung. In Fällen, in denen Helicobacter pylori ein Faktor ist, wird eine Kombination von Antibiotika eingesetzt, um die Infektion zu beseitigen.

Dieses grundlegende Kapitel zielt darauf ab, dir ein umfassendes Verständnis davon zu vermitteln, wie Gastritis den Körper beeinflusst, und betont die Notwendigkeit, Gastritis umfassend zu verstehen, um ihre Komplikationen effektiv zu behandeln und zu verhindern.

Kapitel 2

WARUM IST ES SO SCHWIERIG, GASTRITIS ZU HEILEN?

Die Auswirkungen von Ernährung, Gewohnheiten und Stress auf Gastritis

Im Laufe der Geschichte war Gastritis eine häufige Erkrankung, die oft in medizinischen Texten aus der Antike erwähnt wurde. Trotz jahrhundertelanger Forschung bleibt sie eine verbreitete Erkrankung, die schwer effektiv zu behandeln ist. Aber warum ist Gastritis, eine scheinbar einfache Verdauungsstörung, oft so hartnäckig gegen Heilung? Die Antwort liegt nicht nur in der Erkrankung selbst, sondern auch in den damit verbundenen Ernährungs- und Lebensstilfaktoren.

Das Zusammenspiel zwischen Essgewohnheiten, Lebensstilentscheidungen und Stresslevel kann den Heilungsprozess des Magens erheblich beeinflussen. Jeder dieser Faktoren kann den Zustand verschlimmern, weshalb es wichtig ist, sie zu verstehen und anzugehen, um die Genesung zu fördern. Schlechte Ernährungsentscheidungen können die Magenschleimhaut reizen und Entzündungen verlängern, während ungesunde Gewohnheiten den Erholungsprozess des Magens weiter behindern können. Darüber hinaus können hohe Stresslevel die natürlichen Schutzmechanismen des Magens stören, was zu erhöhter Entzündung führt und die Symptome der Gastritis verschlimmert.

Dieses Kapitel soll dich mit dem Wissen ausstatten, um die Komplexität der Gastritis zu verstehen und wie unsere Ernährungsentscheidungen, unsere Gewohnheiten und unsere Stresslevel den Verlauf im Kampf gegen chronische Gastritis verändern können. Wenn du verstehst, was Gastritis so schwer heilbar macht, kannst du besser durch deine Behandlungsoptionen und Lebensstilanpassungen navigieren, was zu einer effektiveren Bewältigung und möglicherweise zur Umkehrung chronischer Gastritis führt.

WIE BESTIMMTE LEBENSMITTEL GASTRITIS VERSCHLIMMERN

Wenn du dich jemals gefragt hast, warum manche Lebensmittel und Getränke deinen Magen verärgern, werden wir hier Licht darauf werfen, wie bestimmte Zutaten negativ mit deiner Gastritis interagieren können und den Heilungsprozess deiner Magenschleimhaut behindern.

Die Beziehung zwischen dem, was wir essen, und wie sich unser Magen anfühlt, ist komplex, besonders für diejenigen, die mit Gastritis zu kämpfen haben. Indem du verstehst, welche Lebensmittel und Getränke deinen Zustand verschlimmern, kannst du deine Symptome effektiver managen und eine innere Umgebung schaffen, die Heilung statt Schaden fördert.

Reizende Lebensmittel und Getränke

Einer der häufigsten Fehler von Menschen mit Gastritis ist der unwissentliche Konsum von Lebensmitteln und Getränken, die die Magenschleimhaut direkt schädigen. Lebensmittel und Getränke, die der Magenschleimhaut direkt schaden können, sind typischerweise sauer mit einem pH-Wert unter 4. Diese Lebensmittel können auch Pepsin aktivieren, ein Enzym, das zum Abbau von Proteinen im Magen beiträgt und das Magengewebe weiter schädigt. Häufige Beispiele sind:

- **Zitrusfrüchte:** Zitronen, Orangen, Mandarinen und Grapefruits haben einen hohen Gehalt an Zitronensäure, was die Reizung der Magenschleimhaut verschlimmern kann.

- **Saure Früchte:** Diese Kategorie umfasst Ananas, Passionsfrüchte, Tamarinden, Granatäpfel, Pflaumen, Kiwis, grüne Äpfel, Kirschen, Trauben und verschiedene Beeren wie Erdbeeren, Heidelbeeren und Brombeeren.

- **Saures Gemüse:** Tomaten, Tomatillos und eingelegtes Gemüse sind bekannt für ihre hohe Säure, die die Magenschleimhaut reizen kann, wenn sie in großen Mengen konsumiert werden.

- **Alkoholische Getränke:** Das Ethanol in alkoholischen Getränken fügt der Magenschleimhaut direkten Schaden zu. Das Ausmaß des Schadens ist eng mit dem Alkoholgehalt und der Häufigkeit des Konsums verbunden.

- **Softdrinks und abgepackte Säfte:** Viele im Laden gekaufte Säfte und Softdrinks enthalten zugesetzte Säuerungsmittel wie Zitronensäure, Phosphorsäure, Milchsäure, Ascorbinsäure (Vitamin C), Apfelsäure, Essig und Zitrone. Diese Zusätze können möglicherweise die Magenschleimhaut schädigen und machen diese Getränke ungeeignet für Menschen mit Gastritis.

- **Abgepackte Lebensmittel:** Viele Lebensmittel in den Supermarktregalen, einschließlich Dosenprodukte und halbfeste Produkte wie Marmeladen und Babynahrung, enthalten ebenfalls zugesetzte Säuerungsmittel wie Zitronensäure,

Ascorbinsäure und Essig. Diese Substanzen verlängern die Haltbarkeit und verbessern den Geschmack, indem sie mikrobielles Wachstum hemmen und Stabilität erhalten. Das Bewusstsein für diese Zusatzstoffe ist entscheidend, besonders für diejenigen mit Gastritis, da die sauren Komponenten den Zustand verschlimmern können. Überprüfe immer die Lebensmitteletiketten auf Säuerungsmittel und triff informierte Entscheidungen, die mit deinen Gesundheitsbedürfnissen übereinstimmen.

Es gibt andere Lebensmittel, die möglicherweise nicht so sauer wie die vorherigen sind, aber die trotzdem direkt die Magenschleimhaut schädigen können. Dazu gehören bestimmte Gewürze und Kräuter wie schwarzer und weißer Pfeffer, Chilischoten, Curry, Knoblauch, Zwiebeln und sogar Salz, wenn es in großen Mengen konsumiert wird. Während diese Gewürze und Kräuter normalerweise keine Gastritis in einem gesunden Magen verursachen, können sie die Symptome bei Menschen mit Gastritis verschlimmern. Bemerkenswert ist, dass die Auswirkungen solcher Gewürze ausführlich untersucht wurden:

- **Studie über Pfefferkörner (1987):** Gesunden Freiwilligen wurden kleine Dosen schwarzer und roter Pfefferkörner verabreicht, um ihre Auswirkung auf die Magenschleimhaut zu bewerten. Die Ergebnisse zeigten, dass diese Gewürze tatsächlich die Magenschleimhaut bei diesen Personen schädigten.[27]

- **Studie über Jalapeño-Chilischoten (1988):** In einer kontrastierenden Studie wurden etwa 30 Gramm gemahlene Jalapeño-Chilischoten direkt in die Mägen von gesunden Personen eingeführt. Überraschenderweise zeigte eine 24 Stunden später durchgeführte Endoskopie keine sichtbaren Schäden an den Magenschleimhäuten.[28]

Diese Studien zeigen, dass während bestimmte Gewürze wie Pfefferkörner die Magenschleimhaut reizen können, andere, wie Jalapeño-Chilischoten, gesunde Personen möglicherweise nicht auf die gleiche Weise beeinflussen. Sobald jedoch eine Entzündung vorliegt, können die meisten scharfen Speisen die Gastritis und die damit verbundenen Symptome wie Magenschmerzen, Übelkeit und brennende Empfindungen verschlimmern.

Stimulierende Lebensmittel und Getränke

Obwohl einige Lebensmittel und Getränke möglicherweise nicht direkt die Magenschleimhaut schädigen, sind sie besonders bekannt für ihre Fähigkeit, die Magensäuresekretion zu stimulieren. Diese Kategorie umfasst eine Vielzahl von häufig konsumierten Artikeln, die die Symptome der Gastritis verschlimmern können:

- **Kaffee:** Aufgrund von Koffein und anderen Verbindungen regt Kaffee die Magensäuresekretion an, indem er die Bitterrezeptoren im Magen und in der Mundhöhle aktiviert.[29] Zudem hilft die Säure im Kaffee, Pepsin zu aktivieren, ein proteolytisches Enzym, das die Magenreizung verstärkt, besonders wenn es auf leeren Magen konsumiert wird. Eine Untersuchung von 1981 hob hervor, dass entkoffeinierter Kaffee eine signifikantere Magensäuresekretion auslösen könnte als proteinreiche Mahlzeiten, was seinen starken Einfluss auf die Magenschleimhaut betont.[30]

- **Milch:** Traditionell wurde angenommen, dass sie einen gereizten Magen beruhigt, aber Milch kann tatsächlich die Magensäuresekretion stimulieren. Dieser paradoxe Effekt tritt auf, weil Milch Proteine und Kalzium enthält, die den Magen dazu anregen, mehr Säure zu produzieren. Während die anfängliche beruhigende Wirkung der Milch vorübergehende Erleichterung bringen könnte, kann die anschließende erhöhte Säureproduktion die Gastritis-Symptome mit der Zeit verschlimmern. Studien haben gezeigt, dass sowohl Vollmilch als auch fettarme Milch zu einer erhöhten Magensäuresekretion führen können, was sie weniger ideal für diejenigen macht, die Gastritis-Symptome bewältigen.[31]

- **Bier und Wein:** Das Vorhandensein von Bernsteinsäure und anderen organischen Säuren in diesen fermentierten Getränken ist hauptsächlich dafür verantwortlich, die Magensäuresekretion zu stimulieren.[32,33] Bier und Wein stimulieren jedoch nicht nur die Magensäureproduktion, sondern aktivieren auch Pepsin, da ihr pH-Wert oder Säuregrad unter 4 liegt.

- **Bestimmte Tees:** Sowohl schwarzer Tee als auch viele Kräutertees wie grüner Tee sind dafür bekant, die Säureproduktion aufgrund ihres Koffeingehalts und anderer Bittergeschmackskomponenten zu fördern, was Gastritis-Symptome verschlimmern kann.

- **Dunkle Schokolade:** Mit hohem Kakaogehalt ist dunkle Schokolade ein weiterer Auslöser für erhöhte Säureproduktion bei anfälligen Personen. Der hohe Theobromingehalt in dunkler Schokolade ist ein bekannter Stimulator für Säuresekretion.

- **Proteinreiche Lebensmittel:** Der Verzehr großer Mengen an proteinreichen Lebensmitteln, besonders solcher aus tierischen Quellen wie Rindfleisch, Geflügel, Fisch und Eiern, kann die Magensäuresekretion erheblich stimulieren. Die Proteine in diesen Lebensmitteln benötigen mehr Säure und Zeit zur Verdauung, was dazu führt, dass der Magen zusätzliche Magensäfte produziert und die Wahrscheinlichkeit einer Magenreizung erhöht. Während Protein essentiell für eine ausgewogene Ernährung und für die Gewebereparatur ist, sollten diejenigen mit Gastritis auf ihre Proteinaufnahme achten, um zu vermeiden, ihre Symptome zu verschlimmern.

Nachdem wir nun verschiedene Lebensmittel und Getränke erkundet haben, die direkt und indirekt die Magenschleimhaut reizen können, werden wir uns damit befassen, wie schlechte Essgewohnheiten Gastritis und die damit verbundenen Symptome verschlimmern können. Dieser nächste Abschnitt wird dir helfen, die kritische Verbindung zwischen deinen Ernährungsgewohnheiten und der Gesundheit deines Verdauungssystems zu verstehen und Schlüsselverhalten hervorzuheben, das für ein besseres Management der Gastritis vermieden werden sollte.

ERNÄHRUNGSGEWOHNHEITEN, DIE GASTRITIS BEEINFLUSSEN

Während die Identifizierung reizender Lebensmittel entscheidend ist, ist das Verständnis, wie deine Essgewohnheiten diesen Zustand beeinflussen, genauso wichtig. Die folgenden Gewohnheiten verursachen möglicherweise nicht direkt Gastritis, dienen aber als bedeutende Katalysatoren für ihre Entwicklung, besonders wenn sie mit anderen Lebensstilfaktoren wie chronischem Stress, übermäßigem Alkoholkonsum oder der Verwendung von nichtsteroidalen Antirheumatika (NSAIDs) kombiniert werden. Schlechte Essgewohnheiten wie unregelmäßige Mahlzeiten, übermäßiges Essen oder Hetzen während der Mahlzeiten können die Symptome der Gastritis verschlimmern und zu größerem Unwohlsein führen.

In diesem Abschnitt werden wir genauer betrachten, wie bestimmte Essverhalten Gastritis verschlimmern und ihre Bewältigung erschweren können. Durch das Verständnis dieser Verhaltensweisen und ihrer Auswirkungen möchten wir dich zu gesünderen Ernährungspraktiken führen, die nicht nur die Symptome der Gastritis mildern, sondern auch deine allgemeine Verdauungsgesundheit verbessern.

- **Mahlzeiten auslassen:** Lange Perioden ohne Nahrung können die Magenschleimhaut reizen und die Symptome einer Gastritis verschlimmern. Wenn dein Magen leer ist, beginnen Magensäure und Pepsin, die normalerweise durch Nahrung abgepuffert werden, die schützende Schleimhautschicht zu erodieren, wodurch die Magenschleimhaut anfällig für Reizungen und Schäden wird. Diese Exposition erhöht das Risiko von Entzündungen und Beschwerden, da keine Nahrung vorhanden ist, die diese reizenden Substanzen absorbieren und neutralisieren könnte.[34]

- **Übermäßiger Salzkonsum:** Obwohl Salz wesentlich ist, um den Geschmack von Gerichten zu verbessern, kann eine übermäßige Aufnahme für Menschen mit Gastritis schädlich sein. Hohe Salzmengen können die Magenschleimhaut reizen und zu verstärkten Entzündungen führen. Forschungen mit Personen, die mit Helicobacter pylori infiziert sind, haben gezeigt, dass salzreiche Ernährung die Aggressivität der Bakterien verstärkt und somit die Symptome und das Fortschreiten der Gastritis verschlimmert.[35]

- **Verzehr von schwer zu kauenden Lebensmitteln:** Lebensmittel, die hart oder schwer zu kauen sind, können zu mechanischen Reizungen der Magenschleimhaut führen. Dies gilt besonders für Menschen mit Gastritis, die nach dem Verzehr harter Lebensmittel wie rohem Gemüse verstärkte

Beschwerden erleben können. Die Anstrengung, die erforderlich ist, um diese Lebensmittel vor dem Schlucken gründlich zu kauen, ist ein Indikator für ihr Potenzial, schwer verdaulich zu sein, wodurch der Magen belastet und die Symptome der Gastritis verschlimmert werden.

- **Konsum von sehr kalten oder sehr heißen Speisen und Getränken:** Die Temperatur dessen, was du isst und trinkst, kann direkte Auswirkungen auf die Gesundheit deines Magens haben. Der Verzehr von Speisen und Getränken, die sehr heiß oder sehr kalt sind, kann die Reizung und Entzündung der Magenschleimhaut verschlimmern. Solche extremen Temperaturen können dein Magengewebe schockieren, eine reaktive Antwort deines Magens hervorrufen und Symptome, die mit Gastritis verbunden sind, verstärken.

- **Konsum von verarbeiteten Lebensmitteln:** In der hektischen Welt von heute triumphiert oft die Bequemlichkeit über die Qualität, wenn es um Lebensmittelentscheidungen geht. Viele Menschen konsumieren regelmäßig verarbeitete Lebensmittel und Fast Food wie Hamburger, Hotdogs, Pizza, Pommes, Kekse, Kuchen, Süßigkeiten, Cookies, Frühstückscerealien, Instantsuppen und Würstchen. Obwohl diese Lebensmittel aufgrund ihres Geschmacks und ihrer Bequemlichkeit attraktiv sein mögen, sind sie in der Regel voll mit ungesunden Fetten, übermäßigem Salz, raffinierten Zuckern und zahlreichen Zusatzstoffen. Diese Inhaltsstoffe können die Magenschleimhaut reizen und zu einer erhöhten Entzündung nicht nur im Magen, sondern im gesamten Körper führen. Mit der Zeit kann der regelmäßige Verzehr dieser Lebensmittel einen schädlichen Einfluss auf die allgemeine Gesundheit haben, insbesondere durch die Verschlimmerung von Erkrankungen wie Gastritis durch die Förderung chronischer Entzündungen.

Neben den zuvor besprochenen Gewohnheiten gibt es andere, weniger offensichtliche Ernährungsverhalten, die, obwohl sie die Magenschleimhaut nicht direkt reizen, die Verdauung erheblich erschweren können. Infolgedessen können diese Gewohnheiten Magenreizungen und -entzündungen verschlimmern. Lass uns diese Gewohnheiten erkunden:

- **Überessen:** Eine der Hauptsorgen beim Überessen ist, dass die Nahrung für einen längeren Zeitraum im Magen verbleibt. Je länger die Nahrung im Magen verweilt, desto länger ist die Magenschleimhaut der ätzenden Magensäure und dem Pepsin ausgesetzt, was die Wahrscheinlichkeit einer Reizung erhöht. Darüber hinaus löst die Dehnung oder Erweiterung des Magens durch zu viel Essen auch eine verstärkte Freisetzung von Magensäure aus, was die Magenschleimhaut weiter belastet.[36]

- **Wassertrinken während der Mahlzeiten:** Obwohl Wasser für die Verdauung unerlässlich ist, kann der Konsum großer Mengen während der Mahlzeiten für Menschen mit Gastritis kontraproduktiv sein. Das zusätzliche Wasservolumen erhöht den Druck im Magen und dehnt die Magenwände. Diese Dehnung stimuliert eine verstärkte Säurefreisetzung, was möglicherweise Säurereflux auslöst und andere Symptome, die mit Gastritis verbunden sind, verschlimmert.

- **Nahrung nicht richtig kauen:** Eine häufige Nachlässigkeit ist die Gewohnheit, Nahrung nur minimal zu kauen, bevor man sie schluckt, indem man Mahlzeiten hastig erledigt, um schnell zum nächsten Bissen überzugehen. Obwohl dies für Personen ohne Verdauungsprobleme harmlos erscheinen mag, kann es für diejenigen mit Gastritis oder anderen Verdauungsstörungen erhebliche Probleme darstellen. Richtiges Kauen ist entscheidend, weil es die Nahrung in kleinere Partikel zerlegt, was die Oberfläche vergrößert, damit Magensäure und Verdauungsenzyme effektiver wirken können. Dies beschleunigt nicht nur den Verdauungsprozess, sondern ermöglicht dem Magen auch, effizienter zu arbeiten und reduziert die Belastung der Magenschleimhaut.

- **Konsum fettreicher Lebensmittel:** Der Verzehr fettreicher Lebensmittel ist besonders problematisch für diejenigen, die an Gastritis leiden, weil Fette die Magenentleerung verlangsamen. Diese Verzögerung bedeutet, dass die Magenschleimhaut über längere Zeiträume der Magensäure und dem Pepsin ausgesetzt ist, was das Risiko von Reizungen erhöht. Darüber hinaus können Fette die reizenden Wirkungen sowohl der Magensäure als auch des Pepsins sowie anderer in der Ernährung vorhandener Reizstoffe verstärken. Daher ist das Einhalten einer fettarmen Ernährung wesentlich, um Reizungen zu minimieren und die Erholung der Magenschleimhaut zu fördern.

- **Falsche Lebensmittelkombinationen:** Für Personen, die an Gastritis leiden, besonders diejenigen mit schweren Symptomen von Verdauungsstörungen, kann die Kombination bestimmter Arten von Lebensmitteln ihren Zustand erheblich verschlimmern. Zum Beispiel kann der Verzehr einer Mahlzeit, die eine große Menge Kohlenhydrate mit proteinreichen Lebensmitteln kombiniert, wie weißer Reis mit einer großen Hähnchenbrust, besonders herausfordernd für das Verdauungssystem sein. Diese spezifische Kombination kann zu Symptomen wie Magenschwere und längerer Verdauungsstörung führen. Obwohl die Prinzipien der Lebensmittelkombination nicht jeden betreffen mögen, können sie für Menschen mit Gastritis besondere Herausforderungen darstellen, was es entscheidend macht, zu berücksichtigen, wie verschiedene Lebensmittel interagieren und den Magenkomfort und die Verdauung beeinflussen.

Das Verständnis der Nuancen, wie bestimmte Essgewohnheiten – wie das Auslassen von Mahlzeiten, zu schnelles Essen, der Verzehr fettreicher Lebensmittel oder falsche Lebensmittelkombinationen – die Gastritis beeinflussen können, ist entscheidend für die Behandlung dieser Erkrankung. Diese Gewohnheiten können die Symptome der Gastritis verschlimmern, indem sie die Exposition gegenüber Magensäure erhöhen, die Verdauung verlangsamen oder unangenehme Verdauungsinteraktionen erzeugen. Durch die Berücksichtigung dieser Gewohnheiten können Menschen, die an Gastritis leiden, bedeutende Schritte zur Verbesserung ihrer Verdauungsgesundheit unternehmen und die mit dieser Erkrankung verbundenen Beschwerden lindern.

STRESS UND SEINE AUSWIRKUNGEN AUF GASTRITIS

Es ist allgemein bekannt, dass chronischer Stress die allgemeine Gesundheit beeinträchtigen und potenziell zu einer Reihe von medizinischen Erkrankungen führen kann. Seine tiefgreifende Auswirkung auf die Magengesundheit, insbesondere auf die Gastritis, wird jedoch oft unterschätzt. Die Forschung hat eine tiefe Verbindung zwischen dem Gehirn und dem Verdauungssystem festgestellt, die durch den Vagusnerv, einen entscheidenden Kommunikationsweg, erleichtert wird. Das Verdauungssystem ist besonders empfindlich gegenüber Stimmungsänderungen, und dieser bidirektionale

Einfluss wird als Hauptantrieb für Verdauungsstörungen anerkannt, einschließlich des Reizdarmsyndroms, des Säurerefluxes, der Dyspepsie und insbesondere der Gastritis.[37]

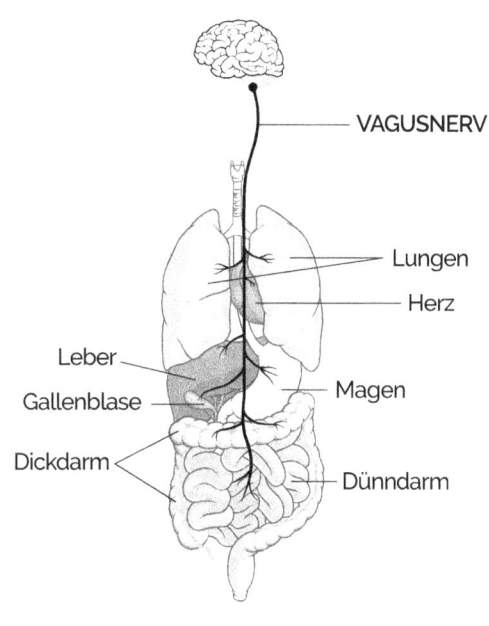

Im Gegensatz zu der Annahme, dass Stress die Produktion von Magensäure erhöht und dadurch Magenerosionen und Geschwüre verursacht, deutet das aktuelle Verständnis auf einen anderen Mechanismus hin. Obwohl übermäßige Magensäure solche Komplikationen verursachen kann, führt Stress selbst nicht unbedingt zu einer erhöhten Säureproduktion im Magen. Stattdessen beeinflusst Stress die Gastritis, indem er die Produktion von schützendem Magenschleim, Bikarbonat und anderen Abwehrmechanismen reduziert. Diese Reduzierung beeinträchtigt die Magenschleimhaut, macht sie anfällig für die harten Auswirkungen von Magensäure und Pepsin und führt zu einer erhöhten Wahrnehmung von Hyperazidität. Dies fördert oft die irrtümliche Vorstellung, dass der Magen zu viel Säure produziert.

Es ist auch wichtig zu verstehen, dass die Verdauung und verwandte Prozesse innerhalb des Verdauungssystems durch das enterische Nervensystem kontrolliert werden, oft als »zweites Gehirn« bezeichnet. Dieses komplexe und autonome System umfasst Hunderte von Millionen Nervenfasern und kommuniziert mit dem zentralen Nervensystem, hauptsächlich über den Vagusnerv.

Wenn du Stress erlebst, löst dein Körper die »Kampf-oder-Flucht«-Reaktion aus, die verschiedene Auswirkungen auf die Verdauung hat: Sie verringert die Magenabsonderungen, einschließlich der Produktion von Magenschleim und Bikarbonat; sie beeinträchtigt die Muskelkontraktionen, die Nahrung durch den Magen-Darm-Trakt bewegen; und sie schränkt den Blutfluss zur gastrointestinalen Schleimhaut und anderen Verdauungsstrukturen ein. Diese physiologische Veränderung lenkt die Ressourcen deines Körpers um, um mit der wahrgenommenen Bedrohung umzugehen, oft auf Kosten des Verdauungssystems.

Darüber hinaus geht Stress über alltägliche Herausforderungen wie Arbeit oder tägliche Verantwortlichkeiten hinaus; emotionale Stressfaktoren, einschließlich Angst und Depression, können die Verdauungsgesundheit gleichermaßen, wenn nicht sogar stärker, beeinflussen. Studien haben psychologischen oder emotionalen Stress und Depression mit einer Reihe von Verdauungsbeschwerden in Verbindung gebracht und sie als Risikofaktoren für Erkrankungen wie funktionelle Dyspepsie, Reizdarmsyndrom und Magengeschwüre identifiziert. Während wir das breitere Spektrum der emotionalen Auswirkungen auf die Gesundheit betrachten, wird deutlich, dass nicht nur anerkannte Stressoren, sondern auch unbehandelte oder unterdrückte Emotionen eine entscheidende Rolle spielen.

Zusätzlich können diese unterdrückten Emotionen – ein häufiges, aber oft übersehenes Problem – Verdauungsprobleme, insbesondere Gastritis, weiter verschlimmern. Menschen, die ihre Emotionen zurückhalten, können erleben, dass diese unterdrückten Gefühle als körperliche Symptome auftreten, ein Phänomen, das als Somatisierung bekannt ist. Dieser Prozess zeigt, wie unausgedrückte Emotionen sich körperlich manifestieren können, wobei oft das Verdauungssystem aufgrund seiner Empfindlichkeit gegenüber stressbezogenen Neurotransmittern und Hormonen ein Hauptziel ist. Diese Anfälligkeit des Verdauungssystems, besonders des Magens, für emotionales Unbehagen erhöht enorm die Wahrscheinlichkeit und Intensität von Gastritis.

DIE VERSTECKTEN ANGREIFER: MAGENSÄURE UND PEPSIN

Obwohl wir bereits besprochen haben, wie Magensäure und Pepsin die Magenschleimhaut schädigen können, ist es entscheidend, ihre Rollen tiefer zu verstehen, um die Herausforderungen bei der Behandlung von Gastritis, insbesondere chronische und schwere Formen, vollständig zu erfassen.

Magensäure und Pepsin sind für die Verdauung unerlässlich, da sie Nahrung in absorbierbare Nährstoffe zerlegen. Ihre vorteilhaften Rollen können jedoch unter bestimmten Bedingungen schnell schädlich werden. Im Gegensatz zur Heilung einer äußeren Wunde, die nach dem Verbinden weitgehend keinen weiteren Angriffen ausgesetzt ist, ist die Magenschleimhaut kontinuierlich diesen Verdauungssubstanzen ausgesetzt. Diese ständige Exposition schafft eine feindliche Umgebung, die die Heilung der Magenschleimhaut behindern kann.

Die aggressive Natur von Magensäure und Pepsin ist besonders problematisch für Menschen, die an Gastritis leiden. Daher ist das Verständnis dieser Substanzen entscheidend für die Entwicklung effektiver therapeutischer Strategien. Um Entzündungen im Magen wirksam zu reduzieren und die Heilung zu fördern, müssen Behandlungspläne diese aggressiven Faktoren ansprechen. Dies beinhaltet nicht nur Medikamente, die Säure neutralisieren oder ihre Produktion hemmen, sondern auch Anpassungen der Ernährung und des Lebensstils, die dazu beitragen, die Exposition des Magens gegenüber diesen harschen Bedingungen zu minimieren.

Auf dem folgenden Bild kannst du die wichtigsten aggressiven Faktoren beobachten, die die Magenschleimhaut beeinträchtigen, zusammen mit ihren wichtigsten Abwehrmechanismen. Magensäure und Pepsin stechen als die vorherrschenden aggressiven Faktoren hervor. Dies sind die entscheidenden Komponenten der Magensekretion, die Verletzungen der Schleimhaut verursachen können. Während Schleim und Bikarbonat zwei der Hauptbestandteile der sogenannten Schleimbarriere sind, die die Magenschleimhaut schützt.

 AGGRESSIVE FAKTOREN

 DEFENSIVE FAKTOREN

AGGRESSIVE FAKTOREN	DEFENSIVE FAKTOREN
Magensäure	Magenschleim
Pepsin	Bicarbonat
Gallensäuren und -salze	Durchblutung der Magenschleimhaut
Nichtsteroidale Antirheumatika	
Helicobacter pylori	Prostaglandine
Alkohol	Erneuerung der Epithelzellen

Das folgende Bild zeigt im Detail die Struktur der Magenschleimbarriere, die entscheidend ist, um die Magenschleimhaut vor diesen aggressiven chemischen Stoffen zu schützen. Der Magenschleim besteht aus zwei Schichten: der inneren und der äußeren Schicht. Die innere Schicht, auch bekannt als anhaftender Schleim, bildet eine gelartige Beschichtung, die reich an Bikarbonat ist. Dieses Bikarbonat ist wesentlich, um einen neutralen pH-Wert von etwa 7,0 aufrechtzuerhalten und so die Magenschleimhaut vor den ätzenden Wirkungen der Magensäure zu schützen. Die Hauptaufgabe des Bikarbonats besteht darin, die Säure des Magensafts erheblich zu reduzieren und so zu verhindern, dass die Säure die Magenzellen schädigt.

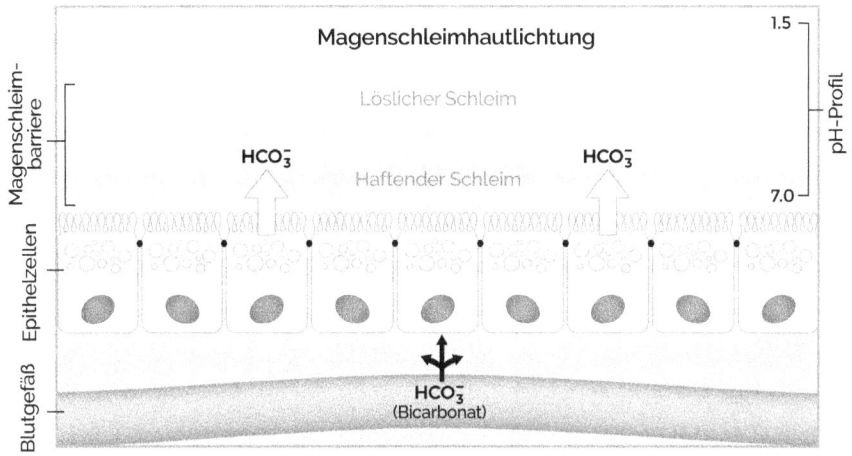

Im Gegensatz dazu ist die äußere Schicht oder löslicher Schleim weniger viskos und erfüllt eine interaktive Rolle mit aufgenommener Nahrung und schädlichen Substanzen im Magen. Diese Schicht löst sich von der inneren Schicht ab, vermischt sich mit dem Mageninhalt und hilft bei deren Neutralisierung oder Beseitigung. Beide Schichten bilden eine lebenswichtige physikochemische Barriere, die die Magenschleimhaut vom Magenlumen trennt und sicherstellt, dass der Magen sich nicht selbst verdaut.[38]

Dieses empfindliche Gleichgewicht kann jedoch durch verschiedene externe Faktoren gestört werden. Übermäßiger Alkoholkonsum, anhaltender Stress und die Verwendung von nichtsteroidalen Antirheumatika (NSAIDs) können die Integrität der Schleim-Bikarbonat-Barriere beeinträchtigen, was zu einer Verringerung des pH-Gradienten durch sie hindurch führt. Diese Verringerung erhöht die Anfälligkeit der Magenschleimhaut für die ätzenden Wirkungen von Magensäure und Pepsin. Das Verständnis der spezifischen Wirkungen dieser Substanzen ist entscheidend, um zu erkennen, wie sie Erkrankungen wie Gastritis verschlimmern können. Nun wollen wir die Rollen und Auswirkungen dieser aggressiven Faktoren einzeln genauer betrachten.

Magensäure

Magensäure, wissenschaftlich bekannt als Salzsäure, ist eine starke und hochgradig ätzende Substanz, die von den Parietalzellen in der Magenschleimhaut abgesondert wird. Ihre Hauptrollen sind vielfältig und entscheidend für die Verdauung: Sie zerlegt Nahrung in kleinere, leichter aufnehmbare Moleküle; sie wandelt Pepsinogen in seine aktive Form, das Pepsin, um; und sie hält einen niedrigen pH-Wert-Bereich (um 2), der essentiell für die Proteinverdauung ist und effektiv den unteren Ösophagussphinkter und den Pylorus stimuliert. Darüber hinaus dient die Magensäure als entscheidende Verteidigungslinie gegen Krankheitserreger, indem sie Bakterien und andere schädliche Stoffe, die über die Nahrung in den Körper gelangen, zerstört und so Infektionen verhindert und die Darmgesundheit erhält.

Zu verstehen, was die Freisetzung von Magensäure auslöst, ist entscheidend, um ihre Spiegel zu kontrollieren und die Magenschleimhaut vor Schäden zu schützen. Die Sekretion von Magensäure zusammen mit anderen Verdauungsstoffen erfolgt in drei Phasen, wobei jede durch unterschiedliche Auslöser beeinflusst wird:

1. **Die zephalische Phase:** Diese Phase beginnt bereits, bevor die Nahrung deinen Magen erreicht. Sie wird durch den Geruch, den Anblick oder sogar den Gedanken an Nahrung ausgelöst, was das Gehirn stimuliert, Signale über den Vagusnerv an den Magen zu senden, um mit der Produktion von Magensäure und anderen Verdauungsenzymen zu beginnen. In dieser Phase werden etwa dreißig Prozent der gesamten Magensäure bereits abgesondert, bevor die Nahrung in den Magen gelangt.[39]

2. **Die gastrische Phase:** Während der gastrischen Phase werden etwa sechzig Prozent der Magensäure produziert, hauptsächlich ausgelöst, wenn Nahrung mit der Magenschleimhaut in Kontakt kommt. Diese Phase wird durch die Dehnung des Magens durch die aufgenommene Nahrung angetrieben, was neurale Reflexe über den Vagusnerv aktiviert, und durch das Vorhandensein von Proteinen, die G-Zellen dazu anregen, Gastrin freizusetzen – ein potentes Hormon, das die Säuresekretion der Parietalzellen direkt verstärkt. Als bedeutendste Phase für die Säureproduktion unterstreicht die gastrische Phase die Wichtigkeit von Nahrungsprotein bei der Stimulierung der Magensäuresekretion; daher führen proteinreiche Mahlzeiten zu erhöhten Gastrinspiegeln und vermehrter Säureproduktion.

3. **Die intestinale Phase:** Diese Phase stellt die letzte und komplexe Stufe in der Regulation der Magensäuresekretion dar und beginnt, wenn teilweise verdaute Nahrung vom Magen in den Dünndarm wandert. Nur etwa fünf bis zehn Prozent der gesamten Magensäure werden in dieser Phase produziert, hauptsächlich beeinflusst durch die Reaktion des Dünndarms auf Nahrung. Die Dehnung des Duodenums und das Vorhandensein von Peptiden und Aminosäuren stimulieren zunächst eine leichte Säureproduktion. Jedoch löst die Erkennung von Fetten und hochsauren Inhalten (mit einem pH-Wert unter 3) im Dünndarm die Freisetzung hemmender Hormone wie Sekretin und Cholecystokinin aus, die dazu dienen, die Magensäureproduktion zu reduzieren. Dieser Mechanismus dient dazu, übermäßige Säure zu verhindern, den Darm vor möglichen Schäden zu schützen und eine optimale Verdauung zu gewährleisten, während die Nahrung durch den Verdauungstrakt wandert.

Es gibt eine zusätzliche, weniger bekannte Phase der Magensäuresekretion, genannt interdisgestive Phase, während der eine kleine kontinuierliche basale Säuresekretion zwischen den Mahlzeiten und während des Schlafs stattfindet. Diese Sekretion zeigt einen zirkadianen Rhythmus, mit einem Höhepunkt während des Schlafs und einem Tiefpunkt in den frühen Morgenstunden. Der Hauptstimulus für diese nächtliche Säuresekretion ist Histamin, das sowohl als Hormon als auch als Neurotransmitter auf die Parietalzellen wirkt und die Säureproduktion signifikant beeinflusst.[40]

Die gastrische Phase ist besonders wichtig für das Verständnis und die Kontrolle der Säuresekretion, weil hier die größte Menge Magensäure produziert wird. Die Kontrolle des Nahrungsvolumens während dieser Phase kann die Magendehnung reduzieren und so die Säuresekretion vermindern. Jedoch kann eine größere Kontrolle und potenzielle Vorteile erreicht werden, indem bestimmte Nahrungsmittel und Getränke vermieden werden, die bekanntermaßen die Magensäuresekretion signifikant anregen. Bemerkenswert ist, dass Kaffee, Milch, Bier und Wein zu den Getränken gehören, die die Säureproduktion am stärksten aktivieren.[41] Ähnlich sind proteinreiche Lebensmittel, besonders tierischen Ursprungs wie Fleisch, Milch und Eier, Hauptstimulatoren der Magensäuresekretion.

Während es ratsam ist, die Aufnahme von Nahrungsmitteln und Getränken zu kontrollieren, die die Magensäure signifikant stimulieren, ist es nicht durchführbar, Protein vollständig aus deiner Ernährung zu eliminieren, aufgrund seiner entscheidenden Rolle bei der Gewebereparatur und -regeneration. Im nächsten Kapitel werden wir verschiedene Strategien erforschen, um deinem Körper weiterhin die essentiellen Proteine und Aminosäuren zu liefern, die er benötigt, ohne Magenerkrankungen zu verschlimmern.

Außerdem ist es besonders wichtig, Kaugummikauen auf leeren Magen zu vermeiden, wenn du an Gastritis leidest. Kaugummikauen löst die zephalische Phase der Säuresekretion aus,[42] und täuscht den Magen, sich auf Nahrung vorzubereiten, die nicht kommt. Diese Fehlkommunikation resultiert in der Freisetzung von Magensäure, die ohne Nahrung zum Verdauen, beginnt, die Magenschleimhaut zu reizen und zu entzünden. Zusätzlich enthalten viele Kaugummis künstliche Aromen, raffinierten Zucker, Konservierungsmittel und andere Inhaltsstoffe, die den Magen weiter reizen und das Problem verschlimmern können.

Nachdem wir die Nuancen der Magensäureproduktion, ihre wesentlichen Funktionen und den potenziellen Schaden, den sie verursachen kann, untersucht haben, wenden wir uns nun dem Pepsin zu. Dieses Verdauungsenzym spielt eine entscheidende Rolle beim Abbau von Proteinen, kann aber unter bestimmten Bedingungen auch zur Schädigung der Magenschleimhaut beitragen. Das Verständnis, wie Pepsin mit Faktoren interagiert, die die Magensäure beeinflussen, wird tiefere Einblicke in die Kontrolle und Minderung seiner schädlichen Auswirkungen bieten.

Pepsin

Pepsin ist ein entscheidendes Verdauungsenzym, das von den Hauptzellen im Magen produziert wird. Es wird in einer inaktiven Form namens Pepsinogen freigesetzt und benötigt eine saure Umgebung, um zu Pepsin aktiviert zu werden. Diese Aktivierung erfolgt hauptsächlich, wenn Nahrung in den Magen gelangt, wodurch der Magen angeregt wird, Säure zu produzieren, die Pepsinogen in Pepsin umwandelt. Die Hauptaufgabe von Pepsin ist es, Proteine aus Nahrungsmitteln wie Fleisch und Eiern in kleinere Peptidfragmente zu zerlegen. Diese Peptide wandern dann in den Dünndarm, wo sie durch andere proteolytische Enzyme weiter in Aminosäuren zerlegt werden, die für die Aufnahme und Verwendung im ganzen Körper bestimmt sind.[43]

Die Umwandlung von Pepsinogen in seine aktive Form, Pepsin, ist bemerkenswert effizient in stark sauren Umgebungen, insbesondere bei einem pH-Wert von 2 oder niedriger, wo die Reaktion extrem schnell ist. Damit Pepsin Proteine effektiv abbauen kann, muss der pH-Wert des Magens unter 5 liegen, da seine enzymatische Aktivität in weniger sauren Umgebungen stark reduziert wird. Idealerweise arbeitet Pepsin am effektivsten in einer Magenumgebung mit einem pH-Wert zwischen 1,5 und 2,5.[44]

Die Aktivierung von Pepsin birgt jedoch gewisse Risiken; es wird nicht nur durch natürliche Magensäure aktiviert, sondern auch durch saure Lebensmittel oder Getränke, die konsumiert werden. Nahrungsmittel und Getränke, die den pH-Wert des Magens auf unter 5 senken, wie Zitrusfrüchte, Tomaten, Essiggurken, Essig und saure Würzmittel wie Salatdressings und Ketchup, sowie fermentierte Getränke einschließlich Bier und Wein, und sogar kohlensäurehaltige Getränke und kommerziell angesäuerte Getränke, können alle die Aktivierung von Pepsin auslösen. Der regelmäßige Konsum dieser sauren Elemente kann Pepsin kontinuierlich aktivieren, was wiederum die Erosion der Schleimbarriere verstärkt und zu erhöhter Entzündung und Reizung der Magenschleimhaut führt. Diese wiederholte Reizung kann signifikant zur Verschlimmerung von Gastritis beitragen.

Pepsin reizt nicht nur die Magenschleimhaut, sondern stellt auch eine signifikante Bedrohung für die Speiseröhre dar. Während Episoden von saurem Reflux wird Pepsin in die Speiseröhre transportiert, wo es das Gewebe entzündet. Im Gegensatz zum Magen fehlt der Speiseröhre eine robuste Schleimbarriere zum Schutz vor den ätzenden Wirkungen von Magensäure und Pepsin. Sobald Pepsin in die Speiseröhre gelangt, haftet es am Gewebe an und bleibt aufgrund des typischerweise höheren pH-Werts über 6 in diesem Bereich inaktiv. Es kann jedoch durch zusätzliche Ereignisse von saurem Reflux oder die Aufnahme von sauren Lebensmitteln und Getränken reaktiviert werden.

Dieses Enzym bleibt bis zu einem pH-Wert von 7,5 stabil, wird aber in Umgebungen mit einem pH-Wert über 6,5 inaktiviert. Die Reaktivierung erfolgt, wenn der pH-Wert aufgrund saurer Einflüsse wieder sinkt, aber Pepsin wird vollständig denaturiert und irreversibel inaktiviert, wenn es einem pH-Wert über 7,5 ausgesetzt wird.44

Das nächste Kapitel wird eine umfassende Liste von Lebensmitteln mit einem pH-Wert über 5 enthalten, sowie jene sauren Lebensmittel, die vermieden werden sollten, um deinen Magen und deine Speiseröhre zu schützen. Zusätzlich wird es praktische Tipps und Lebensstil-Anpassungen enthalten, die nötig sind, um deinen Magen zu heilen und weitere Schäden zu verhindern. Dieser Leitfaden zielt darauf ab, dich mit dem Wissen zu stärken, um informierte Ernährungsentscheidungen zu treffen und gesündere Gewohnheiten anzunehmen, die deine Verdauungsgesundheit unterstützen.

ZUSAMMENFASSUNG VON KAPITEL 2: WARUM IST ES SO SCHWIERIG, GASTRITIS ZU HEILEN?

Dieses Kapitel hat untersucht, warum Gastritis weiterhin eine herausfordernde Erkrankung bleibt, die schwer zu bewältigen ist, wobei die bedeutende Rolle betont wurde, die Lebensstilfaktoren bei ihrer Persistenz spielen. Hier sind die Schlüsselpunkte bezüglich des breiteren Kontexts und des Managements von Gastritis aus dem Kapitel:

- **Historischer Kontext:** Obwohl die Gastritis seit Jahrhunderten bekannt ist, betrifft sie aufgrund ihrer komplexen Beziehung zu Ernährungsgewohnheiten, Lebensstilentscheidungen und Stressniveaus weiterhin eine große Anzahl von Menschen weltweit.

- **Einfluss der Ernährung:** Bestimmte stark säurehaltige, alkoholische oder übermäßig verarbeitete Lebensmittel und Getränke können die Magenschleimhaut direkt schädigen und den Heilungsprozess behindern.

- **Essgewohnheiten:** Ungeeignete Essgewohnheiten wie unregelmäßige Mahlzeiten, übermäßiges Essen und der Verzehr von extrem heißen oder kalten Speisen können den Zustand verschlimmern. Diese Verhaltensweisen stören den Verdauungsprozess und können die Magenschleimhaut schädigen.

- **Auswirkung von Stress:** Stress beeinflusst die Magengesundheit erheblich, indem er die Wirksamkeit der Schutzmechanismen des Magens verringert und das Risiko von Entzündungen erhöht.

- **Ganzheitlicher Behandlungsansatz:** Die wirksame Behandlung von Gastritis erfordert einen umfassenden Ansatz, der Ernährungsanpassungen, Änderungen des Lebensstils, Stressmanagement und, wenn nötig, Medikamente umfasst.

Die in diesem Kapitel bereitgestellten Perspektiven sollen dein Verständnis von Gastritis bereichern und zeigen, wie umfassende Änderungen des Lebensstils die Behandlungsergebnisse deutlich verbessern und deine allgemeine Verdauungsgesundheit fördern können.

TEIL ZWEI

BEHANDLUNG UND VORBEUGUNG VON GASTRITIS

KAPITEL 3

DIE HEILUNGSPHASE

Dein 90-Tage-Programm zur Genesung von Gastritis

In den vorigen Kapiteln haben wir dir geholfen, Gastritis und ihre Komplexität zu verstehen. Mit diesem Wissen bist du nun bereit für einen gezielteren Heilungsansatz. Diese Anfangsphase, die darauf abzielt, in den ersten 90 Tagen eine solide Grundlage für die Genesung zu schaffen, ist entscheidend, um den Heilungsprozess deines Magens zu erleichtern und deine Widerstandsfähigkeit gegen mögliche Rückfälle zu verbessern. Das Hauptziel dieses 90-Tage-Programms ist es, einen ganzheitlichen Ansatz zu bieten, der die Gastritis von mehreren Seiten angeht, einschließlich Ernährungsumstellung, Änderungen des Lebensstils und effektives Stressmanagement.

Durch die Behandlung des Zustands über diese miteinander verbundenen Aspekte kannst du die Entzündung und Schäden, die durch Magensäure und Pepsin an der Magenschleimhaut verursacht werden, wirksam reduzieren. Es ist jedoch wichtig zu beachten, dass, obwohl das Programm über einen Zeitraum von 90 Tagen strukturiert ist, die tatsächliche Genesungszeit je nach Art der Gastritis und ihrem Schweregrad variieren kann. Für viele Patienten ist das Engagement für diesen Dreimonatszeitraum unerlässlich, um eine solide Grundlage für eine dauerhafte Heilung zu schaffen und die allgemeine Verdauungsgesundheit deutlich zu verbessern.

Der erste Teil dieses Programms konzentriert sich darauf, deine Ernährung zu überarbeiten, um alle Lebensmittel auszuschließen, die deine Magenschleimhaut reizen und somit ihre Heilung verhindern. Eine Diät bei Gastritis sollte sich jedoch nicht nur auf die Beseitigung von Reizstoffen konzentrieren, sondern auch nährstoffreiche Lebensmittel einbeziehen, die Entzündungen bekämpfen und bei der Regeneration der Magenschleimhaut helfen. Es ist in dieser Zeit wichtig, ein Gleichgewicht zu finden: Auslöser vermeiden und gleichzeitig eine nährstoffreiche Ernährung beibehalten, um Mangelernährung zu vermeiden und die allgemeine Gesundheit zu unterstützen.

Im zweiten Teil dieses Programms untersuchen wir die Lebensgewohnheiten, die du ändern oder beseitigen musst, um eine weitere Verschlimmerung deines Magens zu verhindern und die mit Gastritis verbundenen Symptome zu lindern. Dieser Abschnitt wird die notwendigen Änderungen des Lebensstils umfassen, die die Magengesundheit fördern und Gastritis-Rückfälle reduzieren.

Im dritten Teil unseres Programms gehen wir auf die wichtige Rolle von Stress und Angst als Auslöser von Gastritis ein. Die Bewältigung dieser emotionalen Faktoren ist entscheidend, da sie die Fähigkeit des Magens, sich zu erholen, ernsthaft beeinträchtigen können. Wir werden Strategien zur wirksamen Bewältigung von Stress und Angst vertiefen, da wir verstehen, dass ohne die Kontrolle dieser Elemente eine vollständige Genesung von Gastritis schwierig sein kann.

Um das Heilungsprogramm weiter zu verbessern, wurde ein vierter Teil aufgenommen, der eine umfassende Liste von Heilmitteln und Nahrungsergänzungsmitteln enthält, die speziell ausgewählt wurden, um die Reparatur und Regeneration deiner Magenschleimhaut zu beschleunigen. Diese sorgfältig ausgewählten Hilfsmittel sollen die natürlichen Heilungsprozesse deines Magens unterstützen und verbessern.

Darüber hinaus bietet Teil Drei dieses Buches einen detaillierten 14-Tage-Speiseplan zusammen mit mehr als 50 gastritisfreundlichen Rezepten. Gluten- und milchfrei, zielen diese Rezepte darauf ab, deine Ernährungsumstellung zu erleichtern, indem sie leckere und gesunde Optionen bieten, die mit den Ernährungsbedürfnissen von jemandem übereinstimmen, der sich von Gastritis erholt. Diese Einbeziehung soll deine Reise durch die Gastritis-Diät vereinfachen, die wir im nächsten Abschnitt ausführlich erkunden werden.

VERSTEHEN UND ANGEHEN DER GRUNDLEGENDEN URSACHEN VON GASTRITIS

Bevor wir tiefer in das Heilungsprogramm eintauchen, ist es wichtig, einen grundlegenden Aspekt unseres Ansatzes anzusprechen: Das Verstehen und Behandeln von Gastritis geht nicht nur darum, Symptome zu managen, sondern die zugrunde liegenden Ursachen anzugehen. Einer der kritischsten Schritte auf deinem Weg zur Genesung ist die Identifizierung der Grundursache deines Zustands. Indem du feststellst, was speziell deine Gastritis auslöst, kannst du einen effektiveren und gezielteren Behandlungsplan anpassen, der nicht nur die Symptome lindert, sondern auch auf eine langfristige Lösung hinarbeitet.

Dieser strategische Ansatz stellt sicher, dass die Empfehlungen und Therapien, denen du folgst, direkt auf die spezifischen Bedürfnisse deines Körpers abgestimmt sind und den Grundstein für eine nachhaltigere Heilung und eine bessere allgemeine Magengesundheit legen.

Die Identifizierung der Grundursache der Gastritis kann ein herausfordernder Prozess sein, der eine umfassende Bewertung verschiedener möglicher Auslöser erfordert. Die Ursachen dieser Entzündung der Magenschleimhaut sind vielfältig und können von mehreren Faktoren im Zusammenhang mit deinem Lebensstil, deiner emotionalen und mentalen Gesundheit und deiner medizinischen Vorgeschichte herrühren. Es ist wichtig, eine gründliche Analyse dieser Bereiche durchzuführen, oft in Zusammenarbeit mit Gesundheitsexperten, um die zugrunde liegenden Probleme, die deine Gastritis verursachen, effektiv zu identifizieren und anzugehen.

Es ist wichtig, zunächst zwischen zwei Hauptkategorien von Ursachen zu unterscheiden: vorübergehende und aktive..

- **Vorübergehende Ursachen:** Diese beziehen sich auf Faktoren oder Gewohnheiten, die, obwohl sie Gastritis auslösen können, nicht unbedingt der Hauptgrund für eine anhaltende Gastritis sind. Diese Ursachen oder Risikofaktoren umfassen übermäßigen Alkoholkonsum, längeren Gebrauch von NSAR (Nichtsteroidale Antirheumatika), chronischen Stress, Rauchen und bestimmte Ernährungs- und Lebensstilgewohnheiten. Glücklicherweise sind diese Ursachen im Allgemeinen relativ einfach anzugehen. Durch Änderungen in Ernährung und Lebensstil und Vermeidung bestimmter Auslöser können bemerkenswerte Verbesserungen beobachtet werden.

- **Aktive Ursachen:** Diese gehen über die Risikofaktoren hinaus und sind oft der Hauptgrund, warum viele Menschen die Gastritis nicht loswerden können. Zu den häufigsten Ursachen gehören Infektionen mit Helicobacter Pylori, Autoimmunerkrankungen, Gallenreflux, und es kann auch mit anderen medizinischen Zuständen verbunden sein, wie Morbus Crohn, Zöliakie und Infektionen durch andere Mikroorganismen. Diese Bedingungen halten den Magen in einem konstanten Zustand der Entzündung und erschweren die Heilung.

Die Behandlung dieser aktiven Ursachen erfordert das Eingreifen von medizinischem Fachpersonal. Genaue Diagnose und maßgeschneiderte Behandlung sind entscheidend, um diese anhaltenden Quellen der Magenentzündung effektiv zu behandeln. Trotz der erfolgreichen Bewältigung dieser aktiven Faktoren können einige Menschen weiterhin Gastritis-Symptome erleben. Dieser fortlaufende Kampf kann auf die Beschaffenheit der Magenschleimhaut selbst zurückzuführen sein, die im Gegensatz zu einer äußeren Wunde, die leicht mit einem Verband heilt, ständig der Magensäure und dem Pepsin ausgesetzt ist.

Die Herausforderung bei Gastritis, sei sie durch vorübergehende oder aktive Ursachen ausgelöst, besteht darin, dass die Magenschleimhaut Schwierigkeiten hat, ohne eine umfassende Behandlungsstrategie zu heilen. Ein solcher Plan sollte nicht nur die direkten Ursachen angehen, sondern auch die Auswirkungen von Magensäure und Pepsin mildern, die zu den schädlichsten Faktoren für die Magenschleimhaut gehören. Durch die Entwicklung eines ganzheitlichen Ansatzes, der diese aggressiven Elemente reduziert und die natürlichen Schutzmechanismen des Magens unterstützt, kann die Genesung von Gastritis zu einem erreichbaren Ziel werden. Diese umfassende Behandlungsstrategie ist entscheidend, um die Magengesundheit wiederherzustellen und eine langfristige Linderung der Gastritis-Symptome zu gewährleisten.

Die gute Nachricht ist, dass dieses Heilungsprogramm speziell darauf ausgerichtet ist, die Freisetzung von Magensäure und Pepsin zu minimieren und deinem Magen so die beste Chance zu geben, sich effektiv zu erholen.

Um mit der Entdeckung der Ursache deiner Gastritis zu beginnen, besteht der erste Schritt darin, systematisch jede der oben genannten aktiven Ursachen auszuschließen. Es ist entscheidend, diesen Prozess mit deinem Arzt zu unternehmen, der am besten ausgestattet ist, die notwendigen diagnostischen Tests und geeigneten Behandlungen zu empfehlen. Dein Arzt kann dir helfen, alle zugrunde liegenden Probleme zu identifizieren, die zu deinem Zustand beitragen könnten, und dich bei der Bewältigung oder Lösung dieser Faktoren anleiten.

Während du mit deinem Arzt zusammenarbeitest, um festzustellen, ob es eine versteckte Ursache gibt, die die Heilung deines Magens verhindert, kannst du gleichzeitig mit diesem Heilungsprogramm beginnen. Dieser Ansatz stellt sicher, dass du die Exposition gegenüber bereits identifizierten Risikofaktoren wie Nahrungsmittelreizstoffen oder Stress reduzierst, auch während du mit deinem Arzt komplexere Ursachen erforschst. Dieser duale Ansatz ermöglicht ein umfassendes Management deiner Gastritis und bietet die beste Chance für Linderung und Erholung.

Basierend auf den Erkenntnissen deines Arztes könnte deine Behandlungsstrategie wie folgt strukturiert sein:

- Wenn dein Arzt eine aktive Ursache identifiziert, die deinen Magen kontinuierlich entzündet, wie eine Infektion mit Helicobacter pylori oder eine Autoimmunerkrankung, wird der Hauptfokus darauf liegen, dieses zugrunde liegende Problem mit den spezifischen Medikamenten oder Therapien zu behandeln, die von deinem Gesundheitsdienstleister verschrieben wurden. Zusammen mit dieser gezielten Behandlung ist es unerlässlich, die oben genannten Risikofaktoren zu beseitigen und Strategien zu implementieren, die darauf ausgerichtet sind, den durch Magensäure und Pepsin verursachten Schaden zu minimieren.

- Wenn nach umfassenden Tests keine aktive Ursache identifiziert wird und festgestellt wird, dass deine Gastritis durch vorübergehende Ursachen verursacht wurde – Faktoren, die den Zustand ausgelöst haben, aber dich nicht mehr beeinflussen – wird sich der Behandlungsansatz ändern. Der Fokus wird darauf liegen, diese anfänglichen Risikofaktoren zu vermeiden und Strategien aus diesem Heilungsprogramm zu implementieren, die darauf ausgerichtet sind, den durch Magensäure und Pepsin verursachten Schaden zu verringern. Dieser spezifische Ansatz zielt darauf ab, die Heilung und Erholung der Magenschleimhaut zu erleichtern.

Zusammenfassend ist die Identifizierung der genauen Ursache deiner Gastritis entscheidend für eine effektive Behandlung. Ohne das Verständnis und die Behandlung des zugrunde liegenden Problems kann die Erreichung einer dauerhaften Linderung der Gastritis eine Herausforderung sein. Durch die genaue Diagnose und angemessene Behandlung aktiver oder vorübergehender Ursachen kannst du deine Chancen auf eine Erholung von der Gastritis erheblich verbessern.

Let's now begin with the first part of the healing program, where Beginnen wir nun mit dem ersten Teil des Heilungsprogramms, wo wir spezifische Ernährungsanpassungen vertiefen werden, um deinen Weg zur Genesung zu beginnen.

ERSTER TEIL

Eine gastritisfreundliche Ernährung annehmen

In diesem ersten Teil des Heilungsprogramms konzentrieren wir uns darauf, deine Ernährung anzupassen, um die Heilungsumgebung deines Magens zu optimieren. Der erste Schritt besteht darin, alle Lebensmittel und Getränke zu eliminieren, die die Magenschleimhaut reizen, da eine anhaltende Reizung die Entzündung verschlimmern und die Genesung erschweren kann. Sobald deine Ernährung frei von diesen Reizstoffen ist, werden wir Lebensmittel einführen, die bekanntermaßen Entzündungen bekämpfen und bei der Reparatur der Magenschleimhaut helfen.

Die Stärke dieses Ansatzes liegt in seiner Einfachheit und Genauigkeit: Durch die Beseitigung schädlicher Elemente und die Einbeziehung vorteilhafter erhöhen wir die Wahrscheinlichkeit einer erfolgreichen Genesung. Diese methodische Anpassung stellt sicher, dass jeder Schritt positiv zur allgemeinen Gesundheit deines Magens beiträgt und einen reibungsloseren und wirksameren Heilungsprozess fördert.

LEBENSMITTEL, DIE DU MEIDEN SOLLTEST

Saure Früchte

Die erste Gruppe von Früchten, die du meiden solltest, umfasst alle Zitrusfrüchte wie Zitronen, Limetten, Orangen, Mandarinen, Klementinen und Grapefruits, die normalerweise einen pH-Wert zwischen 2 und 4 haben. Diese Früchte sind sauer genug, um Pepsin zu aktivieren, was die Magenreizung möglicherweise verschlimmern kann. Andere saure Früchte, die ein Risiko darstellen und einen pH-Wert unter 5 haben, sind Ananas, Maracuja, Tamarinde, Granatäpfel, Pfirsiche, Pflaumen, Backpflaumen, Stachelannone, Kiwis, Äpfel, Guaven, Mangos, Birnen, Kirschen, Trauben, Rosinen und verschiedene Beeren. Im Gegensatz zu Zitrusfrüchten können viele dieser Früchte jedoch sicher verzehrt werden, wenn ihre Säure effektiv neutralisiert wird. In Kürze werden wir Strategien zur Reduzierung der Säurebelastung dieser Früchte untersuchen, um einen sichereren Verzehr zu ermöglichen, ohne die Magenschleimhaut zu reizen.

Reizende Gewürze und Gemüsesorten

Gemüsesorten wie Zwiebeln, Knoblauch, Tomaten, Paprika und eingelegtes Gemüse sind bekannt dafür, die Magenschleimhaut zu reizen. Scharfe Lebensmittel wie Chilischoten, schwarzer und roter Pfeffer sowie Minze können die Symptome ebenfalls verschlimmern. Gewürze und Soßen, einschließlich Ketchup, Senf, Mayonnaise, Barbecuesoße, Essig, scharfe Soßen und Salatdressings sind gleichermaßen problematisch. Curry beispielsweise kombiniert Pfeffer, Nelken und Muskatnuss, die alle den Magen wirklich herausfordern können. Speziell schwarzer Pfeffer enthält Piperidin, das die Magenschleimhaut reizt und entzündet. Minzvarianten wie Pfefferminze und grüne Minze können zwar beruhigende Eigenschaften haben, können aber den unteren Ösophagussphinkter entspannen und Säurereflux verschlimmern, indem sie es der Magensäure ermöglichen, in die Speiseröhre zu gelangen. Darüber hinaus ist Ketchup, hergestellt aus Tomaten, Zucker und Essig, ziemlich reizend, ähnlich wie scharfe Soße, die aus Chilischoten, Essig und Gewürzen besteht. Selbst zubereiteter Senf, hergestellt aus gemahlenen Senfkörnern gemischt mit Essig, Salz und Kurkuma, kann die Magenschleimhaut reizen und ist besonders für Menschen mit Gastritis oder Magengeschwüren nicht zu empfehlen.

Zuckerhaltige Getränke und Softdrinks

Die meisten im Laden gekauften Säfte und Erfrischungsgetränke, abgefüllt in Flaschen, Dosen und andere Behälter, sollten ebenfalls gemieden werden, wenn man an Gastritis leidet. Diese Getränke enthalten oft zugesetzte Zitronensäure oder andere Säuerungsmittel wie Phosphor- oder Ascorbinsäure, die die Magenreizung verschlimmern können. Außerdem sind kohlensäurehaltige Getränke, darunter Limonaden und sogar kohlensäurehaltiges Wasser, für Menschen mit Gastritis problematisch, da die Kohlensäure den Magendruck erhöhen und Säurereflux verursachen kann. Der hohe Zuckergehalt in diesen Getränken kann auch das normale Gleichgewicht der Magensäure stören und die Magenheilung verzögern, indem er Entzündungen fördert. Daher ist es am besten, sowohl zuckerhaltige als auch kohlensäurehaltige Getränke zu vermeiden, um weitere Reizungen der Magenschleimhaut zu verhindern.

Koffeinhaltige Getränke

Der Konsum von koffeinhaltigen Getränken wie Kaffee, heiße Schokolade, Energydrinks und grünem oder schwarzem Tee ist für Menschen mit Gastritis ebenfalls nicht ratsam. Koffein kann den unteren Ösophagussphinkter entspannen und die Sekretion von Magensäure anregen, was die Symptome der Gastritis möglicherweise verschlimmert.[45] Anstelle von herkömmlichen koffeinhaltigen Tees wie grünem oder schwarzem Tee solltest du Kräutertees in Betracht ziehen, die von Natur aus koffeinfrei sind. Sichere Optionen sind

Kamille, Süßholz, Eibischwurzel, Fenchel, Ingwer, Zitronengras und Anis, die magenfreundlich sind und Verdauungsbeschwerden lindern können. Für Kaffeeliebhaber bietet Zichorienwurzelkaffee eine koffeinfreie Alternative mit einem kaffeeähnlichen Geschmack und ist damit ein geeigneter Ersatz ohne die negativen Auswirkungen, die mit Koffein verbunden sind.

Alkoholische Getränke

Alkohol ist für Menschen mit Gastritis besonders schädlich, da er die Magenschleimhaut aggressiv reizen kann. Der Konsum von alkoholischen Getränken sollte vollständig vermieden werden, nicht nur weil sie direkte Reizungen verursachen, sondern auch aufgrund ihrer karminativen Wirkung, die den Druck des unteren Ösophagussphinkters verringern kann, was zu Säurereflux führt. Fermentierte, nicht destillierte alkoholische Getränke wie Bier und Wein verdienen besondere Erwähnung; sie enthalten nicht nur Alkohol, sondern auch Bernsteinsäure und Apfelsäure, die die Sekretion von Magensäure stimulieren können.[46] Diese Kombination ist für die Integrität der Magenschleimhaut doppelt schädlich. Für diejenigen, die eine vollständige Genesung von Gastritis anstreben, ist die Eliminierung aller alkoholischen Getränke ein entscheidender Schritt im Heilungsprozess.

Schokolade

Schokolade, obwohl ein angenehmer Genuss, stellt für Menschen mit Gastritis besondere Herausforderungen dar. Ihr Gehalt an Koffein und Theobromin kann die Sekretion von Magensäure stimulieren, was die Symptome von Gastritis verschlimmern kann. Darüber hinaus enthält Schokolade auch hohe Mengen an Fett und Zucker, die die Magenentleerung verlangsamen und das Risiko von Säurereflux erhöhen können. Aufgrund dieser Faktoren ist es für Menschen mit Gastritis im Allgemeinen ratsam, Schokolade zu meiden, um weitere Reizungen der Magenschleimhaut zu vermeiden und ihre Symptome effektiver zu bewältigen.

Verarbeitete Lebensmittel

Verarbeitete Lebensmittel und Fast Food sind für Menschen mit Gastritis schädlich aufgrund ihres hohen Gehalts an künstlichen Zusatzstoffen, Konservierungsmitteln, raffinierten Zuckern, übermäßigem Natrium und ungesunden Fetten. Diese Zutaten können den Heilungsprozess der Magenschleimhaut erheblich verzögern. Typische Beispiele für diese Lebensmittel umfassen abgepackte Snacks, Kekse, Kuchen, Süßigkeiten, Donuts, gezuckerte Cerealien, Weißbrot und typische Fast-Food-Artikel wie Pizza und Pommes Frites. Darüber hinaus sind verarbeitete Fleischwaren wie Würstchen und Speck besonders schädlich, da sie mit Natrium und Konservierungsmitteln beladen sind und Nitrite, Nitrate und Glutamate enthalten. Diese Chemikalien verändern nicht nur die allgemeine Verdauungsgesundheit, sondern reizen auch die Magenschleimhaut, was die Symptome der Gastritis verschlimmern kann. Die Wahl einer Ernährung, die sich auf unverarbeitete Vollwertkost konzentriert, kann die Verdauungsgesundheit erheblich verbessern und beim Genesungsprozess helfen.

Frittierte Speisen

Frittierte Speisen sind für Menschen mit Gastritis besonders schädlich, da sie die Magenentleerung verlangsamen, was dazu führt, dass die Nahrung länger im Magen verbleibt und die Exposition gegenüber Magensäure und Pepsin erhöht wird. Frittierte Lebensmittel sind auch problematisch, weil die hohen Temperaturen beim Frittieren zur Bildung von Acrolein, Hydroperoxiden und freien Radikalen führen, die Zellen schädigen und die Alterung beschleunigen können. Wiederholtes Erhitzen von Frittierölen erhöht diese schädlichen Verbindungen noch weiter und verringert den Nährwert der Lebensmittel. Die Wahl gesünderer Kochmethoden, wie das Anbraten mit kleinen Mengen gesünderer Öle wie Kokos-, Avocado- oder Olivenöl, kann diese Risiken reduzieren und dazu beitragen, Gastritis effektiver zu bewältigen.

Salzhaltige Lebensmittel

Der Konsum großer Mengen Salz ist für Menschen mit Gastritis besonders schädlich, da übermäßiges Salz die Magenschleimhaut direkt reizen und die Symptome der Gastritis verschlimmern kann. Darüber hinaus wurde die Salzaufnahme mit einer erhöhten Besiedlung und Aggression von H. pylori in Verbindung gebracht, einem Bakterium, das oft für chronische Gastritis und Magengeschwüre verantwortlich ist.[35] Um diese Risiken zu mindern und die allgemeine Verdauungs- und Herzgesundheit zu fördern, ist es ratsam, eine salzarme Ernährung beizubehalten und den Verzehr übermäßig salziger Lebensmittel zu minimieren, was auch dazu beitragen kann, Bluthochdruck und andere damit verbundene Gesundheitsprobleme zu verhindern.

Fermentierte Lebensmittel

Fermentierte Lebensmittel, die oft für ihre probiotischen Vorteile gepriesen werden, können für Menschen mit Gastritis aufgrund ihrer potenziell reizenden Eigenschaften besonders problematisch sein. Diese Lebensmittel – darunter Joghurt, Sauerkraut, Kimchi, Kefir und Kombucha – enthalten hohe Mengen an Milchsäure und anderen organischen Säuren, die aus dem Fermentationsprozess resultieren. Darüber hinaus haben einige fermentierte Lebensmittel einen variablen Alkoholgehalt, typischerweise zwischen 0,5% und 2%, was die Magenschleimhaut weiter reizen kann. Obwohl sie im Allgemeinen als gesund gelten, können Menschen mit Gastritis feststellen, dass fermentierte Lebensmittel ihre Symptome verschlimmern und die Heilung erschweren.

Milchprodukte

Die Vermeidung von Kuhmilch und anderen Milchprodukten ist für Menschen mit Gastritis oft ratsam. Milchprodukte, insbesondere Kuhmilch, enthalten Proteine, die die Sekretion von Magensäure stimulieren können, während ihr Gehalt an gesättigten Fetten die Magenentleerung verlangsamen kann. Diese Kombination kann die Reizung der Magenschleimhaut verschlimmern und die Symptome der Gastritis verstärken. Das Hauptprotein in Kuhmilch, Beta-Kasein, existiert hauptsächlich in zwei Formen: A1 und A2. Die meisten kommerziell erhältlichen Milch- und Milchprodukte enthalten Beta-Kasein A1, von dem neuere Studien vermuten, dass es gastrointestinale Symptome verschlimmern und zu Darmentzündungen beitragen kann.[47] Gängige Milchprodukte wie Käse, Eiscreme, Joghurt, Pudding, Butter, Molkenprotein und verschiedene milchbasierte Desserts enthalten diese potenziell problematischen Komponenten.

Glutenhaltige Lebensmittel

Viele Menschen mit Gastritis haben möglicherweise keine Probleme mit glutenhaltigen Lebensmitteln, einem Glykoprotein, das hauptsächlich in Weizen, Roggen und Gerste vorkommt. Für einige kann Gluten jedoch erhebliche Verdauungsprobleme darstellen. Es ist bekannt, dass Gluten schwer zu verdauen ist und die Darmdurchlässigkeit verändern kann, was oft zu dem führt, was als „Leaky

Gut" bekannt ist.⁴⁸ Dieser Zustand ermöglicht unerwünschten Substanzen, in den Blutkreislauf zu gelangen, was möglicherweise die Entzündung erhöht und eine Immunreaktion auslöst. In Anbetracht dieser möglichen Komplikationen wird empfohlen, glutenhaltige Lebensmittel während der ersten Heilungsphase zu meiden, oder zumindest während der ersten zwei oder drei Monate. Während dieser Zeit kann das Vermeiden von Brot, Pasta, Cerealien und anderen Backwaren aus glutenhaltigen Mehlen dazu beitragen, Entzündungen im Magen-Darm-Trakt zu lindern und einen reibungsloseren Genesungsprozess zu ermöglichen.

Indem du die zuvor diskutierten Lebensmittel aus deiner Ernährung entfernst, unternimmst du einen entscheidenden Schritt zur Heilung deiner Magenschleimhaut und zur Reduzierung von Entzündungen nicht nur in deinem Magen-Darm-Trakt, sondern im gesamten Körper. Als Nächstes werden wir untersuchen, welche Lebensmittel du in deine Ernährung aufnehmen solltest, um die Heilung und die allgemeine Verdauungsgesundheit weiter zu fördern.

LEBENSMITTEL, DIE DU ESSEN SOLLTEST

Um Entzündungen und Magenreizungen effektiv zu reduzieren, ist es wichtig, säurearme, milde und entzündungshemmende Lebensmittel in deine Ernährung einzubauen, besonders solche mit einem pH-Wert über 5. Diese Ernährungsumstellungen sind der Schlüssel zur Linderung von Beschwerden und zur Förderung einer schnelleren Erholung der Magenschleimhaut.

Erstens spielen säurearme Lebensmittel mit einem pH-Wert über 5 eine entscheidende Rolle bei der Unterdrückung der Pepsinaktivität, was wesentlich ist, um sowohl Entzündungen als auch Reizungen schnell zu reduzieren und so ein günstiges Umfeld für die Heilung der Magenschleimhaut zu schaffen. Zweitens helfen Lebensmittel, die reich an Antioxidantien und Flavonoiden sind, die im Allgemeinen entzündungshemmend wirken, nicht nur dabei, Magenentzündungen zu reduzieren, sondern beschleunigen auch die Reparatur von Magengewebe, das durch Magensäure, Pepsin und andere Reizstoffe geschädigt wurde.[49] Schließlich erleichtern milde und leicht verdauliche Lebensmittel die Verdauung und reduzieren die Belastung des Verdauungssystems, wodurch es sich mit minimaler Anstrengung erholen kann. Indem du dich auf diese drei Ernährungselemente konzentrierst, kannst du die Gesundheit deines Magens unterstützen und seinen Heilungsprozess erleichtern.

Im Folgenden findest du eine vorgeschlagene, wenn auch nicht erschöpfende Liste vorteilhafter Lebensmittel, die du in Betracht ziehen solltest, in deine Ernährung während der ersten 90 Tage deiner Heilungsreise aufzunehmen.

Low-Acid Fruits

Papaya	Melone	Wassermelone
Banane	Drachenfrucht (Pitahaya)	Bosc-Birne und Asiatische Birne
Avocado	Schwarze Oliven	Medjool- und Deglet-Datteln

Die meisten der oben genannten Früchte sind reich an lebenswichtigen Antioxidantien wie Vitamin A und C sowie Flavonoiden. Es gibt jedoch andere Fruchtsorten, die ebenfalls reich an Antioxidantien und Flavonoiden sind, aber nicht in die Liste aufgenommen wurden, weil sie einen pH-Wert unter 5 haben. Der Verzehr dieser saureren Früchte auf nüchternen Magen könnte für Menschen mit gereizten und entzündeten Mägen nicht ideal sein. Die gute Nachricht ist, dass die Säure der meisten Früchte effektiv neutralisiert werden kann, was einen sicheren Verzehr ermöglicht.

Zu den sauren Früchten mit einem pH-Wert unter 5, die auch reich an Antioxidantien und Flavonoiden sind, gehören Blaubeeren, Erdbeeren, Brombeeren, Himbeeren, Kirschen, Pfirsiche, Aprikosen, Kiwi, Mango, Pflaumen, Trauben, Birnen (außer Bosc- und asiatische Sorten) und grüne Äpfel, wobei Red Delicious die am wenigsten saure Sorte ist. Eine praktische Methode, diese Früchte sicher zu konsumieren, ist, sie mit alkalischen Lebensmitteln zu kombinieren, um ihre Säure zu neutralisieren. Die Zubereitung von Smoothies mit Mandelmilch ist eine ausgezeichnete Möglichkeit, diese sauren Früchte in deine Ernährung einzubauen und dir zu ermöglichen, ihre ernährungsphysiologischen Vorteile zu genießen und gleichzeitig die Pepsinaktivierung zu minimieren.

Bei der Zubereitung deiner Smoothies solltest du ein Verhältnis von einem Teil saurer Frucht zu zwei oder drei Teilen Mandelmilch oder einer anderen pflanzlichen Milch verwenden, wobei zu beachten ist, dass einige pflanzliche Milchsorten möglicherweise eine geringere alkalisierende Wirkung haben als andere. Wenn du zum Beispiel eine halbe Tasse Erdbeeren verwendest, würdest du eine oder zwei Tassen Mandelmilch hinzufügen. Dies hilft sicherzustellen, dass der gesamte pH-Wert des Smoothies weniger sauer bleibt und die natürliche Säure der Frucht effektiv neutralisiert.

Als Faustregel gilt, dass Früchte mit einem höheren pH-Wert, wie Papaya, Bananen, Melonen und Wassermelonen, sowohl in Smoothies als auch auf nüchternen Magen sicher konsumiert werden können. Im Gegensatz dazu sollten Früchte mit einem pH-Wert unter 5 immer auf eine Weise konsumiert werden, die ihre Säure angemessen neutralisiert, zum Beispiel in Smoothies. Es ist ratsam, täglich mindestens ein oder zwei Tassen Obst in deine Ernährung einzubauen, wobei du Früchten, die reich an Vitamin C und A sowie Flavonoiden sind, Vorrang geben solltest. Zu solchen Früchten gehören Papaya, Cantaloupe-Melone, Erdbeeren, Blaubeeren und Himbeeren.

Es ist wichtig, sich daran zu erinnern, dass selbst Früchte mit einem pH-Wert über 5 manchmal Symptome von Gastritis auslösen können. Bananen sind zum Beispiel für ihre schützenden Eigenschaften bekannt, da sie die Magenschleimhaut umhüllen und aufgrund ihres hohen Kaliumgehalts als natürliches Antazidum wirken. Sie können jedoch bei manchen Menschen mit Gastritis Säurereflux, Sodbrennen oder Magenbeschwerden verursachen. Um mögliche Beschwerden zu minimieren, ist es am besten, Bananen zu konsumieren, wenn sie sehr reif sind, idealerweise wenn sie braune Flecken auf der Schale haben, da sie in diesem Stadium tendenziell magenschonender sind. Das gleiche Prinzip gilt für andere Früchte; versuche, sie zu konsumieren, wenn sie vollständig gereift sind, um das Risiko zu verringern, Gastritis-Symptome zu verschlimmern.

Nicht reizende Gemüsesorten

Spinat	Grünkohl	Brokkoli	Blumenkohl
Rucola	Sellerie	Rosenkohl	Mangold
Artischocke	Spargel	Zucchini	Okra
Champignons	Karotten	Rote Beete	Chayote
Lauch	Palmherzen	Chicoree	Bambussprossen
Taro	Maniok	Jicama	Rübe
Süßkartoffel	Kartoffel	Kürbis	Butternut-Kürbis

Die meisten dieser Gemüsesorten sind reich an Flavonoiden und enthalten auch beträchtliche Mengen an antioxidativen Vitaminen wie A und C. Es wird empfohlen, täglich mindestens ein halbes Kilo dieser Art von Gemüse zu verzehren, vorzugsweise gedämpft, gebacken oder leicht in der Pfanne angebraten.

Im Gegensatz zu anderen Garmethoden bieten die zuvor erwähnten Methoden einen geringeren Verlust an Antioxidantien und Nährstoffen in den meisten Gemüsesorten.[50] Allerdings ist keine Garmethode perfekt, wenn es darum geht, Antioxidantien oder Nährstoffe im Gemüse zu bewahren, da nicht alle Gemüsesorten auf dieselbe Weise reagieren, wenn sie denselben Garmethoden ausgesetzt werden.[51] Man sollte auch beachten, dass die Zeit, die eine Portion Lebensmittel der Hitze ausgesetzt ist, ihren endgültigen Gehalt an Antioxidantien und Nährstoffen beeinflussen kann. Je länger ein Lebensmittel gekocht wird, desto größer ist der Nährstoffverlust. Um daher beim Kochen möglichst viele Antioxidantien und Nährstoffe zu erhalten, koche dein Gemüse nur halb so lange wie üblich. Das bedeutet, dass du dein Gemüse etwas knackiger genießen wirst, sofern du es auf diese Weise vertragen kannst.

Außerdem ist erwähnenswert, dass bestimmte Gemüsesorten wie Brokkoli, Blumenkohl, Rosenkohl und Kohl bei manchen Menschen Magenbeschwerden verursachen können, besonders bei Personen mit Erkrankungen wie dem Reizdarmsyndrom. Wie du auf bestimmte Gemüsesorten reagierst, kann je nach Art und Schwere deiner Erkrankung variieren. Daher ist es entscheidend, deinen Gemüsekonsum an deine individuellen Verdauungsbedürfnisse anzupassen und sorgfältig zu beobachten, wie dein Körper auf verschiedene Gemüsesorten reagiert.

Fettarme Proteine

Hähnchenbrust	Putenbrust	Putengehacktes	Eiweiß
Tilapia	Kabeljau	Forelle	Schellfisch
Heilbutt	Seezunge	Thunfisch	Garnelen
Krabben	Hummer	Jakobsmuschel	Seelachs

Protein ist für die Reparatur geschädigter Gewebe im Magen und anderen Körperteilen unerlässlich, was die Bedeutung einer angemessenen Aufnahme unterstreicht. Die oben genannten fettarmen Proteinoptionen sind ausgezeichnete Quellen, die signifikante Mengen an Glutamin liefern, einer lebenswichtigen Aminosäure zur Verbesserung der Gewebeheilung und Aufrechterhaltung der Magen-Darm-Wände.

Bei der Auswahl von Fleisch ist es am besten, Hähnchen- und Putenbrustfilet ohne Haut zu wählen, da sie fettärmer und leichter verdaulich sind. Für Bio-Optionen zu entscheiden kann helfen, die Belastung durch Antibiotika und Hormone zu reduzieren. Beim Fisch ist das Entfernen der Haut vorteilhaft, da diese fettreich sein kann. Es ist auch wichtig, den Verzehr von Fischen mit hohem Quecksilbergehalt wie weißem Thunfisch, Zackenbarsch und Königsmakrele zu kontrollieren, da Quecksilber ein giftiges Schwermetall ist, das sich im Körper anreichern und das Nerven- und Immunsystem schädigen kann.[52] Beim Kauf von Thunfisch in Dosen solltest du dich für solche entscheiden, die in Wasser verpackt und als natriumarm gekennzeichnet sind.

Obwohl Optionen wie Lachs, Sardinen, Hähnchen- oder Putenschenkel, Keulen und Eigelb in kleinen Mengen in Ordnung sein können, beachte, dass diese fettreicher sind. Da die Magenverträglichkeit jeder Person unterschiedlich ist, können einige diese Lebensmittel problemlos vertragen, während andere sie für ihren Magen als schwierig empfinden könnten. Was rotes Fleisch betrifft, möchtest du es vielleicht aufgrund seines hohen Gehalts an gesättigten Fettsäuren und der Tatsache, dass es im Allgemeinen schwerer zu verdauen ist, vermeiden.

Es ist wichtig zu bedenken, dass der Proteinbedarf von Person zu Person unterschiedlich ist, da jeder einzigartige Ernährungsbedürfnisse hat. Sei vorsichtig mit dem Proteinkonsum, besonders aus tierischen Quellen, die die Magensäuresekretion erheblich anregen können. Der Verzehr einer großen Menge an Protein in einer Mahlzeit kann das Risiko erhöhen, dass Magensäure und Pepsin die Magenschleimhaut reizen. Eine bessere Strategie ist es, mit kleinen Mengen an magerem Protein wie Hähnchenbrust oder Eiweiß zu beginnen und die Menge allmählich zu erhöhen, um deinen empfohlenen Tagesbedarf zu decken, je nachdem, was dein Körper benötigt.

Für diejenigen mit besonders empfindlichen Mägen könnte es vorteilhaft sein, in den ersten zwei bis vier Wochen ganz auf tierische Proteine zu verzichten. Diese Pause kann dazu beitragen, dass die Magenschleimhaut beginnt, sich zu regenerieren und die Entzündung effektiver zu reduzieren. Nach diesem anfänglichen Zeitraum kannst du langsam tierische Proteine in kleinen Mengen wieder einführen, wie Hähnchen- oder Putenbrust ohne Haut, weißen Fisch und Eiweiß. Es ist jedoch entscheidend, tierische Proteine nicht ohne eine geplante Alternative zu eliminieren. Pflanzliche Proteine wie Hanfprotein und Erbsenproteinpulver sind ausgezeichnete Ersatzstoffe. Sie sind leichter verdaulich und lösen weniger wahrscheinlich eine übermäßige Magensäuresekretion aus, was sie für Menschen mit Gastritis oder ähnlichen Verdauungsproblemen geeignet macht.

Hanfprotein, das aus Hanfsamen gewonnen wird, ist eine gute Quelle für pflanzliches Protein und bietet alle neun essentiellen Aminosäuren, die der Körper nicht selbst synthetisieren kann. Es ist auch vollgepackt mit einer Vielzahl von Vitaminen und Mineralien, darunter Vitamin E, B-Vitamine, Magnesium, Phosphor, Kalzium, Eisen, Kalium, Mangan und Zink. Darüber hinaus ist Hanfprotein reich an essentiellen Fettsäuren – Omega-6 und Omega-3 – und ist eine der wenigen pflanzlichen Quellen für Gamma-Linolensäure (GLA). GLA hat bemerkenswerte entzündungshemmende Eigenschaften,[53] die besonders für Menschen mit Entzündungszuständen von Vorteil sein können. Eine der Schlüsselkomponenten von Hanfprotein ist Edestin, ein hochverdauliches globuläres Protein. Dank seiner optimalen Aminosäurenzusammensetzung wird Edestin leicht metabolisiert und ist als wasserlösliches Protein vom Körper leicht aufzunehmen.[54]

Erbsenprotein, das aus gelben Spalterbsen gewonnen wird, ist eine weitere ausgezeichnete Quelle für pflanzliches Protein. Das Protein wird unter Verwendung von Wasser und einem mechanischen Verfahren extrahiert, das den Stärke- und Fasergehalt reduziert und zu einem konzentrierten Proteinisolat führt, das reich an Aminosäuren ist, mit einigen Vitaminen und Mineralien. Erbsen enthalten wie viele Hülsenfrüchte Antinutrienten, die die Nährstoffaufnahme behindern können. Der Extraktionsprozess, der zur Herstellung von Erbsenproteinisolat verwendet wird, reduziert jedoch diese Antinutrienten erheblich, was seinen Nährwert und seine Verdaulichkeit verbessert.

Obwohl Hanf- und Erbsenproteinpulver ausgezeichnete Quellen für pflanzliches Protein sind, liefern sie einzeln nicht alle essentiellen Aminosäuren in den vom Körper benötigten Mengen. Dies gilt besonders für Hanfprotein, das trotz seiner Vorteile ein weniger vollständiges Aminosäurenprofil und einen niedrigeren Proteingehalt pro Portion im Vergleich zu Erbsenprotein aufweist.

Erbsenprotein hingegen ist besonders reich an der Aminosäure Lysin, enthält jedoch nicht genügend Mengen bestimmter anderer Aminosäuren, die in Reisprotein reichlich vorhanden sind. Um ein ausgewogeneres Aminosäurenprofil zu schaffen, mischen viele Hersteller Erbsenprotein mit Reisprotein. Diese Kombination bietet ein Aminosäurenprofil, das mit dem von Molkenprotein vergleichbar ist.[55] Eine 2015 im Journal of the International Society for Sports Nutrition veröffentlichte Studie fand heraus, dass Erbsenprotein die Muskeldicke genauso effektiv steigern kann wie Milchproteine und als lebensfähige Alternative zu Molkenproteinen dienen kann.[56]

In Bezug auf die Proteinqualität ist es auch wichtig, die Verdaulichkeit zu berücksichtigen, die oft durch den Protein Digestibility Corrected Amino Acid Score (PDCAAS) gemessen wird. Erbsenprotein erzielt beeindruckende 89 Prozent auf dieser Skala, was seine hohe Qualität und Vollständigkeit als Proteinquelle anzeigt.[57] Im Gegensatz dazu erreicht Hanfprotein typischerweise etwa 50 Prozent, was seine geringere Effizienz bei der Bereitstellung aller essentiellen Aminosäuren widerspiegelt.[58] Daher sticht Erbsenprotein als überlegene Option für diejenigen hervor, die eine vollständigere pflanzliche Proteinquelle suchen.

Mein abschließender Rat ist, deine Ernährung nicht zu kompliziert zu gestalten, indem du versuchst, Reisprotein mit Erbsenprotein zu kombinieren, es sei denn, du hast es mit sehr begrenzten Proteinquellen zu tun oder konsumierst nur kleine Nahrungsmengen. Achte darauf, bei der Auswahl eines Hanfproteinpulvers eines mit dem niedrigsten Fasergehalt pro Portion zu wählen, um mögliche Magenbeschwerden zu minimieren. Eine einfache Möglichkeit, beide in deine Ernährung einzubauen, ist, sie zu Smoothies hinzuzufügen, was eine leichte Verdauung ermöglicht und die Proteinzufuhr verbessert, ohne deinen Magen zu überlasten. Es ist ratsam, einen Ernährungsberater zu konsultieren, um sicherzustellen, dass du angemessene Anleitung zur Proteinaufnahme erhältst und geeignete Alternativen auswählst, um die Nährstoffbalance zu erhalten.

Gesunde Fette und Öle

Olivenöl	Kokosöl	Avocadoöl
Hanföl	Leinöl	Sesamöl

Dies ist eine ausgezeichnete Auswahl an Ölen, die sowohl zum Kochen als auch zum Würzen deines Gemüses geeignet sind. Zum Kochen, besonders bei hohen Temperaturen, ist Kokosöl aufgrund seiner außergewöhnlichen Hitzestabilität sehr zu empfehlen. Es behält seine Struktur unter hohen Temperaturen bei, verhindert die Bildung von Transfettsäuren (Transfette) und beugt Ranzigkeit und Oxidation vor. Bei der Wahl von Ölen sowohl zum Kochen als auch zum Würzen solltest du immer kaltgepresste Optionen wählen. Diese Öle behalten mehr von ihren Nährwerten, da sie nicht raffiniert oder chemisch extrahiert wurden und bieten in der Regel eine höhere Qualität.

Raffinierte und verarbeitete Pflanzenöle wie Sojaöl, Maisöl, Distelöl und Rapsöl werden durch intensive mechanische und chemische Prozesse hergestellt, die das Öl aus den Samen extrahieren. Darüber hinaus kann die Raffination und Verarbeitung von Pflanzenölen zur Bildung schädlicher Verbindungen wie Transfette führen, von denen bekannt ist, dass sie das Risiko für Herzerkrankungen erhöhen. In Anbetracht der Tatsache, dass gesündere Alternativen wie Kokosöl und Olivenöl leicht verfügbar sind, besteht keine Notwendigkeit, gefährliche Öle wie Raps- und Sojaöl zu sich zu nehmen.

Es ist erwähnenswert, dass Fette eine wichtige Rolle im Körper spielen, da sie helfen, fettlösliche Vitamine wie A, D, E und K zu absorbieren, die durch Fettmoleküle im Blutkreislauf transportiert werden müssen. Fette dienen auch als Energiequelle, tragen zur Hormonproduktion bei und sind entscheidend für die allgemeine Gesundheit. Nahrungsfette können in 'gute' Fette, einschließlich mehrfach ungesättigter und einfach ungesättigter Fettsäuren, und 'schlechte' Fette, wie Trans- und gesättigte Fette, kategorisiert werden. Die Wahl der richtigen Fettarten ist entscheidend, um das Gleichgewicht zu erhalten und optimale Gesundheit zu fördern.

Essentielle Fettsäuren (EFA) sind eine kritische Gruppe mehrfach ungesättigter Fette, die unser Körper nicht selbst synthetisieren kann, was es notwendig macht, sie über unsere Ernährung zu erhalten. Die beiden Haupt-EFAs sind Linolsäure (Omega-6) und Alpha-Linolensäure (Omega-3). Omega-3-Fettsäuren sind für ihre entzündungshemmenden Eigenschaften bekannt und sind entscheidend für die ordnungsgemäße Funktion des Gehirns und des Nervensystems.[59] Omega-6-Fettsäuren hingegen spielen lebenswichtige Rollen bei der kardiovaskulären Gesundheit, der Hormonregulation und dem Glukosestoffwechsel.

Obwohl Omega-3-Fettsäuren helfen können, Entzündungen zu reduzieren, ist die Aufrechterhaltung einer ausgewogenen Aufnahme von Omega-3 und Omega-6 für die allgemeine Gesundheit unerlässlich. Das empfohlene Verhältnis von Omega-3 zu Omega-6 in der Ernährung beträgt idealerweise 1:4 oder weniger.[60] Es wurde gezeigt, dass Linolsäure, eine Omega-6-Fettsäure, die Magenexpression von Prostaglandin E2 verbessert, was wiederum die Produktion von schützendem Magenschleim, Bikarbonat und anderen Magenschutzmechanismen erhöht.[61,62] Lebensmittel, die reich an Linolsäure sind, umfassen Nüsse, Hanfsamen, Pinienkerne und Sonnenblumenkerne. Menschen mit Gastritis sollten jedoch vorsichtig sein, da Nüsse und Samen manchmal die Symptome verschlimmern können. Darauf wird später noch näher eingegangen.

Es ist auch wichtig zu verstehen, dass die Prostaglandinsynthese durch verschiedene Lebensstil- und Ernährungsfaktoren behindert werden kann. Dazu gehören Stress, Rauchen, Alkoholkonsum, die Verwendung von NSAIDs und die übermäßige Aufnahme von gesättigten und Transfetten, zusammen mit Mangel an Vitamin C, B6, Zink und Magnesium. Diese Faktoren können die Aktivität des Enzyms Delta-6-Desaturase beeinflussen, das entscheidend für die Umwandlung von Linolsäure (LA) in Gamma-Linolensäure (GLA) ist, einem Zwischenprodukt im Fettsäurenstoffwechsel. Da diese Umwandlung oft ineffizient sein kann, kann die direkte Ergänzung mit GLA ein effektiverer Weg sein, um sicherzustellen, dass dein Körper ausreichend Prostaglandine hat.[63] Quellen wie Nachtkerzenöl, Schwarze Johannisbeersamenöl, Borretschsamenöl und Hanfsamenöl sind reich an GLA und können nützliche Ergänzungen zu deiner Ernährung sein.

Bei der Integration gesunder Fette in deine Ernährung ist es ratsam, mit kleinen Mengen zu beginnen. Beginne beispielsweise damit, den Gerichten nur einen Teelöffel Olivenöl hinzuzufügen, und steigere allmählich die Menge, wenn sich deine Verträglichkeit verbessert. Der gleiche vorsichtige Ansatz sollte bei Lebensmitteln wie Avocado angewendet werden, die eine ausgezeichnete Quelle für einfach ungesättigte Fette sind. Denke daran, dass die Tatsache, dass ein Lebensmittel reich an gesunden Fetten ist, nicht garantiert, dass es gut vertragen wird. Fettreiche Lebensmittel, unabhängig davon, ob sie gesund sind, können die Verdauung verlangsamen. Dies verlängert die Exposition der Magenschleimhaut gegenüber Magensäure und Pepsin, was potenziell zu Reizungen und Beschwerden führen kann.

Magenfreundliche Gewürze

Rosmarin	Oregano	Thymian	Salbei
Basilikum	Petersilie	Koriander	Lorbeerblätter
Dill	Majoran	Estragon	Safran
Asant	Kurkuma	Sternanis	Ingwer
Kardamom	Kreuzkümmel	Koriandersamen	Fenchelsamen
Anissamen	Meersalz oder Himalayasalz	Kokos- oder flüssige Aminosäuren	Nährhefe

Bei der Einführung dieser Kräuter, Gewürze und Würzmittel in deine Ernährung ist es ratsam, sie mit Vorsicht und Mäßigung zu verwenden, da einige für manche Personen problematisch sein können. Außerdem kann das Kochen dieser Kräuter und Gewürze sie magenverträglicher machen.

Kräuter wie Rosmarin, Oregano, Thymian, Salbei, Basilikum, Petersilie, Koriander, Lorbeerblätter, Dill, Majoran und Estragon gelten generell als sicher für Menschen mit Gastritis und können frisch, getrocknet oder gemahlen verwendet werden. Diese Kräuter sind für ihre entzündungshemmenden Eigenschaften bekannt und können Mahlzeiten Geschmack verleihen, ohne Reizungen zu verursachen. Es ist jedoch wichtig zu beobachten, wie dein Körper auf diese Kräuter reagiert, da die individuelle Verträglichkeit variieren kann.

Was Gewürze betrifft, werden typischerweise Ingwer, Kurkuma, Kreuzkümmel, Asant, Sternanis, Safran, Kardamom, Koriandersamen, Fenchelsamen und Anissamen von Menschen mit Gastritis gut vertragen. Besonders Asant ist ein solider Ersatz für Zwiebeln und Knoblauch, da er deren Geschmack imitiert und den Gerichten Tiefe und Komplexität verleiht. Darüber hinaus sind die meisten dieser Gewürze für ihre entzündungshemmenden und verdauungsfördernden Eigenschaften bekannt. Dennoch ist es besonders wichtig, diese Gewürze – insbesondere Kreuzkümmel und Kurkuma – gekocht und in Maßen zu verwenden. Dies ist entscheidend, da sie bei manchen Menschen Beschwerden verursachen können, besonders wenn die Symptome schwerwiegend sind oder sich in einer akuten Phase befinden.

Was Würzmittel betrifft, sind Optionen wie Kokosaminosäuren oder flüssige Aminosäuren, Nährhefe und Meer- oder Himalayasalz hervorragend geeignet, um Geschmack hinzuzufügen, ohne die drastischen Auswirkungen zu haben, die andere Würzmittel haben könnten. Kokosaminosäuren bieten einen Geschmack ähnlich der Sojasauce, enthalten aber weniger Natrium, während Nährhefe den Gerichten einen käsigen und nussigen Geschmack verleihen kann. Meer- oder Himalayasalz sind, da sie weniger verarbeitet und raffiniert sind als gewöhnliches Tafelsalz, ebenfalls gute Optionen. Dennoch ist es wichtig, sie in Maßen zu verwenden, da ein übermäßiger Salzkonsum die Symptome der Gastritis verschlimmern kann.

Darüber hinaus gibt es bestimmte Gewürze wie Muskatnuss, Zimt, Nelken, süßes Paprikapulver und Sumach – der einen zitrusähnlichen Geschmack nachahmt –, die wir nicht in diese Liste aufgenommen haben. Der Grund dafür ist, dass diese Gewürze für Menschen mit Gastritis problematischer sein können und möglicherweise den Magen reizen, wenn sie übermäßig oder während der akuten Phasen der Gastritis verwendet werden. Es wird empfohlen, bis nach den ersten 90 Tagen der Heilungsphase zu warten oder bis die Symptome deutlich nachgelassen haben, bevor diese Gewürze eingeführt werden. Selbst dann sollten sie mit Mäßigung und unter besonderer Beachtung deiner Körperreaktion verwendet werden.

Es ist ratsam, die genannten Gewürze schrittweise und in kleinen Mengen einzuführen, was dir erlaubt, die Reaktion deines Körpers sorgfältig zu beobachten. Ob du Kräuter in ihrer frischen, getrockneten oder gemahlenen Form oder Gewürze ganz oder gemahlen verwendest, sie als Teil eines Gerichts zu kochen, anstatt sie roh zu konsumieren, kann sie verträglicher machen. Es ist wichtig zu bedenken, dass die Reaktion jeder Person variieren kann; ein Gewürz, das einer Person gut bekommt, mag für eine andere nicht geeignet sein.

Natürliche Süßungsmittel

Reiner Ahornsirup	Mönchsfrucht
Stevia	Datteln

Natürliche Süßungsmittel wie die oben genannten bieten eine gesündere Alternative zu weißem Zucker und künstlichen Süßungsmitteln. Wenn du an eine Ernährung mit süßem Geschmack gewöhnt bist, können diese Optionen deine Gelüste befriedigen und dir ermöglichen, Süße zu genießen, ohne deine allgemeine Gesundheit wesentlich zu beeinträchtigen.

Stevia ist ein pflanzliches Süßungsmittel, das eine unbedeutende glykämische Last hat und keine Kalorien enthält. Da es etwa 20-30 Mal süßer als normaler Zucker ist, ist nur eine geringe Menge erforderlich, um deinem Essen oder Getränk Süße zu verleihen. Es ist entscheidend, sicherzustellen, dass du ein 100% reines Stevia-Supplement kaufst, frei von zugesetzter Maltodextrin oder Dextrose, die einfach andere Formen von Zucker sind.

Die Mönchsfrucht, auch bekannt als Luo Han Guo, ist eine weitere ausgezeichnete Süßungsmitteloption. Es wird behauptet, dass ihre Mogrosid-Verbindungen 300-mal süßer als Zucker sind. Wie Stevia hat sie minimale Auswirkungen auf den Blutzuckerspiegel, enthält praktisch keine Kalorien und kann beim Backen wie Zucker verwendet werden.

Datteln sind ebenfalls ein hervorragendes natürliches Süßungsmittel. Sie sind eine gute Quelle für Vitamine, Mineralien und Ballaststoffe, und ihr natürlicher Zuckergehalt sorgt für Süße. Die Verwendung von Datteln als Süßungsmittel in Rezepten kann auch ein einzigartiges Geschmacksprofil hinzufügen. Es ist jedoch wichtig zu beachten, dass Datteln immer noch reich an natürlichen Zuckern sind, weshalb es besser ist, sie in Maßen zu verwenden.

Honig ist ein weiteres gutes natürliches Süßungsmittel, obwohl er einen durchschnittlichen pH-Wert von 4 hat. Wenn du sehr schwere Symptome hast, ist es besser, den Verzehr von Honig zu vermeiden, bis sich dein Zustand verbessert. Honig kann jedoch in Rezepten verwendet werden, solange er in mäßigen Mengen und vorzugsweise in Rezepten verwendet wird, in denen die Säure des Honigs wirksam neutralisiert werden kann, wie in Smoothies mit Mandelmilch, Backwaren usw.

Nun fragst du dich vielleicht, warum Zucker für Menschen mit Gastritis nicht empfohlen wird. Es ist bekannt, dass Zucker bei vielen Menschen mit Gastritis Symptome auslöst. Darüber hinaus kann übermäßiger Zuckerkonsum die Darmdurchlässigkeit erhöhen,[64] Entzündungen im ganzen Körper fördern und schädliche Bakterien und opportunistische Hefen wie Candida albicans, die in unserem Darmtrakt leben, ernähren. Das übermäßige Wachstum opportunistischer Bakterien und Hefen führt oft zu einem Zustand, der als Dysbiose bekannt ist. Dieses Überwachsen verdrängt die nützlichen Bakterien und verursacht Veränderungen in der Darmschleimhautbarriere. Wenn diese Barriere weniger nützliche Bakterien enthält, wird die Darmdurchlässigkeit gestört, wodurch große Substanzen und Partikel in den Blutkreislauf gelangen können, was entzündliche und immunologische Reaktionen auslöst.

Andererseits haben wir hier nicht über Zuckeralkohole wie Xylit, Erythrit, Sorbit und Mannit gesprochen, da diese, insbesondere für Menschen mit anderen Verdauungsproblemen, ebenfalls problematisch sein können. Häufige Nebenwirkungen sind Blähungen, Gase, Durchfall und Bauchbeschwerden, wenn Zuckeralkohole in übermäßigen Mengen konsumiert werden. Dies geschieht, weil Zuckeralkohole nicht vollständig im Dünndarm absorbiert werden und stattdessen in den Dickdarm gelangen, wo sie von den Darmbakterien fermentiert werden. Zuckeralkohole finden sich oft in zuckerfreien und kohlenhydratarmen Produkten wie Kaugummi, Süßigkeiten und Backwaren. Es ist entscheidend, dass Menschen mit Verdauungsproblemen beim Verzehr von Produkten, die Zuckeralkohole enthalten, vorsichtig sind.

WAS IST MIT ANDEREN LEBENSMITTELN?

Wie du bemerkt hast, schließt diese Liste absichtlich bestimmte Lebensmittel wie Hülsenfrüchte (einschließlich Sojabohnen, Erbsen, Kichererbsen und Linsen), Vollkorngetreide (wie Mais, Roggen, Gerste, Weizen, Hirse, Dinkel und Vollkornreis), bestimmte Nachtschattengewächse (Tomaten, Paprika und Auberginen) und Nüsse und Samen aus. Diese Lebensmittel können für Menschen, die an Gastritis leiden, problematisch sein, da sie damit verbundene Symptome wie Blähungen, Verdauungsstörungen, Gase, Magenkrämpfe und Sodbrennen verschlimmern können.

Neben ihrer potenziellen Auswirkung auf die Gastritis sind diese Lebensmittel – Getreide, Hülsenfrüchte, Nüsse, Samen und Nachtschattengewächse – bekannt dafür, hohe Mengen an Antinährstoffen wie Phytate (Phytinsäure), Lektine und Enzyminhibitoren zu enthalten. Phytate, die hauptsächlich in Getreide, Hülsenfrüchten, Nüssen und Samen vorkommen, können sich an essentielle Mineralien wie Eisen, Zink und Kalzium binden und so deren Aufnahme im Körper reduzieren. Lektine, die in denselben Lebensmittelgruppen vorkommen, können der Verdauung widerstehen und Darmreizungen verursachen. Darüber hinaus können Enzyminhibitoren in diesen Lebensmitteln die Verdauung von Proteinen und Kohlenhydraten erschweren. Das Vorhandensein dieser Antinährstoffe kann die Aufnahme essentieller Nährstoffe im Dünndarm beeinträchtigen, was besonders für Menschen mit Gastritis oder anderen Verdauungsproblemen bedenklich sein kann, da es den Nährwert ihrer Ernährung erheblich verringern kann.[65]

Darüber hinaus können Vollkorngetreide und Hülsenfrüchte aufgrund ihrer komplexen Struktur und ihres hohen Ballaststoffgehalts schwieriger zu verdauen sein. Daher wird empfohlen, sie vorübergehend durch Wurzelgemüse wie Kartoffeln, Süßkartoffeln, Taro, Maniok und Yams zu ersetzen. Diese Alternativen sind in der Regel leichter zu verdauen und haben niedrigere Antinährstoffgehalte.

Unter den Getreidearten sind weißer Reis und Instant- oder Schnellkochhaferflocken bemerkenswerte Ausnahmen, da sie leichter zu verdauen sind und weniger Antinährstoffe enthalten, was sie für Menschen mit Gastritis sehr geeignet macht. Was Hülsenfrüchte betrifft, dient Tofu als bemerkenswerte Ausnahme und hervorragende Proteinalternative, besonders für diejenigen, die einer pflanzenbasierten Ernährung folgen. Im Gegensatz zu anderen Hülsenfrüchten, die höhere Gehalte an unverdaulichen Fasern und Antinährstoffen haben können, wird Tofu, besonders wenn es gekeimt ist, so verarbeitet, dass diese Elemente signifikant reduziert werden, wodurch seine Verdaulichkeit verbessert wird.[66]

In Bezug auf Nüsse und Samen werden diese typischerweise aufgrund ihres hohen Fettgehalts und des Vorhandenseins von Antinährstoffen nicht empfohlen. Sie sind jedoch in den ersten 90 Tagen dieser Phase nicht vollständig eingeschränkt. Abhängig von deiner Toleranz gegenüber fettreichen Lebensmitteln kannst du sie in Maßen einbeziehen, idealerweise die Aufnahme auf etwa einen Esslöffel pro Portion begrenzen. Wenn du sie in deine Ernährung einbaust, ist es vorzuziehen, sie zu Smoothies hinzuzufügen, sie in ihrer Mehlform zum Backen zu verwenden oder als Butter anstatt sie ganz zu konsumieren. Dieser Ansatz kann dazu beitragen, Reizungen der Magenschleimhaut durch ihre raue und grobe Textur zu vermeiden.

Insbesondere Walnüsse und geschälte Hanfsamen sind ausgezeichnete Optionen für Smoothies. Sie bieten ein optimales Verhältnis von Omega-6 zu Omega-3 von etwa 4:1, was für das Gleichgewicht der Fettsäuren im Körper vorteilhaft ist, und sind reich an Linolsäure. Wie du weißt, spielt Linolsäure eine entscheidende Rolle bei der Produktion von Magenprostaglandinen und hilft, den Magenschutz zu erhöhen. Walnüsse haben auch die größte Menge an Omega-3-Fettsäuren und antioxidativen Polyphenolen unter allen Nüssen und bieten wichtige gesundheitliche Vorteile wie die Reduzierung von Entzündungen.[67] Hanfsamen sind auch bemerkenswert für ihre essentiellen Fettsäuren, hochwertigen Proteine und ein breites Spektrum an Mineralstoffen.

Darüber hinaus ist es bei der Auswahl von Nuss- und Samenbutter entscheidend sicherzustellen, dass sie frei von zugesetzten Ölen oder Zuckern sind. Vermeide insbesondere Produkte mit zugesetzten Palmölen, die oft überverarbeitet sind und zur Entzündung im Körper beitragen können. Ähnlich können zugesetzte Zucker entzündliche Reaktionen verschlimmern. Das Ziel ist es, gesunde Ernährungsoptionen zu priorisieren, die helfen, Entzündungen zu reduzieren, im Einklang mit deinen allgemeinen Gesundheitszielen.

Vor diesem Hintergrund ist es wichtig zu bedenken, dass, obwohl wir den Verzehr der meisten der oben genannten Lebensmittel während der ersten 90 Tage im Allgemeinen nicht empfehlen, die Entscheidung, sie einzubeziehen, letztendlich von deiner persönlichen Verträglichkeit abhängt. Der Körper jedes Menschen reagiert unterschiedlich, und Versuch und Irrtum ist oft der einzige Weg, um festzustellen, ob ein bestimmtes Lebensmittel für deinen Magen geeignet ist.

WIE MAN LEBENSMITTEL RICHTIG ZUBEREITET UND KOCHT

Zuvor haben wir die Wichtigkeit diskutiert, die richtigen Lebensmittel in deine Ernährung einzubauen, um den Heilungsprozess deiner Magenschleimhaut zu unterstützen. Die Art und Weise, wie du deine Lebensmittel zubereitest und kochst, ist jedoch genauso entscheidend wie die Lebensmittelauswahl selbst.

Die Bedeutung dessen liegt in der Tatsache, dass, obwohl ein Lebensmittel auf der Liste der zugelassenen steht, das nicht bedeutet, dass es keine Probleme verursachen wird. Abhängig von deinem spezifischen Typ der Gastritis und der Schwere deiner Symptome könnten bestimmte Methoden der Lebensmittelzubereitung und des Kochens deinen Zustand negativ beeinflussen.

Es ist wichtig, die besten Praktiken für die Zubereitung und das Kochen von Lebensmitteln zu verstehen, um sicherzustellen, dass deine Ernährung die Heilung deiner Magenschleimhaut nicht nur unterstützt, sondern aktiv dazu beiträgt, anstatt deine Symptome zu verschlimmern. Hier zeigen wir dir, wie du die Zubereitung und das Kochen deiner Lebensmittel optimieren kannst, um Gastritis besser zu bewältigen:

Schälen und Entkernen von Obst und Gemüse

Das Entfernen der Schalen und Kerne von Obst und bestimmtem Gemüse kann sie leichter verdaulich machen, was besonders während Gastritis-Rückfällen vorteilhaft ist. Obst- und Gemüseschalen sind oft reich an Ballaststoffen, was für einen empfindlichen Magen eine Herausforderung sein und das Verdauungssystem überlasten kann. Darüber hinaus kann das Schälen einiger Obst- und Gemüsesorten vorteilhaft sein, insbesondere wenn die äußere Schale Pestizidrückstände oder kommerziell verwendete chemische Wachse enthalten kann. Wenn gründliches Waschen diese Chemikalien nicht effektiv entfernt, wird das Schälen empfohlen, um die Exposition gegenüber diesen potenziell schädlichen Substanzen zu reduzieren.

Mixen und Pürieren

Das Mixen oder Pürieren von hartem oder faserigem Gemüse und Obst in Smoothies oder Suppen ist eine ausgezeichnete Möglichkeit, die Verdauung zu erleichtern, da dieser Prozess die harten Fasern abbaut, wodurch die essentiellen Nährstoffe zugänglicher werden und die Wahrscheinlichkeit einer Reizung der Magenschleimhaut verringert wird. Entscheide dich für leicht verdauliche Optionen wie Kartoffelpüree, Süßkartoffeln, Karotten und Kürbis, oder betrachte weiche Getreide wie Reisbrei für wohltuende Mahlzeiten. Bei der Zubereitung von Smoothies verwende pflanzliche Milch kombiniert mit geeignetem Obst, um nahrhafte und magenfreundliche Getränke zu kreieren, die die Magengesundheit unterstützen, ohne die Symptome zu verschlimmern. Dies hilft nicht nur bei der Verdauung, sondern stellt auch sicher, dass du eine ausgewogene Aufnahme lebenswichtiger Nährstoffe in einer Form erhältst, die deinem Magen entgegenkommt.

Marinieren

Mariniere Fleisch in milden und nicht sauren Marinaden, um die Fasern vor dem Kochen zu erweichen. Dies kann Proteine leichter verdaulich machen. Vermeide die Verwendung von sauren Zutaten wie Essig oder Zitrusfrüchten in den Marinaden, da diese deine Gastritis-Symptome verschlimmern können. Verwende stattdessen milde Brühen oder Öle wie Olivenöl als Basis für deine Marinade. Diese helfen, das Fleisch zu erweichen, ohne die Säure zu erhöhen.

Sanfte Kochmethoden

Um Magenreizungen zu minimieren, ist es entscheidend, Kochmethoden zu verwenden, die sanft für die Magenschleimhaut sind. Dampfgaren, Kochen, Pochieren, Schmoren und sogar Sautieren mit ein wenig Öl sind ideal, da sie den Nährwert der Lebensmittel bewahren, während sie die Wahrscheinlichkeit, Reizungen zu verursachen, reduzieren. Andere Methoden wie Backen, Grillen und Frittieren mit Luft können ebenfalls geeignet sein, aber es sollte darauf geachtet werden, dass die Lebensmittel nicht übermäßig hart oder knusprig werden, da dies die Magenschleimhaut reizen könnte. Darüber hinaus kann das Kochen bei hohen Temperaturen Acrylamide und andere potenziell schädliche Verbindungen erzeugen. Solche Methoden umfassen Frittieren in Öl und Grillen bei hoher Temperatur. Wenn du grillen musst, tue es bei niedrigeren Temperaturen und vermeide es, das Essen zu verkohlen.

Kochzeit kontrollieren

Überkochen kann Nährstoffe abbauen und zu Lebensmitteln mit niedrigem Nährwert führen, während Unterkochen, besonders bei Proteinen, für einen empfindlichen Magen belastend sein kann. Es ist wichtig, ein Gleichgewicht zu finden, das sicherstellt, dass das Essen gründlich genug gekocht ist, um weich und leicht verdaulich zu sein, aber dennoch seine essentiellen Nährstoffe behält. Dieses Gleichgewicht hilft, die Verdaulichkeit und Nährstoffaufnahme zu optimieren und unterstützt den Heilungsprozess der Magenschleimhaut. Die idealen Kochzeiten variieren je nach Art des Lebensmittels und der Zubereitungsmethode, also passe entsprechend an, um die besten Ergebnisse für deine Ernährungsbedürfnisse zu erzielen.

WAS MAN WÄHREND EINER KRISE ODER BEI SCHWEREN SYMPTOMEN ESSEN SOLLTE

Während einer Gastritiskrise oder wenn schwere Symptome auftreten, ist es entscheidend, eine Ernährung zu wählen, die sich auf sehr milde, fettarme und säurearme Lebensmittel konzentriert. Dieser Ernährungsansatz ist der Schlüssel, um die Symptome effektiv zu bewältigen, die Heilung zu fördern und die Dauer des Ausbruchs zu verkürzen.

Im Folgenden werden wir einige vorteilhafte Lebensmitteloptionen erkunden, die Linderung bieten und helfen können, Gastritis-Krisen oder schwere Symptome effektiver zu bewältigen.

- **Weiche und milde Lebensmittel:** Wähle Lebensmittel, die magenfreundlich sind und nur ein Minimum an Magensäure für die Verdauung benötigen, um eine Verschlimmerung der Symptome zu vermeiden. Geeignete Optionen sind gekochte Getreideprodukte wie Reisbrei oder Haferflocken, Kartoffelpüree oder andere gut gekochte Wurzelgemüse und pürierte Suppen aus Gemüse. Diese Lebensmittel helfen, die Ernährung aufrechtzuerhalten, ohne die Magenschleimhaut zu reizen.

- **Säurearmes Obst und Gemüse:** Wähle Obst und Gemüse mit niedrigem Säuregehalt, um die Aktivierung von Pepsin zu minimieren. Ideale Optionen sind reife Bananen, Wassermelone und Papaya. Gekochtes Gemüse wie Karotten, Rote Bete, Kürbis, Butternut-Kürbis und Spinat ist zu bevorzugen, da es für einen gereizten Magen schonender ist. Erwäge, dieses Gemüse zu pürieren.

- **Magere Proteine:** Magere Proteine sind entscheidend, da sie magenfreundlicher sind und schneller verdaut werden. Gute Optionen sind pochierte, gedämpfte oder leicht gegrillte Hähnchen- oder Putenbrust ohne Haut, weißer Fisch wie Kabeljau oder Tilapia und gerührtes oder wachsweiches Eiweiß. Du kannst auch pflanzliche Proteinquellen wie Hanf- oder Erbsenprotein in Betracht ziehen, die magenschonender sind und weniger Säure zur Verdauung benötigen.

- **Klare Brühen und Suppen:** Klare Brühen sind nahrhaft und wohltuend und liefern wichtige Nährstoffe, ohne das Verdauungssystem zu überlasten. Entscheide dich für leichte Hühner- oder Gemüsebrühen, die fett-, salz- und gewürzarm sind, um die Verdauung während der Rückfälle zu unterstützen.

- **Wohltuende Getränke:** Smoothies aus säurearmem Obst und pflanzlicher Milch sowie Kräutertees wie Kamille oder Fenchel sind hervorragend zur Beruhigung des Magens. Erwäge, Smoothies und Tees mit alkalischem Wasser zuzubereiten, um Magensäure zu neutralisieren und Sodbrennen zu lindern.

Es ist wichtig zu beachten, dass diese Richtlinien nicht universell sind. Der beste Ansatz ist, deine Symptome sorgfältig zu beobachten und deine Ernährung entsprechend anzupassen. Ein Ernährungstagebuch während dieser Zeit zu führen, kann unglaublich hilfreich sein, um herauszufinden, welche Lebensmittel für dich gut funktionieren und welche deine Symptome verschlimmern.

Tipps zur Auswahl geeigneter Optionen für Gastritis beim Auswärtsessen

Auswärts essen kann für Menschen mit Gastritis besonders herausfordernd sein. Viele Restaurants bieten möglicherweise keine Mahlzeiten an, die den spezifischen Anforderungen einer gastritisgeeigneten Ernährung entsprechen, aber das bedeutet nicht, dass du deine Gesundheit oder dein kulinarisches Erlebnis beeinträchtigen musst. Hier sind einige Tipps, die dir helfen, informierte und sichere Entscheidungen zu treffen, wenn du auswärts isst:

- **Recherchiere Restaurants im Voraus:** Bevor du losgehst, recherchiere Restaurants, die anpassbare Mahlzeiten anbieten oder dafür bekannt sind, auf Ernährungseinschränkungen einzugehen. Viele Lokale stellen jetzt Menüinformationen online zur Verfügung, sodass du im Voraus planen kannst.

- **Kommuniziere mit deinem Kellner:** Scheue dich nicht, deine Ernährungsbedürfnisse mit deinem Kellner zu besprechen. Frage nach den Zubereitungsmethoden und Zutaten der Speisen und bitte bei Bedarf um Änderungen, wie das Kochen ohne reizende Gewürze oder ohne Frittieren.

- **Entscheide dich für gekochte Speisen:** Wähle Gerichte, die gedämpft, gekocht oder gegrillt statt frittiert sind. Diese Garmethoden sind in der Regel magenschonender und lösen weniger wahrscheinlich Gastritis-Symptome aus.

- **Meide fettreiche und scharfe Speisen:** Halte dich von cremigen Soßen, schweren Dressings und scharfen Gerichten fern. Diese können die Magenschleimhaut reizen und Beschwerden verursachen. Entscheide dich stattdessen für einfachere und leichtere Mahlzeiten, die sich auf mageres Eiweiß und Gemüse konzentrieren.

- **Sei vorsichtig mit Getränken:** Vermeide alkoholische, koffeinhaltige oder kohlensäurehaltige Getränke, da sie die Magenschleimhaut reizen können. Greife stattdessen zu stillem Wasser oder beruhigenden Kräutertees. Wenn Smoothies verfügbar sind, achte darauf, dass sie aus geeigneten, nicht sauren Zutaten bestehen, und bitte darum, sie mit natürlichen Süßungsmitteln wie Stevia oder Mönchsfrucht zu süßen. Du könntest auch in Betracht ziehen, deine eigenen Stevia- oder Mönchsfrucht-Päckchen mitzubringen, um deine Getränke sicher zu süßen.

- **Wähle sichere Beilagen:** Anstelle von frittierten oder scharfen Beilagen entscheide dich für einfachen Reis, Ofenkartoffeln oder gedämpftes Gemüse. Diese Beilagen verursachen weniger wahrscheinlich Reizungen.

- **Iss langsam und kaue gründlich:** Schnelles Essen kann die Wahrscheinlichkeit von Verdauungsstörungen und Entzündungen erhöhen. Nimm dir Zeit, gründlich zu kauen und deine Mahlzeit zu genießen, was dir auch helfen kann, besser zu erkennen, wann du satt bist, und übermäßiges Essen zu vermeiden.

- **Ziehe kleinere Portionen in Betracht:** Wenn große Mahlzeiten deine Gastritis verschlimmern, ziehe in Erwägung, Vorspeisen zu bestellen oder eine Mahlzeit mit jemandem zu teilen. Dies kann Beschwerden vorbeugen, die oft durch zu viel Essen auf einmal entstehen.

Wenn du diese Tipps befolgst, kannst du deine Gastritis-Symptome besser kontrollieren und trotzdem die sozialen und kulinarischen Freuden des Auswärtsessens genießen. Denk immer daran, dass deine Gesundheit den zusätzlichen Aufwand wert ist, um sicherzustellen, dass deine Mahlzeiten sicher und angenehm für deinen Zustand sind.

ABSCHLIESSENDE ÜBERLEGUNGEN ZUR GASTRITIS-DIÄT

Zum Abschluss der Diskussion über die Ernährung bei Gastritis ist es wichtig zu betonen, wie wichtig Konsequenz und Einhaltung für mindestens 90 Tage sind, um bemerkenswerte Ergebnisse zu sehen. Diese Diät streng einzuhalten ist entscheidend, aber es ist auch wichtig zu bedenken, dass dies nur ein Teil eines umfassenderen Heilungsprogramms ist. Die Ernährung allein ist keine eigenständige Lösung, sondern wirkt am besten, wenn sie mit anderen Änderungen des Lebensstils und Behandlungen kombiniert wird, die später ausführlicher beschrieben werden.

Nach Abschluss der ersten 90-Tage-Periode kannst du erwägen, neue Lebensmittel in deine Ernährung wieder einzuführen. Wenn du jedoch weiterhin anhaltende Symptome erfährst, ist es ratsam, die strenge Diät beizubehalten, bis diese Symptome deutlich nachgelassen haben. Selbst wenn du dich vollständig geheilt fühlst, führe Lebensmittel schrittweise und vorsichtig wieder ein. Dieser achtsame Ansatz hilft, ein Wiederauftreten der Symptome zu verhindern und gewährleistet einen reibungsloseren Übergang zu einer vielfältigeren Ernährung.

Es ist auch wichtig zu erkennen, dass Gastritis jeden Menschen unterschiedlich betrifft und nicht alle Lebensmittel für alle geeignet sind. Personen mit der gleichen Gastritis-Diagnose können unterschiedliche Symptomgrade haben, von mild bis schwer. Daher könnten einige Lebensmittel, die allgemein als verträglich gelten, dennoch Probleme verursachen, besonders bei neu diagnostizierten Personen oder solchen mit schweren Symptomen. Dies gilt besonders für Menschen in den frühen Stadien der Gastritis-Behandlung, die möglicherweise feststellen, dass selbst erlaubte Lebensmittel ihren Zustand verschlimmern können.

Der effektivste Weg, eine Ernährung an deine Bedürfnisse anzupassen, ist es, ein detailliertes Protokoll oder Tagebuch deiner täglichen Speisen und Getränke zu führen. Dieses Protokoll wird entscheidend sein, um herauszufinden, welche Lebensmittel deine Gastritis-Symptome verschlimmern und welche dazu beitragen, sie zu lindern. Denk daran, jede Gastritis-Reise ist einzigartig. Deine Ernährung an deine individuellen Symptome und Reaktionen anzupassen, ist der Schlüssel zu langfristiger Linderung und dem wirksamen Management deines Zustands.

ZWEITER TEIL

Gewohnheiten und Lebensstil erneuern

Im ersten Teil haben wir die notwendigen Ernährungsumstellungen während der 90-tägigen Heilungsphase behandelt und uns darauf konzentriert, welche Lebensmittel zu vermeiden und welche zu integrieren sind, um die Erholung deines Magens zu unterstützen. Jetzt konzentrieren wir uns auf die entscheidenden Änderungen des Lebensstils und die Beseitigung schädlicher Gewohnheiten, die für die weitere Verbesserung der Magengesundheit unerlässlich sind.

Wir beginnen mit der Identifizierung bestimmter schädlicher Gewohnheiten, die aus deinem täglichen Ablauf gestrichen werden müssen, und erklären, wie diese die Symptome einer Gastritis verschlimmern und deinen Heilungsprozess behindern können. Nachdem wir hervorgehoben haben, welche Gewohnheiten zu eliminieren sind, führen wir dich bei der Übernahme vorteilhafter Praktiken, die das langfristige Wohlbefinden des Magen-Darm-Trakts fördern und bei der Regeneration deiner Magenschleimhaut helfen.

SCHLECHTE GEWOHNHEITEN, DIE DU LOSWERDEN SOLLTEST

Mahlzeiten auslassen

Es ist wichtig, die Angewohnheit zu entwickeln, pünktlich zu essen und keine Mahlzeiten auszulassen. Wenn du viele Stunden ohne Nahrung verbringst, können Magensäure und Pepsin direkt mit der

Magenschleimhaut in Kontakt kommen, was das Risiko von Reizungen und Entzündungen erhöht. Gesund zu essen ist nicht ausreichend; genauso wichtig ist es, einen konstanten Mahlzeitenplan einzuhalten. Wir werden später ausführlicher auf diesen Aspekt eingehen.

Wasser trinken während dem Essen

Der Konsum großer Mengen Wasser oder anderer Flüssigkeiten zu den Mahlzeiten kann den Magendruck erhöhen und die Magenwände dehnen. Diese Dehnung kann zur Freisetzung von mehr Magensäure führen, was möglicherweise Sodbrennen und andere mit Gastritis verbundene Symptome auslöst. Um das Schlucken der Nahrung zu unterstützen, wird empfohlen, während der Mahlzeiten nur kleine Schlucke Wasser zu trinken und den Konsum großer Mengen auf einmal zu vermeiden. Idealerweise trinkst du mehr Wasser mindestens 30 Minuten vor einer Mahlzeit oder wartest ungefähr eine Stunde nach dem Essen. Dies sind allgemeine Richtlinien, und individuelle Reaktionen können variieren. Wenn du feststellst, dass das Trinken von Flüssigkeiten zu den Mahlzeiten deine Symptome nicht verschlimmert, kannst du dies weiterhin problemlos tun.

Sehr heiße oder sehr kalte Speisen essen

Der Verzehr von Speisen und Getränken mit extremen Temperaturen, sei es sehr heiß oder sehr kalt, kann für die Magenschleimhaut schädlich sein, daher ist es besser, solche Extreme zu vermeiden. Lebensmittel wie Eiscreme oder eiskalte Getränke und heiße Produkte wie Brühen, Suppen oder Tees können besonders schädlich sein. Es wird empfohlen, deine Mahlzeiten und Getränke bei gemäßigten oder lauwarmen Temperaturen zu konsumieren, um die Magenschleimhaut zu schützen. Diese Vorsichtsmaßnahme ist besonders wichtig, wenn du schwere Symptome hast oder dein Magen sehr empfindlich ist. Das Einhalten dieser Richtlinie, bis sich die Symptome verbessern, kann erheblich zur Bewältigung und Heilung der Gastritis beitragen.

Sich nach dem Essen hinlegen

Es ist entscheidend, sich nicht sofort nach dem Essen hinzulegen oder zu schlafen. Wenn du dich zu früh nach den Mahlzeiten zurücklehnst, können Nahrung und Magensäfte zum oberen Teil des Magens gelangen, was die Verdauung erschwert und möglicherweise dazu führt, dass Magensäure und Pepsin in die Speiseröhre aufsteigen und Beschwerden und Entzündungen verursachen. Um die Verdauung zu unterstützen und diese Probleme zu vermeiden, ist es ratsam, nach dem Essen aufrecht zu bleiben oder einen kurzen Spaziergang zu machen. Außerdem solltest du mindestens drei Stunden warten, bevor du ins Bett gehst, um eine angemessene Verdauung zu gewährleisten. Um das Risiko von Sodbrennen während des Schlafs weiter zu minimieren, erwäge, auf deiner linken Seite zu schlafen und das Kopfende deines Bettes um fünf bis zehn Zentimeter anzuheben. Diese Position hilft zu verhindern, dass Magensäfte während der Ruhe in die Speiseröhre aufsteigen.

Rauchen

Rauchen hat schädliche Auswirkungen auf die Magengesundheit, hauptsächlich wegen des Nikotins, das die Sekretion von Magensäure erheblich steigert. Diese übermäßige Säure kann zu verstärkter Reizung und Entzündung der Magenschleimhaut führen. Darüber hinaus verengt Nikotin die kleinen Blutgefäße im Magen, was zu einer verringerten Durchblutung in diesem Bereich führt. Diese beeinträchtigte Durchblutung kann den Heilungsprozess bestehender

Magenverletzungen oder -reizungen verlangsamen. Es ist daher entscheidend, das Rauchen aufzugeben, da fortgesetztes Rauchen die Symptome verschlimmern und die Erholung der Magenschleimhaut verzögern kann.

Entzündungshemmende Medikamente einnehmen (NSAR)

Nichtsteroidale entzündungshemmende Medikamente (NSAR) wie Ibuprofen, Naproxen, Diclofenac und Aspirin können für Menschen mit Gastritis besonders schädlich sein. Diese Medikamente beeinträchtigen die schützende Auskleidung des Magens, indem sie die Synthese von Prostaglandinen beeinflussen, die für die Aufrechterhaltung der Integrität und Funktion der Magenschleimhaut unerlässlich sind. Diese Verringerung der Prostaglandine macht die Magenschleimhaut anfälliger für Schäden durch saure Magensäfte und andere Reizstoffe. Wenn du Schmerzlinderung bei Erkrankungen benötigst, die nicht mit Gastritis zusammenhängen, gilt Paracetamol in der Regel als sicherere Alternative. Es ist jedoch unbedingt erforderlich, deinen Arzt zu konsultieren, bevor du Paracetamol oder andere Medikamente einnimmst, um sicherzustellen, dass sie für deine spezifischen gesundheitlichen Bedürfnisse geeignet sind und deine Gastritis nicht verschlimmern.

Kaugummi kauen

Das Kauen von Kaugummi signalisiert dem Magen, sich durch die Produktion von Magensäften, einschließlich Magensäure und Pepsin, auf die Nahrungsaufnahme vorzubereiten. Wenn jedoch keine Nahrung ankommt, kann diese Säure die Magenschleimhaut reizen und schädigen und die Symptome einer Gastritis möglicherweise verschlimmern. Darüber hinaus können Kaugummis, die Zucker, Zitronensäure oder andere Zusatzstoffe enthalten, diese negativen

Auswirkungen verstärken. Um eine weitere Reizung der Magenschleimhaut zu vermeiden, ist es daher ratsam, auf das Kauen von Kaugummi zu verzichten, insbesondere bei leerem Magen.

Jetzt, da du einige der Gewohnheiten kennst, die du loswerden solltest, werden wir einige gastritisfreundliche Gewohnheiten erkunden, die ich empfehle, in deine Strategie zur wirksamen Behandlung von Gastritis einzubauen.

GUTE GEWOHNHEITEN, DIE DU PRAKTIZIEREN SOLLTEST

Kleine Mahlzeiten essen

Versuche anstelle der traditionellen Routine von drei großen Mahlzeiten pro Tag, deine Nahrungsaufnahme auf etwa fünf kleinere Mahlzeiten aufzuteilen, die alle zwei bis drei Stunden eingenommen werden. Übermäßiges Essen kann die Verdauung erschweren, da es die Nahrung für einen längeren Zeitraum in deinem Magen hält, wodurch sich dein Magen ausdehnt und mehr Magensäure produziert. Durch die Wahl kleinerer und häufigerer Mahlzeiten kannst du eine Überlastung deines Magens vermeiden. Dieser Ansatz macht nicht nur die Verdauung sanfter, sondern hilft auch, die Durchblutung der Magenschleimhaut zu verbessern, was für die Unterstützung der Genesung entscheidend ist.

Eine typische kleine Mahlzeit könnte aus einer Tasse Gemüse, einer halben Tasse Reis und einer Portion Hähnchenbrust oder Fisch in der Größe deiner Handfläche (zwischen 85 und 100 Gramm) bestehen. Obwohl einige Menschen mit Gastritis eine Kombination aus Proteinen und konzentrierten Kohlenhydraten (wie Huhn mit Reis oder Kartoffeln) recht gut vertragen, finden andere diese Kombination herausfordernd. Es ist ratsam, die

Kombination proteinreicher Lebensmittel (wie Huhn, Fisch oder Eier) mit großen Mengen konzentrierter Kohlenhydrate (wie Kartoffeln, Reis oder Süßkartoffeln) zu begrenzen, um eine schnellere Verdauung der Proteine zu ermöglichen, die bei Gastritis schwieriger sein kann.

Obwohl einige Menschen davon profitieren können, Kohlenhydrate nicht mit proteinreichen Mahlzeiten zu mischen, ist dieser Ansatz nicht für jeden notwendig. Wenn du feststellst, dass der ausschließliche Verzehr von Proteinen und Gemüse im Laufe der Zeit zu einem erheblichen Gewichtsverlust führt, erwäge, einige Kohlenhydrate einzubauen, um das Gleichgewicht zu halten, ohne die Verdauung zu beeinträchtigen, wie zum Beispiel eine halbe Tasse Reis oder Kartoffeln zu deinen Mahlzeiten hinzuzufügen. Der Schlüssel liegt darin, genau zu beobachten, wie dein Körper reagiert und deine Ernährung entsprechend anzupassen.

Hier ist ein vorgeschlagener Mahlzeitenplan, um dir zu helfen, deine Gastritis effektiv zu bewältigen, indem du deine Mahlzeiten gleichmäßig über den Tag verteilst:

Frühstück	7:00 bis 8:30
Vormittagssnack	10:00 bis 11:00
Mittagessen	12:30 bis 14:00
Nachmittagssnack	16:00 bis 17:00
Abendessen	18:00 bis 19:30

Hinweis: *Um nächtliche Gastritissysymptome zu minimieren, vermeide es, drei Stunden vor dem Schlafengehen etwas zu essen und verzichte darauf, mindestens eine Stunde vor dem Schlafengehen Getränke zu dir zu nehmen. Diese Praxis hilft, Sodbrennen zu vermeiden und gewährleistet eine bessere Schlafqualität.*

Nahrung gut kauen

Die Verdauung ist eine sehr anspruchsvolle Aufgabe, die viel Energie erfordert, insbesondere wenn der Magen schlecht gekaute Nahrung verarbeiten muss. Daher ist es entscheidend, die Angewohnheit zu entwickeln, deine Nahrung gut zu kauen. Dies erleichtert nicht nur die Verdauung, sondern ermöglicht deinem Magen auch, die Nahrung schneller und effizienter abzubauen.

Forschungen haben gezeigt, dass gut gekaute Nahrung die Pufferfähigkeit des Speichels gegen Magensäure verbessert. Der mucinreiche Speichel – die Hauptkomponente der Speichel- und Schleimabsonderungen – stärkt, wenn er vollständig mit der Nahrung vermischt wird, die Schleimhautabwehr gegen Magensäure und andere Reizstoffe. Im Gegensatz dazu absorbieren Lebensmittel, die schlecht mit Speichel vermischt oder ohne ausreichendes Kauen geschluckt werden, weniger Magensäure, was das Risiko einer Reizung erhöht.[68]

Das Kauen ist der erste Schritt im Verdauungsprozess, und das gründliche Kauen deiner Nahrung, bis sie in deinem Mund fast verflüssigt ist, bietet erhebliche Vorteile. Erstens stellt es sicher, dass die Nahrung gut mit Speichel vermischt wird, der wichtige Verdauungsenzyme enthält, um die Nahrung im Magen und Dünndarm abzubauen. Die linguale Lipase, die Fette abbaut, wird in der sauren Umgebung des Magens aktiviert. Die linguale Amylase beginnt den Abbau von Kohlenhydraten im Mund bei neutralem pH-Wert und wird inaktiv, sobald der pH-Wert des Magens unter 4 fällt. Die viskose Beschaffenheit des Speichels erleichtert auch den Schluckvorgang und den Transport der Nahrung durch den Magen-Darm-Trakt.

Darüber hinaus verbessert effektives Kauen die Aufnahme von Nährstoffen im Darm und maximiert die Kaloriengewinnung aus der Nahrung. Je gründlicher du kaust, desto besser kann dein Körper diese Nährstoffe erhalten und aufnehmen. Es ist besonders wichtig, Fleisch wie Huhn, Pute und Fisch sehr gut zu kauen, um deren Verdauung zu unterstützen.

Aus diesen Gründen ist es wichtig, dir beim Essen Zeit zu nehmen. Kaue deine Nahrung gut und iss langsam ohne Eile. Wenn du gestresst bist, nimm dir einen Moment Zeit, um dich zu entspannen, bevor du mit deiner Mahlzeit beginnst. Vermeide Ablenkungen wie Handy, Computer oder Fernseher während des Essens. Präsent und konzentriert zu sein während der Mahlzeiten fördert langsameres Essen und effektiveres Kauen. Obwohl die Anpassung dieser lebenslangen Gewohnheit Anstrengung erfordern kann, ist es wichtig, jeden Bissen drei- bis fünfmal mehr zu kauen, als du es normalerweise tun würdest.

Regelmäßig Sport treiben

Regelmäßige Bewegung ist nicht nur für dein Verdauungssystem, sondern für deine allgemeine Gesundheit von Vorteil. Eine Trainingseinheit muss nicht lang sein; 20 bis 30 Minuten täglich sind ausreichend. Ich empfehle, mit einem sanften 15- bis 20-minütigen Spaziergang nach den Mahlzeiten zu beginnen, um die Verdauung zu unterstützen. Es ist jedoch wichtig, anstrengende Übungen oder solche, die übermäßigen Druck auf deinen Bauch ausüben, wie Gewichtheben, intensive Bauchübungen, High-Impact-Aerobic oder Gymnastik, zu vermeiden. Diese Aktivitäten könnten die Symptome deiner Gastritis verschlimmern.

Wenn du bereits in einer der oben genannten Übungen engagiert bist, musst du nicht komplett damit aufhören, aber sei dir bewusst, wie sie deine Symptome beeinflussen. Beachte, ob bestimmte Aktivitäten deinen Zustand verschlechtern, und vermeide hochintensives Training unmittelbar nach dem Essen; es ist ratsam, zwei bis drei Stunden zu warten. Höre immer auf deinen Körper; wenn eine Aktivität deine Gastritis verschlimmert, stelle sie ein, bis sich dein Zustand verbessert.

Wenn deine Symptome sich stabilisieren und du dich beim Gehen wohler fühlst, erwäge, nach und nach andere Low-Impact-Herz-Kreislauf-Übungen in deine Routine einzubauen, wie Heimtrainer fahren, ein Ellipsentrainer benutzen, schwimmen, joggen oder moderate Körpergewichtsübungen durchführen. Der Schlüssel ist sicherzustellen, dass jede Übung, die du machst, deine Gesundheit unterstützt, ohne deinen Magen zu belasten.

Deinen Magen ständig schützen

Die effektive Bewältigung von Gastritis geht über Ernährungsumstellungen hinaus; sie beinhaltet auch den aktiven Schutz der Magenschleimhaut vor weiteren Schäden. Dies ist entscheidend, besonders weil ein entzündeter Magen sich nicht effektiv gegen Aggressoren wie Magensäure und Pepsin schützen kann, was ihn anfällig für schwere Reizungen macht.

Um den Heilungsprozess zu verbessern und zusätzlichen Schutz für die Magenschleimhaut zu bieten, solltest du über die Ernährungsanpassungen hinaus die Verwendung von magenschützenden Medikamenten in Betracht ziehen. Eine wirksame Option ist Sucralfat, das nicht nur die Magenschleimhaut schützt, sondern auch die Produktion von Schutzfaktoren wie Magenschleim, Bikarbonat und Prostaglandinen fördert.[69] Forschungen zeigen, dass Sucralfat als Schutzbarriere auf Magenläsionen wirkt und sie vor Magensäure, Pepsin und Galle schützt, um die Heilung zu fördern. Betrachte es als einen Verband für deine Magenschleimhaut. Es ist jedoch wichtig, dieses Medikament regelmäßig einzunehmen, damit es wirksam ist, und immer deinen Arzt zu konsultieren, bevor du mit einem neuen Medikament beginnst, um sicherzustellen, dass es für deinen spezifischen Zustand geeignet ist.

Eine natürliche Alternative zu Sucralfat zum Schutz der Magenschleimhaut ist deglycyrrhizinierten Süßholz oder DGL. Dies ist ein standardisierter Extrakt aus der Süßholzwurzel, der die vorteilhaften Heileigenschaften der Wurzel beibehält, aber das Glycyrrhizin, die Komponente, die für unerwünschte Nebenwirkungen wie Bluthochdruck, Ödeme und Kopfschmerzen verantwortlich ist, entfernt. DGL unterstützt die Wiederherstellung der Magen- und Darmschleimhaut durch Stimulierung der Prostaglandinproduktion.[70] Diese Substanzen verbessern die Sekretion von Magenschleim und anderen Schutzfaktoren im Magen-Darm-Trakt. Darüber hinaus tragen die antioxidativen Eigenschaften von DGL weiter zu seiner therapeutischen Wirksamkeit bei.[71]

Den Magen vor nächtlicher Säuresekretion zu schützen, ist ebenfalls entscheidend, da der Magen-pH-Wert typischerweise während des Tiefschlafs unter 4 fällt und seine höchste Säurekonzentration erreicht. Normalerweise beginnt diese Säuresekretion nach Mitternacht und dauert bis in die frühen Morgenstunden.[72] Um die Magenschleimhaut während des Schlafs zu schützen, hast du ein paar Möglichkeiten. Ein Ansatz ist die Einnahme eines magenschützenden Mittels wie Sucralfat vor dem Schlafengehen, das die Magenschleimhaut, insbesondere eventuelle Verletzungen, schützen kann, indem es eine Schutzbarriere bildet, die bis zu sechs Stunden anhält. Alternativ können H2-Histamin-Rezeptorblocker wie Famotidin oder Cimetidin wirksam sein. Diese Medikamente hemmen die Säuresekretion für etwa acht bis zwölf Stunden und sind ideal für die nächtliche Anwendung, da sie die Säureproduktion tagsüber nicht beeinflussen.[73] Die Kombination beider Medikamententypen kann im Vergleich zur Verwendung eines einzelnen einen verbesserten Schutz bieten.

Rebamipid und Troxipid sind ebenfalls Medikamente, die für ihren wirksamen Schutz der Magenschleimhaut bekannt sind. Rebamipid wirkt durch Stimulierung der Prostaglandinproduktion im Magen, was die Bildung von Magenschleim und Bikarbonat verbessert[74] und so den Heilungsprozess beschleunigt. Eine Studie aus dem Jahr 2008 bestätigte seine Wirksamkeit bei der Verbesserung sowohl der Magensymptome als auch des endoskopischen und histologischen Erscheinungsbildes des Magens.[75] Andererseits erhöht Troxipid, das hauptsächlich in Japan, Indien, China und Südkorea verwendet wird, nicht nur die Produktion von Schleim und Prostaglandinen, sondern hilft auch bei der Regeneration von Kollagenfasern, reduziert Entzündungen und verbessert den Stoffwechsel und die Mikrozirkulation der Magenschleimhaut. Klinische Studien haben gezeigt, dass Troxipid wirksamer ist als herkömmliche Behandlungen wie der nicht mehr erhältliche H2-Blocker Ranitidin, insbesondere bei der Behandlung von Gastritis, wobei Patienten bessere Heilungsergebnisse und Linderung der Symptome erleben.[76]

Obwohl diese Medikamente bei der Behandlung von Gastritis wirksam sein können, ist es unbedingt erforderlich, deinen Arzt zu konsultieren, bevor du mit einem neuen Medikament beginnst, um sicherzustellen, dass es für deinen spezifischen Zustand geeignet ist. Außerdem ist es wichtig zu beachten, dass sowohl Rebamipid als auch Troxipid in den meisten westlichen Ländern nicht erhältlich sind und hauptsächlich in Asien verkauft werden.

ABSCHLIESSENDE GEDANKEN ZU GEWOHNHEITEN UND VERÄNDERUNGEN DES LEBENSSTIL

Es ist entscheidend, die in diesem Abschnitt besprochenen Anpassungen des Lebensstils ernst zu nehmen. Durch aktives Vermeiden der beschriebenen schädlichen Gewohnheiten kannst du deine Aussichten auf eine Verbesserung der Magengesundheit erheblich verbessern und das Risiko zukünftiger Gastritis-Rückfälle minimieren. Die Fortsetzung schädlicher Gewohnheiten, die zur Gastritis beitragen, führt wahrscheinlich zum Wiederauftreten von Symptomen und Beschwerden.

Es geht nicht nur darum, schlechte Gewohnheiten zu vermeiden; es ist genauso wichtig, positive Gewohnheiten zu pflegen, die die Heilung deines Magens fördern. Dazu gehört, über den Tag verteilt kleinere Mahlzeiten zu essen, die Nahrung gut zu kauen, regelmäßige und sanfte Bewegung zu betreiben und Schutzmaßnahmen für deinen Magen anzuwenden.

Zusammenfassend ist die Abkehr von schädlichen Gewohnheiten und die Annahme gesunder Gewohnheiten der Schlüssel zur wirksamen Bewältigung und Erholung von Gastritis. Diese Änderungen sind grundlegend für die Verbesserung der Gesundheit deines Magens, die Linderung der Symptome und die Verhinderung des Wiederauftretens der Erkrankung. Nimm diese Anleitung ernst, verpflichte dich zu diesen Veränderungen und ebne den Weg für ein gesünderes Leben ohne Gastritis.

DRITTER TEIL

Umgang mit Stress und Angst

Nach der Untersuchung von Ernährungsrichtlinien und notwendigen Lebensstilanpassungen zur Kontrolle der Gastritis richten wir nun unsere Aufmerksamkeit auf einen ebenso wichtigen Aspekt: die Bewältigung von Stress und Angst. Bei der Behandlung von Gastritis ist die wirksame Stressbewältigung genauso wichtig wie eine angemessene Ernährung und Änderungen des Lebensstils.

Stress und Angst sind nicht nur alltägliche emotionale Zustände; sie können den Heilungsprozess der Gastritis erheblich behindern. Ein unruhiger Geist kann Magenprobleme verschlimmern, die Genesung verlangsamen und in vielen Fällen eine vollständige Heilung verhindern. Daher ist es entscheidend, diese Faktoren mit dem nötigen Ernst zu behandeln.

In diesem Abschnitt werden wir wirksame Strategien zur Bewältigung von Stress und Angst vertiefen und sicherstellen, dass dieser grundlegende Pfeiler der Gastritisbehandlung nicht übersehen wird. Dieser Ansatz basiert auf dem Verständnis, dass für viele Betroffene ungelöster Stress und Angst die Haupthindernisse für die Genesung darstellen.

WAS IST STRESS?

Stress ist ein Begriff, der oft negative Assoziationen hervorruft, aber im Wesentlichen ist er eine natürliche physiologische Reaktion, die uns helfen soll, herausfordernde oder bedrohliche Situationen zu bewältigen. Diese Reaktion mobilisiert unsere körperlichen, geistigen und verhaltensbezogenen Ressourcen und verbessert unsere Überlebensfähigkeit. Daher kann Stress ein adaptiver und lebenswichtiger Prozess sein, der uns schützt und unsere Widerstandsfähigkeit fördert.

Obwohl Stress häufig negativ wahrgenommen wird, ist es wichtig zu erkennen, dass er auch von Vorteil sein kann. Typischerweise wird Stress in zwei Arten klassifiziert: den »guten« Stress, bekannt als Eustress, der uns motiviert und energetisiert, und den »schlechten« Stress oder Distress, der überwältigend und schwächend sein kann.

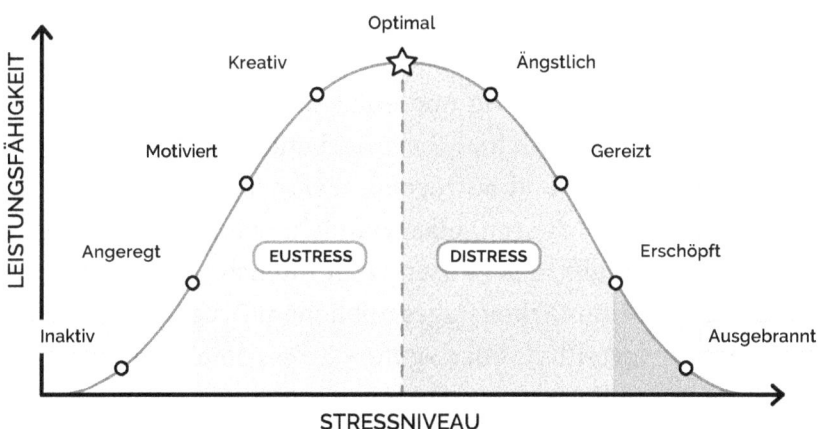

Eustress wirkt als positive Kraft, die uns motiviert und anregt, Herausforderungen effektiv zu bewältigen, und unsere Kreativität, Produktivität und Entscheidungsfähigkeit verbessert. Diese Form des Stresses steigert die Vitalität und Energie, trägt zu einem Zustand positiver Erregung bei und hält uns wach. Er ist vorübergehend und führt nicht zu Angst oder Leid.

Auf der anderen Seite entsteht Distress, wenn die Anforderungen einer Situation unsere Bewältigungsfähigkeiten übersteigen. Diese negative Form von Stress kann unsere körperlichen und geistigen Ressourcen erschöpfen und zu Symptomen wie Anspannung, Müdigkeit und geistiger Erschöpfung führen. Die Symptome von Distress können schwerwiegend sein und umfassen Reizbarkeit, Nervosität, Angstzustände, Panikattacken, Schlaflosigkeit, Appetitverlust, Magenbeschwerden und Spannungskopfschmerzen, unter anderem.

Eustress und Distress stellen zwei Seiten derselben Medaille dar und spiegeln verschiedene Reaktionen auf Stress je nach Intensität und Auswirkung auf unser Leben wider. Als Nächstes werden wir näher darauf eingehen, wie Stress nach seiner Dauer klassifiziert wird.

Akuter Stress

Akuter Stress ist kurzfristig und entsteht aus dem Druck jüngster Ereignisse oder unmittelbar bevorstehender Anforderungen. Er wird oft durch neue und aufregende Erfahrungen oder Notfallsituationen ausgelöst, die schnelles Handeln erfordern, wie das Vermeiden eines Unfalls, das Führen einer intensiven Diskussion oder das Bewältigen eines Arbeitstages mit hohem Druck. Zunächst kann akuter Stress vorteilhaft oder »guter« Stress sein, der die notwendige Stimulation liefert, um effektiv zu reagieren. Wenn jedoch die Situation unsere Bewältigungsfähigkeit übersteigt, kann sie sich zu Distress oder »schlechtem« Stress entwickeln. Die Symptome von akutem Stress sind in der Regel von kurzer Dauer und können Wut, Reizbarkeit, Angst, Spannungskopfschmerzen und Magen-Darm-Störungen umfassen, zusammen mit physiologischen Reaktionen wie erhöhtem Blutdruck, beschleunigtem Herzschlag oder übermäßigem Schwitzen.

Chronischer Stress

Chronischer Stress erstreckt sich über längere Zeiträume und resultiert oft aus anhaltenden, unnachgiebigen Belastungen ohne angemessene Entlastung oder Entspannung. Diese Form von Stress kann auch aus einem lang anhaltenden emotionalen Trauma entstehen, das ungelöst bleibt und ständig einen Schatten auf das eigene Leben wirft. Menschen, die chronischen Stress erleben, können das Gefühl haben, wenig oder keine Kontrolle über ihre Umstände zu haben, was zu langen Perioden der Qual führt. Die Auswirkungen von chronischem Stress sind besonders schädlich, da sie nicht nur Erkrankungen wie Gastritis verschlimmern, sondern auch das Immunsystem schwächen und das Risiko für Herz-Kreislauf-Erkrankungen erhöhen.[77]

In diesem Zusammenhang ist es wichtig zu beachten, dass Stress jeden Menschen unterschiedlich beeinflusst, geprägt durch persönliche Erfahrungen und Umstände. Um ihn effektiv zu bewältigen, ist es wichtig, seine Ursprünge zu verstehen, die grob in zwei Kategorien eingeteilt werden können: interner und externer Stress. Diese Unterscheidung ist entscheidend für die Entwicklung angepasster Strategien zur Bewältigung und Reduzierung von Stress in deinem Leben. Lass uns diese beiden Haupttypen von Stress und ihre Auswirkungen auf unseren Alltag und unsere allgemeine Gesundheit untersuchen.

Interner Stress

Interner Stress entsteht aus unseren eigenen Gedanken und Sorgen über Dinge, die außerhalb unserer Kontrolle oder unseres Einflusses liegen. Es ist der Stress, den wir aus uns selbst heraus durch negative innere Dialoge, irrationalen Pessimismus, das Setzen unerreichbarer Ziele, das Streben nach Perfektion oder den Versuch, alle Aspekte des Lebens zu kontrollieren, erzeugen. Diese Art von Stress wird oft dadurch ausgelöst, wie wir die Welt um uns herum wahrnehmen und interpretieren. Zum Beispiel können negative Emotionen und unrealistische Erwartungen mehr Stress verursachen als tatsächliche äußere Ereignisse. Der Umgang mit dieser Form von Stress ist entscheidend, da er in unserer Denkweise und Einstellung wurzelt, die wir ändern können.

Externer Stress

Externer Stress stammt aus äußeren Quellen, die unseren inneren Frieden beeinträchtigen. Dazu können beruflicher Druck, akademische Anforderungen, häusliche Verantwortlichkeiten, unvorhergesehene Ereignisse wie der Verlust eines Arbeitsplatzes oder eines geliebten Menschen, finanzielle Schwierigkeiten, familiäre Probleme oder sogar alltägliche Ärgernisse wie Verkehrsstaus gehören. Obwohl sie oft als außerhalb unserer Kontrolle wahrgenommen werden, hängt die Auswirkung externer Stressfaktoren stark von unserer Reaktion auf sie ab. Der Umgang mit Verkehrsstaus auf dem Weg zur Arbeit kann beispielsweise für dich stressig sein, wenn du dir Sorgen machst, zu spät zu kommen. Andere könnten diese Zeit jedoch angenehm finden und sie nutzen, um sich zu entspannen und Musik oder einen Podcast zu hören, während sie fahren.

In beiden Fällen spielt die Wahrnehmung von Stress eine bedeutende Rolle. Ein Ereignis, das für eine Person stressig ist, kann für eine andere neutral oder sogar angenehm sein, je nach Denkweise und Lebenserfahrungen. Das Verstehen und Erkennen dieser Tatsache kann befähigend sein: Es unterstreicht die Bedeutung unserer Einstellungen und Wahrnehmungen bei der Stressbewältigung. Indem wir sowohl interne als auch externe Quellen angehen, können wir Stress effektiver bewältigen und seine Auswirkungen auf unsere Gesundheit und unser Wohlbefinden mildern.

STRESS UND DEIN KÖRPER

Stress zu verstehen bedeutet, seine Auswirkungen auf unseren Körper zu untersuchen, insbesondere wie er die Freisetzung von Schlüsselhormonen auslöst: Cortisol und Adrenalin. Diese Hormone sind wesentliche Bestandteile der »Kampf-oder-Flucht«-Reaktion des Körpers und werden von den Nebennieren produziert, die sich über den Nieren befinden.

Wenn wir mit Angst oder Gefahr konfrontiert werden, aktiviert unser Körper instinktiv diesen Überlebensmechanismus und setzt Adrenalin und Cortisol in den Blutkreislauf frei. Dieser Hormonschub führt zu mehreren physiologischen Veränderungen: Unsere Herz-, Atem- und Blutdruckraten erhöhen sich, während Funktionen wie Verdauung, Fortpflanzung, Wachstum und Immunantwort unterdrückt werden, da sie in unmittelbaren Bedrohungssituationen nicht wesentlich sind.[77]

Historisch gesehen war dieser Zustand erhöhter Alarmbereitschaft entscheidend. Unsere Vorfahren, die in einer Welt voller täglicher Bedrohungen aus der Umwelt lebten, waren auf diese Stressreaktion angewiesen, um zu überleben. Die »Kampf-oder-Flucht«-Reaktion machte sie schneller, stärker und reaktionsschneller – Eigenschaften, die notwendig waren, um die harten Herausforderungen ihrer Zeit zu bewältigen.

Heutzutage, obwohl wir nicht mehr den gleichen körperlichen Gefahren gegenüberstehen, halten uns die kontinuierlichen Belastungen des modernen Lebens oft in einem ähnlichen, wenn auch weniger intensiven Alarmzustand. Diese chronische Stressreaktion auf niedrigem Niveau mag nicht so unmittelbar lebensrettend sein, beeinflusst aber dennoch unseren physiologischen Zustand erheblich und bereitet uns darauf vor, kontinuierliche Herausforderungen zu bewältigen. Wenn sie jedoch nicht richtig gehandhabt wird, kann diese anhaltende Stressreaktion zu erheblichen Gesundheitsproblemen führen, was die Notwendigkeit unterstreicht, ihre Auswirkungen auf unseren Körper zu verstehen und abzumildern.

Neben Adrenalin und Cortisol spielen andere Hormone wie Noradrenalin, Glukagon und Prolaktin eine Rolle bei Stressreaktionen.[78] Obwohl diese Hormone wesentlich für die Bewältigung von Stress sind, können erhöhte Niveaus, insbesondere von Cortisol, unsere Gesundheit negativ beeinflussen.

Die Stressantwort ist eng mit dem autonomen Nervensystem verbunden, das interne Organe wie den Magen, die Därme und das Herz ohne bewusste Anstrengung kontrolliert und reguliert. Dieses System ist in mehrere Subsysteme unterteilt, wobei das sympathische und parasympathische Nervensystem aufgrund ihrer gegensätzlichen Funktionen besonders hervorzuheben sind. Im Folgenden werden wir jedes dieser Systeme und die Rollen, die sie im menschlichen Körper spielen, betrachten.

Sympathisches System

Dieses System bereitet den Körper darauf vor, auf Stresssituationen zu reagieren und ist sowohl unter positivem als auch negativem Stress dominant. Der Grad der Aktivierung hängt vom Stresslevel ab. Dieses System ist für die »Kampf-oder-Flucht«-Reaktion verantwortlich und löst die Nebennieren aus, um Adrenalin, Noradrenalin und Cortisol in den Blutkreislauf freizusetzen, wodurch der Körper darauf vorbereitet wird, dem Stressfaktor zu begegnen.[79] Das sympathische Nervensystem ist verantwortlich für:

- Erhöhung der Herz- und Atemfrequenz.
- Erhöhung des Blutdrucks und Verbesserung des Blutflusses zu den Muskeln.

- Erweiterung der Bronchialröhren und Pupillen.
- Verursachung übermäßigen Schwitzens.
- Stimulierung der Nebennieren zur Freisetzung von Adrenalin, Noradrenalin und Cortisol.
- Freisetzung von Glukose aus der Leber.
- Unterdrückung des Immunsystems.
- Reduzierung oder Verlangsamung der Verdauung und peristaltischen Bewegungen.

Parasympathisches System

Im Gegensatz zu seinem Gegenstück ist das parasympathische System dafür verantwortlich, die Aktivität des Körpers zu verlangsamen und ihm zu ermöglichen, nach Stressperioden oder Energieaufwand in einen Ruhezustand zurückzukehren. Der Hauptnerv dieses Systems, der, spielt zusammen mit dem Neurotransmitter Acetylcholin eine entscheidende Rolle bei der Regulierung der inneren Organe, die vom sympathischen System aktiviert werden.[80] Die Funktionen des parasympathischen Systems umfassen:

- Verringerung der Herz- und Atemfrequenz.
- Senkung des Blutdrucks.
- Verengung der Bronchialröhren und Pupillen.
- Entspannung der Muskeln.
- Stimulierung der Verdauung und Verdauungssekrete.
- Verbesserung der peristaltischen Aktivität.
- Förderung der Gewebereparatur und Stärkung der Immunfunktionen.

Darüber hinaus umfasst das autonome Nervensystem das enterische Nervensystem, das aus Netzwerken von Millionen von Neuronen innerhalb der Gewebe besteht, die die Speiseröhre, den Magen, den Dünndarm und das Kolon auskleiden. Dieses System reguliert autonom die lebenswichtigen Funktionen des Verdauungssystems ohne Anweisungen vom Gehirn.[81] Es interagiert auch mit den sympathischen und parasympathischen Nervensystemen und kommuniziert mit dem zentralen Nervensystem über den Vagusnerv.

Zusammenfassend ist Stress im Wesentlichen ein Ungleichgewicht zwischen den sympathischen und parasympathischen Systemen aufgrund anhaltender Anspannung. Um das Gleichgewicht wiederherzustellen, kann die Aktivierung des parasympathischen Systems durch die Stimulation des Vagusnervs und andere Entspannungstechniken erreicht werden, die sowohl Geist als auch Körper beruhigen. Bevor wir jedoch auf Methoden zur Stimulation des Vagusnervs und zur Entspannung eingehen, wollen wir im nächsten Abschnitt die Beziehung zwischen Angst und Gastritis untersuchen.

ANGST UND GASTRITIS

Angst kann sich manifestieren, wenn wir nicht in der Lage sind, uns an Stresssituationen anzupassen, aber sie kann auch ohne identifizierbaren Stressfaktor auftreten. Obwohl es verschiedene Formen von Angst gibt, jede mit unterschiedlichen Auslösern, ist sie im Kontext von Gastritis häufig mit Nährstoffmangel, Ungleichgewichten in der Darmflora und den durch Magenentzündungen verursachten Schmerzen und Beschwerden verbunden.[82,83] Mängel an essentiellen Nährstoffen wie Vitamin D, Magnesium, B-Vitaminen (besonders

B12, B6 und Folsäure), Zink, Eisen, Selen, Omega-3-Fettsäuren und Aminosäuren tragen häufig zu Angstsymptomen, Depressionen und Stimmungsschwankungen bei.[84,85] Daher ist die Behebung dieser Mängel ein wichtiger erster Schritt bei der Bewältigung von Angst und Gastritis.

Um diese Mängel wirksam zu beheben, ist es ratsam, Tests durchzuführen, um spezifische Nährstoffmängel zu identifizieren. Ich empfehle, einen Gesundheitsexperten wie einen Naturheilkundler oder einen Arzt für funktionelle Medizin zu konsultieren, der dich bei geeigneten Tests und Behandlungen beraten kann. Oft entstehen diese Nährstoffmängel durch unzureichende Nahrungsaufnahme oder durch die langfristige Verwendung von Antazida-Medikamenten, die die Aufnahme einer breiten Palette von Mineralien und Vitaminen beeinträchtigen können.[86] Diese Beeinträchtigung kann Angst und Depression als sekundäre Komplikationen verschlimmern.[87] Die Behebung dieser Mängel hilft nicht nur, Angst zu reduzieren, sondern verbessert auch deine Fähigkeit, Stress effektiver zu bewältigen.

Ein Ungleichgewicht in der Darmflora, ein häufiges Problem bei Menschen mit Gastritis, kann ebenfalls zu Angst, Depression und Stimmungsschwankungen beitragen.[83] Diese psychischen Gesundheitsprobleme werden jedoch nicht nur durch mikrobielle Ungleichgewichte oder Nährstoffmängel verursacht; sie können auch direkt aus den Symptomen der Gastritis selbst resultieren. Zum Beispiel können starke Magenbeschwerden oder Schmerzen, sei es durch eine schwere Entzündung der Magenschleimhaut oder durch kontinuierliche Besorgnis um die Gesundheit, die Angstniveaus erhöhen. Dies wird durch wissenschaftliche Studien untermauert, die eine bidirektionale Kommunikation zwischen dem Verdauungssystem und dem Gehirn zeigen, bekannt als die Darm-Hirn-Achse. Diese Kommunikation umfasst neuronale Wege (wie den Vagusnerv), hormonelle Wege (durch die Hypothalamus-Hypophysen-Nebennieren-Achse oder HPA) und Immunantworten (durch Zytokine), die alle erhebliche Auswirkungen auf das emotionale Wohlbefinden haben können.[88]

Angesichts des häufigen Auftretens von Ungleichgewichten in der Darmflora bei Gastritis wird die Verbesserung der Verdauungsgesundheit zu einer kritischen Strategie zur Linderung der mit dieser Erkrankung verbundenen psychologischen Symptome. Die Ausbalancierung der Darmflora mit Probiotika und die Reduzierung von Entzündungen im Magen-Darm-Trakt sind grundlegende Schritte zur Minderung von Angst und Depression im Zusammenhang mit Gastritis.

STRATEGIEN ZUR REDUZIERUNG VON STRESS UND ANGST

Das Verständnis der Natur von Stress und Angst sowie ihrer physiologischen Auswirkungen bereitet den Boden für praktische Interventionen. In diesem letzten Abschnitt konzentrieren wir uns nun auf praktische Strategien zur wirksamen Bewältigung dieser Zustände.

Zunächst ist es entscheidend, die Grundursachen deines Stresses zu identifizieren. Zu den häufigen Quellen gehören Familienprobleme, akademischer Druck, Arbeitsstress, finanzielle Sorgen und gesundheitliche Probleme. Der Schlüssel zum Umgang mit diesen äußeren Stressfaktoren liegt darin, deine Wahrnehmung von ihnen zu verändern, was deine emotionalen und körperlichen Reaktionen tiefgreifend beeinflussen kann.

Bewusstsein ist der erste Schritt zur Veränderung. Reflektiere, was deinen Stress auslöst, und überlege, warum diese Faktoren so viel Macht über dich haben sollten. Beispielsweise kann die Angst vor gesundheitlichen Problemen überwältigend sein; wenn du jedoch deine Aufmerksamkeit von der Sorge auf konkrete Schritte zur Genesung lenkst, kann sich deine Perspektive verändern. Positivität zu kultivieren und eine optimistische Einstellung beizubehalten, sind nicht nur vorteilhaft, sondern notwendig für ein effektives Stressmanagement.

Durch die Anwendung dieser Strategien kannst du die Auswirkungen von Stress und Angst auf dein Leben mindern, ein besseres allgemeines Wohlbefinden fördern und eine schnellere Genesung von Erkrankungen wie Gastritis unterstützen. Lass uns über einige Nahrungsergänzungsmittel und Entspannungstechniken sprechen, die bei der Bewältigung von Stress und Angst zusätzlich helfen können.

Nahrungsergänzungsmittel

Viele natürliche Nahrungsergänzungsmittel haben sich bei der Behandlung von Angst, der Milderung der negativen Auswirkungen von Stress und der Senkung des Cortisolspiegels als wirksam erwiesen. Aufgrund der umfangreichen Palette an verfügbaren Optionen werden wir jedoch nur diejenigen besprechen, die durch Forschung und klinische Studien die größte Wirksamkeit bei der Stressreduktion und Angstbewältigung gezeigt haben.

Obwohl die nachfolgend behandelten natürlichen Nahrungsergänzungsmittel dir helfen können, Angstzustände zu behandeln und deine Stressresistenz zu erhöhen, ist es entscheidend, dass du zunächst deine wesentlichen Nährstoffbedürfnisse deckst. Stress und Angst können Vitamine und Mineralstoffe erheblich erschöpfen und potenziell zu Nährstoffmängeln führen, die Angstzustände verschlimmern oder die Fähigkeit deines Körpers beeinträchtigen können, Stress effektiv zu bewältigen.

Zu den wichtigen Nährstoffen, die oft erschöpft werden, gehören Mineralien wie Magnesium und Zink; Vitamine wie C, D und B-Vitamine (insbesondere B6, B12 und Folsäure); Omega-3-Fettsäuren; und bestimmte Aminosäuren, die Vorstufen von Neurotransmittern sind, die für das ordnungsgemäße Funktionieren des Nervensystems notwendig sind.[89] Insbesondere Vitamin B6 ist für die Bildung von Neurotransmittern wie GABA, bekannt für die Förderung der Entspannung, Serotonin, oft als Glückshormon bezeichnet, und Dopamin, das bei der Konzentration und Motivation hilft, unerlässlich.[90] Diese Neurotransmitter spielen wichtige Rollen bei der Regulierung der Stimmung. Darüber hinaus ist es wichtig, gesunde Magnesiumspiegel aufrechtzuerhalten, da dieses Mineral dazu beiträgt, das Nervensystem zu entspannen, die Stimmung zu stabilisieren und Angst wirksam zu bekämpfen.[91]

Nachdem du nun die Bedeutung der Deckung deines grundlegenden Nährstoffbedarfs verstehst, wollen wir uns mit natürlichen Nahrungsergänzungsmitteln befassen, die dir helfen können, Angstzustände zu bewältigen und Stresslevel zu reduzieren.

Rhodiola Rosea

Rhodiola Rosea, auch bekannt als Goldene Wurzel oder Arktische Wurzel, ist ein Adaptogen, das in der traditionellen chinesischen Medizin und in skandinavischen Ländern weit verbreitet ist. Es wird für seine Fähigkeit geschätzt, die Energie zu steigern, die Stimmung zu verbessern und die Widerstandsfähigkeit gegenüber körperlichem und geistigem Stress zu erhöhen. Rhodiola Rosea wirkt, indem es das Stressreaktionssystem ausbalanciert, was effektiv Angst reduziert und übermäßige emotionale Reaktivität verringert. Diese Anpassungsfähigkeit ermöglicht es Menschen, gelassener zu bleiben und Stress effektiver zu bewältigen.[92] Einer der Mechanismen, durch die Rhodiola wirkt, ist die Verstärkung der Aktivität von Neurotransmittern im Gehirn wie Serotonin und Dopamin sowie Opioiden wie Beta-Endorphinen, wodurch die allgemeine Gehirnfunktion und Stimmung verbessert werden.[93]

Die Forschung unterstreicht die Wirksamkeit von Rhodiola bei der Bekämpfung chronischer Müdigkeit und ihr Potenzial zur Behandlung leichter bis mittelschwerer Depression und generalisierter Angststörungen.[94,95,96] Für diejenigen, die häufig Stress, Müdigkeit, Depression oder Angst erleben, bietet Rhodiola Rosea eine vielversprechende natürliche Lösung. Achte darauf, dass das von dir gewählte Rhodiola-Präparat standardisiert ist, um mindestens 3% Rosavin und 1% Salidrosid zu enthalten, die Hauptwirkstoffe, die für seine therapeutischen Effekte verantwortlich sind.

Die typische empfohlene Dosis von Rhodiola Rosea beträgt etwa 500 mg pro Tag. Aufgrund seiner stimulierenden Eigenschaften ist es am besten, es früh am Tag einzunehmen, um nicht mit dem Schlafmuster zu interferieren. Vorsicht ist für diejenigen geboten, die Antidepressiva einnehmen, da Rhodiola mit diesen Medikamenten interagieren kann.[97]

Ashwagandha

Ashwagandha, auch bekannt als Indischer Ginseng, ist ein adaptogenes Kraut, das seit Jahrhunderten ein Grundpfeiler der ayurvedischen Medizin ist. Es wird sehr geschätzt für seine Fähigkeit, Angst zu reduzieren und Menschen bei der Bewältigung von Stress zu helfen.[98] Ein besonders bemerkenswerter Vorteil von Ashwagandha ist seine Fähigkeit, die Schlafqualität zu verbessern, was es zu einer ausgezeichneten Wahl für diejenigen macht, die mit stressbedingter Erschöpfung zu kämpfen haben.[99]

Das Kraut wirkt, indem es die GABA-Rezeptoren stimuliert und die Serotoninwerte im Gehirn erhöht, was zusammen eine beruhigende Wirkung auf den Körper fördert. Der Einfluss von Ashwagandha auf Stress zeigt sich noch deutlicher in seiner Wirkung auf Cortisol, das Stresshormon. Forschungen mit Menschen, die unter chronischem Stress leiden, haben gezeigt, dass Ashwagandha die Cortisolspiegel um mehr als 25% senken kann, was seine Wirksamkeit als eines der stärksten verfügbaren adaptogenen Kräuter unterstreicht.[100] Das Vorhandensein von Alkaloiden und steroidalen Laktonen, bekannt als Withanolide, in Ashwagandha trägt zu seiner Fähigkeit bei, verschiedene biochemische Funktionen zu normalisieren.

Die empfohlene Dosis von Ashwagandha liegt zwischen 300 und 500 mg, standardisiert auf 2 bis 5% Withanolide, ein- oder zweimal täglich eingenommen. Aufgrund seiner milden sedierenden Wirkung ist es am besten, es abends einzunehmen. Ashwagandha ist nicht für schwangere Frauen oder Personen geeignet, die derzeit Anxiolytika oder Antidepressiva verwenden. Wenn du nach Beginn dieses Nahrungsergänzungsmittels Magenbeschwerden erlebst, ist es ratsam, die Einnahme zu unterbrechen.

L-Theanin

L-Theanin, eine ungewöhnliche Aminosäure, wirkt als natürliches Anxiolytikum, indem es eine beruhigende Wirkung auf das Gehirn ausübt und Zustände von »ruhiger Aufmerksamkeit« oder »fokussierter Entspannung« hervorruft. Im Gegensatz zu essentiellen und nicht-essentiellen Aminosäuren, die typischerweise in der menschlichen Ernährung vorkommen, findet sich L-Theanin hauptsächlich in grünem, schwarzem, weißem und Oolong-Tee. Es fördert die Entspannung, indem es die Blut-Hirn-Schranke überwindet, die Alpha-Gehirnwellenaktivität verbessert und die GABA-Synthese erhöht.[101] Diese Erhöhung der GABA-Spiegel steigert auch Dopamin und Serotonin im Gehirn, was zu Gefühlen der Ruhe und des Wohlbefindens beiträgt.

Da L-Theanin fast ausschließlich in Teesorten vorkommt, wird es oft als Nahrungsergänzungsmittel konsumiert, insbesondere da sowohl grüner als auch schwarzer Tee Koffein enthalten, was die Magenschleimhaut reizen und die Symptome von Gastritis verschlimmern kann.

Die empfohlene Dosis für L-Theanin beträgt 200 bis 400 mg, ein- oder zweimal täglich eingenommen. Im Gegensatz zu bestimmten Angstmedikamenten verursacht L-Theanin keine Schläfrigkeit und beeinträchtigt nicht die Reflexe und Konzentration. Darüber hinaus besteht kein Risiko von Toleranz oder Abhängigkeit, selbst bei langfristiger Anwendung.[102] Dennoch ist Vorsicht geboten, da es mit anderen Nahrungsergänzungsmitteln oder Medikamenten interagieren kann, insbesondere solchen, die den Blutdruck senken.

Andere Nahrungsergänzungsmittel und Kräuter

Neben den bereits erwähnten Nahrungsergänzungsmitteln und Kräutern gibt es zahlreiche andere, die sich als vorteilhaft für die Behandlung von Angst und Stress erwiesen haben. Beruhigende Kräuter wie Baldrian, Passionsblume, Melisse, Kamille, Lavendel, Gotu Kola und Kava Kava sind für ihre nervenberuhigenden und angstlösenden Wirkungen bekannt. Diese Kräuter potenzieren in der Regel die Aktivität von GABA, dem wichtigsten beruhigenden Neurotransmitter im Gehirn. Die Attraktivität dieser Kräuter geht über ihre Wirksamkeit hinaus; sie können als Nahrungsergänzungsmittel eingenommen oder als entspannende Kräutertees genossen werden, die eine natürliche Möglichkeit bieten, Stress abzubauen und die allgemeine Ruhe zu verbessern.

Es ist jedoch wichtig zu erkennen, dass diese Kräuter zwar sofortige Entspannung bieten, aber nicht die langfristige Stressresistenz des Körpers verbessern, wie es Adaptogene tun. Adaptogene Kräuter wie Rhodiola rosea und Ashwagandha sind Teil einer breiteren Kategorie, zu der Bacopa, Ginkgo biloba, Panax Ginseng, Tulsi (Heiliges

Basilikum) und Schisandra gehören. Diese Kräuter unterstützen die Fähigkeit des Körpers, körperlichen und geistigen Stress effektiver zu bewältigen, wobei jedes einzigartige Eigenschaften bietet, die besonders wirksam für spezifische Probleme wie Müdigkeit, Konzentration, Depression und Angst sein können. Bei der Auswahl eines Adaptogens ist es entscheidend, eines auszuwählen, das zu deinen spezifischen Symptomen passt.

Es ist wichtig, vor Beginn eines neuen Nahrungsergänzungsmittel- oder Kräuter-Regimes einen naturheilkundlichen oder funktionellen Mediziner zu konsultieren. Dies stellt sicher, dass die von dir gewählten Produkte für deine spezifischen gesundheitlichen Bedürfnisse geeignet sind und nicht mit bestehenden Behandlungen, die du möglicherweise durchführst, interferieren.

Entspannungstechniken

Entspannungstechniken bieten eine wirksame Möglichkeit, Stress und Angst zu lindern. Diese Methoden sind speziell darauf ausgerichtet, sowohl körperliche als auch geistige Anspannung zu reduzieren. Angesichts der Vielzahl verfügbarer Techniken ist es eine gute Idee, mit einer zu beginnen und sich einige Zeit darauf zu konzentrieren, um zu sehen, wie sie dir hilft. Wenn du feststellst, dass sie nicht so wirksam ist wie erwartet, zögere nicht, eine andere Methode auszuprobieren.

Die regelmäßige Anwendung dieser Techniken kann besonders hilfreich sein, nicht nur in Zeiten von Stress und Angst, sondern auch als vorbeugende Maßnahme, die im Laufe der Zeit deine Widerstandsfähigkeit aufbaut. Um maximalen Nutzen zu erzielen, übe diese Techniken an einem ruhigen, abgelegenen Ort, wo du dich ohne Unterbrechungen entspannen kannst.

Zwerchfellatmung

Eine wirksame Entspannungstechnik, die es zu erforschen gilt, ist die tiefe Zwerchfellatmung, auch bekannt als Bauchatmung. Diese einfache Übung kann überall und jederzeit durchgeführt werden und ist besonders wirksam, um sofort den Vagusnerv zu aktivieren, was eine Entspannungsreaktion im Körper auslöst.[103] Diese Reaktion ist entscheidend für die Heilungs- und Erneuerungsprozesse des Körpers.

Die Forschung hebt die bedeutenden Vorteile der Zwerchfellatmung hervor, insbesondere für die Bewältigung der Symptome der Gastroösophagealen Refluxkrankheit (GERD). Sie hilft, die Schlafqualität und die allgemeine Lebenszufriedenheit zu verbessern. Eine Studie mit Patienten mit nicht-erosiver GERD ergab, dass regelmäßige Bauchatmungsübungen die GERD-Symptome erheblich reduzierten, den Bedarf an Antazida verringerten und die Schlafqualität verbesserten, was darauf hindeutet, dass die Zwerchfellatmung eine Schlüsselkomponente der GERD-Behandlungsprotokolle sein sollte.[104]

Wenn du neu in Entspannungspraktiken bist, wird dringend empfohlen, mit der Zwerchfellatmung zu beginnen, da sie die Grundlage für viele andere Entspannungstechniken legt. Hier ist eine Anleitung, wie du sie effektiv durchführen kannst:

- Setze dich bequem hin oder lege dich auf den Rücken. Lege eine Hand auf deine Brust und die andere auf deinen Bauch.
- Atme langsam und tief durch die Nase für vier Sekunden ein, wobei du die Luft so lenkst, dass sie deinen Bauch anstelle deiner Brust ausdehnt. Die Hand auf deinem Bauch sollte sich heben, während die auf deiner Brust fast stillsteht.
- Halte den Atem für etwa drei Sekunden an und halte ihn mühelos.

- Atme langsam durch gespitzte Lippen aus, als ob du einen Ballon aufblasen würdest, für acht Sekunden, wobei du deine Lunge vollständig entleerst.
- Mache eine Pause mit leerer Lunge für ein oder zwei Sekunden, dann wiederhole den Zyklus.

Versuche, diese Technik mehrmals täglich für fünf bis zehn Minuten zu üben. Regelmäßiges Üben, auch wenn du dich nicht gestresst oder ängstlich fühlst, hilft, diese Atmungsmethode zu perfektionieren. Mit der Zeit wird es natürlicher werden, wodurch die Notwendigkeit entfällt, die Hände auf Brust und Bauch zu legen.

Meditation

Meditation ist eine sehr effektive Methode, um Stress und Angst zu lindern und den Geist zu beruhigen. Diese uralte Praxis, verwurzelt in der Tradition, aber in der modernen Zeit weit verbreitet, bietet bedeutende geistige und emotionale Vorteile. Einer dieser Vorteile ist die Verbesserung des Vagustonus und der parasympathischen Aktivität, die sowohl den Körper als auch den Geist in einen Zustand der Entspannung führt.[80]

Unter verschiedenen Meditationstechniken sticht die Achtsamkeitsmeditation - eine Anpassung der traditionellen buddhistischen Meditation - aufgrund ihres Fokus auf den gegenwärtigen Moment hervor. Achtsamkeit bedeutet, scharf bewusst zu sein, was du tust oder fühlst, ohne zu urteilen, und vergangene oder zukünftige Sorgen loszulassen. Hier ist, wie du mit der Achtsamkeitsmeditation beginnen kannst:

- Finde einen ruhigen Ort, an dem du bequem sitzen kannst, ohne abgelenkt zu werden. Es kann auf einem Stuhl, auf dem Boden oder an jedem Ort sein, an dem du Kopf, Nacken

- und Rücken gerade, aber entspannt halten kannst. Erwäge, leise Hintergrundmusik wie Meeresrauschen oder Wasserfall-Geräusche zu verwenden, um die Atmosphäre zu verbessern.
- Schließe deine Augen und richte deine Aufmerksamkeit auf deinen Atem. Beobachte das Gefühl der Luft, die in deine Lunge ein- und ausströmt, und die Bewegung deines Zwerchfells beim Atmen. Versuche nicht, deinen Atem zu verändern; beobachte ihn einfach.
- Sei dir bewusst, wenn Gedanken deine Aufmerksamkeit von der Gegenwart ablenken. Wenn diese Gedanken auftauchen, schiebe sie sanft beiseite und fokussiere deine Aufmerksamkeit wieder auf deinen Atem.
- Wenn dein Geist wandert, beobachte, wohin er geht, ohne Kritik. Erkenne, dass Ablenkung ein natürlicher Teil des Prozesses ist, und kehre geduldig deine Aufmerksamkeit zu deinem Atem zurück.
- Behandle deine Gedanken wie Wolken, die am Himmel vorbeiziehen: Beobachte sie, aber lass sie vorüberziehen, ohne dich zu involvieren.

Anfangs kann Meditation herausfordernd erscheinen, aber mit regelmäßiger Übung wird es leichter werden. Beginne mit fünfminütigen Sitzungen und verlängere die Zeit allmählich, wenn du dich an die Praxis gewöhnst. Idealerweise versuche, täglich 20 bis 30 Minuten zu meditieren, vorzugsweise am Morgen. Wenn du Schwierigkeiten mit den Schritten hast, erwäge, geführte Achtsamkeitsmeditationsressourcen, die online verfügbar sind, zu nutzen, um dir zu helfen, den Fokus zu halten und deine Praxis zu vertiefen.

Andere Entspannungstechniken

Jenseits der grundlegenden Techniken wie Meditation und Zwerchfellatmung gibt es fortgeschrittenere Entspannungsmethoden wie Yoga, geführte Imagination, progressive Muskelentspannung, autogenes Training und Tapping (eine Technik zur emotionalen Befreiung). Obwohl diese Techniken sehr effektiv sind, können sie komplex sein, um sie nur aus schriftlichen Beschreibungen zu beherrschen.

Wenn du daran interessiert bist, diese fortgeschrittenen Techniken zu erkunden, könnte es vorteilhaft sein, die Anleitung eines Fachmanns oder Therapeuten zu suchen, der sich auf sie spezialisiert hat. Ein ausgebildeter Experte kann praktische Anweisungen geben und sicherstellen, dass du diese Methoden korrekt übst, was ihre Vorteile maximiert. Professionelle Anleitung ist jedoch nicht unbedingt erforderlich; das Internet ist eine wertvolle Ressource, wo du detaillierte Videos und geführte Audiositzungen finden kannst, die diese Entspannungstechniken lehren.

Denke daran, dass das Erlernen der Entspannung eine Fähigkeit ist, die regelmäßige Übung erfordert. Wie bei jeder anderen Fertigkeit wird deine Kompetenz in der Entspannung umso besser, je mehr du übst. Habe Geduld mit dir selbst während dieses Lernprozesses. Es ist wichtig, dass das Bemühen, diese Techniken zu üben, nicht selbst zu einer Stressquelle wird. Beschäftige dich mit diesen Übungen in deinem eigenen Tempo und auf deinem eigenen Komfortniveau, und integriere sie so fließend wie möglich in deine Routine.

Weitere Empfehlungen

Neben den zuvor besprochenen Nahrungsergänzungsmitteln und Entspannungstechniken können bestimmte Änderungen des Lebensstils erheblich dazu beitragen, Stress und Cortisolspiegel zu reduzieren. Hier sind einige praktische Tipps und Empfehlungen, die nicht nur bei der Stressbewältigung helfen, sondern auch deine allgemeine Stimmung und dein emotionales Wohlbefinden verbessern können:

- **Priorisiere den Schlaf:** Ausreichender Schlaf ist entscheidend, damit sich dein Körper erholen und Stress effektiv bewältigen kann. Schlafmangel kann den Cortisolspiegel erhöhen und zu kognitiven Beeinträchtigungen führen.[105] Es wird empfohlen, mindestens sieben Stunden pro Nacht zu schlafen. Um die Qualität deines Schlafes zu verbessern, etabliere eine gleichbleibende Routine vor dem Schlafengehen, vermeide es, kurz vor dem Schlafengehen zu essen, und minimiere die Lichtexposition in deinem Schlafzimmer, einschließlich der von elektronischen Geräten. Wenn du Schwierigkeiten hast, einzuschlafen, erwäge Aktivitäten wie Meditation oder Lesen, um dir beim leichteren Einschlafen zu helfen.

- **Regelmäßige Bewegung:** Körperliche Aktivität ist eine exzellente Methode, um Stress und Angst zu bekämpfen. Bewegung fördert die Freisetzung von Endorphinen, die oft als Glückshormone bezeichnet werden und das allgemeine Wohlbefinden verbessern.[106] Darüber hinaus kann regelmäßige körperliche Aktivität die Schlafqualität verbessern, die sonst durch Stress und Angst beeinträchtigt werden könnte. Obwohl Bewegung vorteilhaft ist, ist es wichtig, es nicht zu übertreiben, da übermäßige oder sehr intensive Übungen den Cortisolspiegel erhöhen können. Entscheide dich für moderate und schonende Aktivitäten wie Gehen, beginnend mit 15 oder 20 Minuten dreimal pro Woche, und steigere dies allmählich auf tägliche 30-Minuten-Einheiten. Körper-Geist-Übungen wie Yoga, Tai Chi und Qi Gong sind ebenfalls sehr effektiv zur Stresslinderung.

- **Hör auf zu grübeln.** Deinen Geist mit Aufgaben zu beschäftigen, die Aufmerksamkeit erfordern und angenehm sind, kann eine starke Technik sein, um die Tendenz zum Grübeln zu stoppen und den Kreislauf negativer Gedanken zu durchbrechen. Obwohl es simpel erscheinen mag, kann das aktive Eintauchen in Aktivitäten wie Lesen, Zeichnen, Singen, ein Instrument spielen oder jedes Hobby, das du genießt, dir helfen, dich von beunruhigenden Gedanken abzulenken. Diese Aktivitäten halten dich nicht nur beschäftigt, sondern fördern auch einen meditativen Geisteszustand und helfen zu verhindern, dass dein Kopf sich mit vergangenen oder zukünftigen Sorgen beschäftigt. Der Schlüssel liegt darin, während dieser Aktivitäten aktiv engagiert und achtsam zu bleiben.

- **Verbringe Zeit mit positiven Menschen.** Dich mit positiven und unterstützenden Menschen zu umgeben, kann die Stresslevel erheblich reduzieren. Forschungen zeigen, dass soziale und emotionale Unterstützung von Freunden oder Familienmitgliedern die Cortisolwerte senken kann.[107] Diese Reduktion ist teilweise auf die Freisetzung von Oxytocin während sozialer Interaktionen zurückzuführen, das Angstzustände lindern und Cortisolspitzen verhindern kann.[108] Wenn du das Gefühl hast, dass dir soziale Verbindungen fehlen, kann es unglaublich vorteilhaft sein, sich zu bemühen, neue Freundschaften zu schließen. Selbst wenn du dich nicht gut fühlst, kann die Gesellschaft anderer Gefühle der Isolation verhindern und deine Teilnahme am Leben vertiefen.

- **Verbringe mehr Zeit im Freien.** Der Kontakt mit der Natur kann nicht nur bei der Stressbewältigung helfen, sondern auch dein emotionales Wohlbefinden verbessern. Studien deuten darauf hin, dass Zeit in grünen Räumen die Stimmung verbessert und Gefühle von Glück und Wohlbefinden steigert.[109,110] Du musst keine ausgedehnten Ausflüge unternehmen; selbst 20 oder 30 Minuten pro Tag Spazieren oder Entspannen in einer natürlichen Umgebung können äußerst wohltuend sein. Diese regelmäßige Verbindung mit der Natur kann deinen Geist erfrischen und die Routine des Drinnenbleibens durchbrechen.

Weitere effektive Strategien zur Stressreduzierung sind Akupunktur oder Ganzkörpermassagen mindestens einmal pro Woche. Darüber hinaus kann Musikhören eine tiefgreifend entspannende Wirkung auf den Körper haben, besonders wenn es mit sanftem und mühelosem Tanzen kombiniert wird. Diese Empfehlungen sollen praktische Schritte bieten, nicht nur um Stress zu reduzieren, sondern auch um deine allgemeine Lebensqualität zu verbessern. Wenn du diese Aktivitäten konsequent in deine tägliche Routine einbaust, maximierst du ihre Vorteile und trägst zum langfristigen Wohlbefinden bei.

ABSCHLIESSENDE ÜBERLEGUNGEN ZU STRESS UND ANGS

Wie am Anfang dieses Abschnitts betont wurde, ist die Kontrolle von Stress und Angst unerlässlich, da beide die Magenerholung erheblich behindern können. Das Erlernen des Umgangs mit Stress und die Aufrechterhaltung einer guten emotionalen Gesundheit sind genauso wichtig wie eine angemessene Ernährung, die Beseitigung schlechter Gewohnheiten und die Vornahme von Änderungen des Lebensstils. Zusammen wirken diese Bemühungen synergetisch, um die Heilung deines Magens zu erleichtern. Lass uns nun die wichtigsten Punkte Revue passieren, die wir zu Stress und Angst besprochen haben.

Zunächst ist es wichtig, die Situationen zu identifizieren, die deinen Stress auslösen, und Wege zu erkunden, sie zu vermeiden. Sobald du diese Stressfaktoren identifiziert hast, reflektiere über deine Reaktionen und Wahrnehmungen bezüglich dessen, was dich stresst. Überlege, warum du bestimmten Situationen erlauben solltest, dich emotional zu beeinflussen. Das Verständnis deiner Reaktionen kann dir helfen, deinen Körper und deinen Geist effektiver zu entspannen. Techniken wie Meditation, Zwerchfellatmung und Yoga, zusammen mit den zuvor besprochenen Nahrungsergänzungsmitteln und Strategien, können den täglichen Stress erheblich reduzieren.

Der Umgang mit Angst erfordert einen anderen Ansatz, insbesondere wenn sie mit Erkrankungen wie Gastritis einhergeht, die nicht immer direkt mit Stress zusammenhängen. Oft stammt die Angst aus Nährstoffmängeln. Daher wird empfohlen, mögliche Mängel an Vitaminen, Mineralstoffen und anderen Nährstoffen zu bewerten, wie im Abschnitt über Angst und Gastritis besprochen.

Gastritis kann von selbst Angstzustände verursachen und einen Teufelskreis schaffen, in dem Angst die Magenprobleme verschlimmert, die wiederum die Angst verstärken und den Kreislauf weiter befeuern. Es gibt zwei Hauptstrategien, um diesen Kreislauf zu durchbrechen. Ein Ansatz ist die Verwendung natürlicher Nahrungsergänzungsmittel zur Kontrolle der Angst, wie oben erklärt. Alternativ könnten Angstlösende Medikamente notwendig sein.

Obwohl Angstlösende Medikamente wirksam bei der Behandlung von Angst in Verbindung mit Gastritis sind, verdienen ihre möglichen Nebenwirkungen Beachtung. Beispielsweise können Benzodiazepine stark süchtig machen, und ihr Absetzen kann Entzugserscheinungen hervorrufen, die möglicherweise die anfänglichen Symptome verschlimmern.[111] Darüber hinaus können Benzodiazepine den unteren Ösophagussphinkter entspannen, was Säurereflux verschlimmern oder auslösen könnte.[112] Eine sicherere Alternative könnten selektive Serotonin-Wiederaufnahmehemmer (SSRI) sein, die nicht süchtig machen und den Ösophagussphinkter nicht beeinflussen. Es ist jedoch entscheidend, dass die Verwendung dieser Medikamente von einem Gesundheitsexperten überwacht wird, um Missbrauch zu vermeiden, der die Situation verschlimmern und zu zusätzlichen Gesundheitsproblemen führen kann.

Außerdem ist es wichtig zu erkennen, dass Stress und Angst aus einem psychologischen Trauma stammen können. Dies kann sich als anhaltende negative Gedanken oder emotionale Belastung äußern, die mit traumatischen Ereignissen aus der Vergangenheit verbunden sind. Wenn du vermutest, dass psychologische Probleme die Grundlage deines Stresses oder deiner Angst sind, könnte es von Vorteil sein, einen Psychologen zu konsultieren. Ein qualifizierter kognitiv-verhaltenstherapeutischer Therapeut kann dir helfen, zugrunde liegende Probleme zu identifizieren und anzugehen, indem er dir beibringt, deine Gedanken, Gefühle und Verhaltensweisen zu modifizieren, um emotionale Herausforderungen positiver zu bewältigen.

VIERTER TEIL

Heilung mit natürlichen Ergänzungen und Heilmitteln fördern

In diesem vierten und letzten Teil konzentrieren wir uns auf die beliebtesten und wirksamsten Nahrungsergänzungsmittel und natürlichen Heilmittel zur Behandlung von Gastritis und ihren Symptomen. Durch die Integration dieser natürlichen Hilfsmittel mit den zuvor beschriebenen Strategien kannst du den Heilungsprozess der Magenschleimhaut erheblich beschleunigen.

Es ist wichtig zu verstehen, dass diese Heilmittel und Nahrungsergänzungsmittel keine Schnelllösungen sind. Sie sollen den Heilungsprozess der entzündeten Magenschleimhaut unterstützen, die möglicherweise schon seit einiger Zeit beeinträchtigt ist. Daher ist Geduld entscheidend, wenn du mit einer neuen Behandlung beginnst.

Die Heilmittel und Nahrungsergänzungsmittel, die für diesen Abschnitt ausgewählt wurden, wurden aufgrund ihrer nachgewiesenen magenschützenden, entzündungshemmenden und regenerativen Wirkungen auf die Magenschleimhaut ausgewählt, wie durch aktuelle Forschungsergebnisse und klinische Studien belegt wird. Es ist wichtig zu beachten, dass nicht alle Heilmittel und Nahrungsergänzungsmittel bei allen Menschen gleich wirken oder für alle Arten von Gastritis wirksam sind. Du musst möglicherweise verschiedene Optionen ausprobieren, bis du die für dich am besten geeignete findest.

Bevor du neue Heilmittel oder Nahrungsergänzungsmittel in deinen Behandlungsplan aufnimmst, ist es ratsam, einen Gesundheitsexperten wie einen Heilpraktiker oder funktionellen Mediziner zu konsultieren. Sie können persönliche Anleitung geben und sicherstellen, dass die gewählten Behandlungen mit bestehenden Medikamenten oder Erkrankungen kompatibel sind. Denk daran, dass eine offene Kommunikation mit deinem Gesundheitsexperten und die Überwachung deines Fortschritts entscheidende Aspekte für eine erfolgreiche Genesung sind.

NAHRUNGSERGÄNZUNGSMITTEL FÜR GASTRITIS

DGL (Deglycyrrhiziniertes Süßholz)

DGL, auch bekannt als deglycyrrhiziniertes Süßholz, ist ein standardisierter Extrakt aus Süßholzwurzel, der häufig zur Linderung von Magenbeschwerden wie Sodbrennen und Verdauungsstörungen verwendet wird. Bei der Herstellung von DGL wird das Glycyrrhizin fast vollständig entfernt. Diese Substanz ist verantwortlich für viele Nebenwirkungen von Süßholz wie Bluthochdruck, Schwellungen durch Wassereinlagerungen, niedrigere Kaliumspiegel und Kopfschmerzen. Die niedrigen Werte dieser Substanz machen dieses Nahrungsergänzungsmittel für die langfristige Anwendung sicher.

Forschungen haben gezeigt, dass DGL die Produktion von Prostaglandinen in den Endothelzellen des Magens steigern kann, was zu einer erhöhten Sekretion von Magenschleim, Bikarbonat und anderen Schutzmechanismen der Magenschleimhaut führt.[70] Es wurde auch gezeigt, dass verschiedene in DGL enthaltene Flavonoide bakterizide Eigenschaften gegen Helicobacter pylori besitzen und wichtige entzündungshemmende, antioxidative und antiulzeröse Eigenschaften aufweisen.[113]

DGL ist in verschiedenen Formen erhältlich, darunter Kautabletten und Pulver. Kautabletten sind besonders wirksam, weil sie sich mit dem Speichel vermischen, um direkt auf die Magenschleimhaut zu wirken, wenn sie konsumiert werden. Die empfohlene Dosis von DGL liegt typischerweise zwischen ein und drei Kautabletten à 300-400 mg, die 20-30 Minuten vor den Mahlzeiten eingenommen werden sollten.

Ulmenrinde

Die Ulme ist ein in Nordamerika heimischer Baum, insbesondere im östlichen Kanada sowie in den zentralen und östlichen Regionen der Vereinigten Staaten. Über Jahrhunderte hinweg nutzten die amerikanischen Ureinwohner die innere Rinde dieses Baumes wegen ihrer schleimlösenden Eigenschaften, um Wunden zu heilen, Verbrennungen zu lindern und verschiedene innere Beschwerden zu behandeln.

Die heilenden Eigenschaften der Ulmenrinde stammen aus ihrer reichen Zusammensetzung aus biochemischen Verbindungen, darunter Schleimstoffe, Tannine, Fettsäuren und Pflanzensteroide. Der Schleim, eine Art löslicher Ballaststoff, quillt auf und bildet ein beruhigendes Gel, wenn er mit Wasser gemischt wird, und bietet eine schützende Schicht über entzündetem oder gereiztem Magen-Darm-Gewebe. Diese gelartige Substanz hilft, den Verdauungstrakt effektiv zu beruhigen. Darüber hinaus sind die in der Rinde enthaltenen Tannine, Fettsäuren und Steroide für ihre antioxidativen und entzündungshemmenden Eigenschaften bekannt und tragen weiter zu ihren medizinischen Vorteilen bei.

Für eine optimale Anwendung ist es besser, Ulmenrinde in Pulverform statt in Kapseln einzunehmen. Dies ermöglicht es dem Schleim, die Magenschleimhaut direkt zu beschichten und zu beruhigen. Zur Zubereitung mischst du einen Teelöffel Ulmenrindenpulver mit einer Tasse warmem Wasser und rührst gut für eine Minute, bis die Mischung leicht andickt. Es wird empfohlen, diese Zubereitung mindestens eine halbe Stunde vor den Mahlzeiten zu sich zu nehmen. Außerdem solltest du darauf achten, die Ulmenrinde getrennt von anderen Medikamenten einzunehmen (vorzugsweise zwei Stunden vorher oder nachher), um Wechselwirkungen mit deren Aufnahme zu vermeiden.

Eibischwurzel

Die Eibischwurzel, die von der Pflanze Althaea officinalis stammt, ist in Europa, Westasien und Nordafrika beheimatet. Sie wird seit Jahrhunderten in der traditionellen Kräutermedizin verwendet, hauptsächlich wegen ihrer beruhigenden Eigenschaften bei der Behandlung gereizter Schleimhäute.

Wie die Ulmenrinde ist auch die Eibischwurzel reich an Schleimstoffen. Sie enthält jedoch auch andere nützliche Verbindungen wie Pektin, Flavonoide und verschiedene Antioxidantien. Diese tragen zu ihren entzündungshemmenden Eigenschaften bei und wirken synergistisch, um ihre beruhigende Wirkung auf den Verdauungstrakt zu verbessern. Dies macht die Eibischwurzel besonders wirksam bei der Linderung von Entzündungen und Beschwerden im Zusammenhang mit Gastritis.

Die Eibischwurzel kann in verschiedenen Formen konsumiert werden, darunter Tees, Kapseln und Pulver. Für optimale beruhigende Effekte wird eine Kaltinfusion empfohlen. Lass einfach 1 Esslöffel lose Eibischwurzel in einer Tasse kaltem Wasser über Nacht im Kühlschrank ziehen. Diese Methode ermöglicht eine höhere Freisetzung von Schleimstoffen und verbessert so die Wirksamkeit. Wenn du etwas Wärmeres bevorzugst, lasse ein bis zwei Teelöffel getrocknete Eibischwurzel etwa 10 Minuten in einer Tasse heißem Wasser ziehen und siebe dann ab. Du kannst diesen Aufguss warm oder kalt trinken, je nach deiner Vorliebe.

Unabhängig davon, ob du dich für Pulver, Tee oder Kapseln entscheidest, ist es wichtig, die Methode zu wählen, die am besten zu deiner Routine und Vorliebe passt. Einige Menschen finden, dass die Einnahme von Eibischwurzel auf nüchternen Magen ihre Vorteile verstärkt, da der Schleim die Magenschleimhaut effektiver beschichten und beruhigen kann.

L-Glutamin

Glutamin, eine nicht-essentielle Aminosäure, die natürlicherweise im Körper reichlich vorhanden und hauptsächlich im Muskelgewebe konzentriert ist, ist eine der 20 Aminosäuren, die an der Proteinsynthese beteiligt sind und dazu beitragen, die Zellgesundheit zu erhalten. Obwohl es nicht-essentiell ist (was bedeutet, dass der Körper es normalerweise in ausreichenden Mengen selbst synthetisieren kann), gibt es Umstände, unter denen Glutamin „bedingt essentiell" wird. Diese Veränderung tritt besonders in Zeiten intensiven körperlichen und geistigen Stresses auf oder wenn jemand an Trauma, Verbrennungen, Infektionen oder chronischen entzündlichen Erkrankungen wie solchen, die die Magen-Darm-Schleimhaut betreffen, leidet. Unter solchen Bedingungen steigt der Glutaminbedarf des Körpers an und erschöpft schnell seine Reserven, was seine entscheidende Rolle bei Heilungsprozessen und der Reparatur von Zellen und Gewebe unterstreicht.[114]

Natürlicherweise findet man Glutamin in proteinreichen Lebensmitteln wie Hähnchen, rotem Fleisch, Fisch, Eiern, Milchprodukten und bestimmtem Gemüse. Menschen mit Gastritis haben jedoch oft Schwierigkeiten, Nahrung richtig zu verdauen, was die Nährstoffaufnahme behindert. Dies liegt typischerweise an Entzündungen, die die ordnungsgemäße Verdauung und Sekretion von Magensäften stören. Darüber hinaus kann die Verwendung von Antazida-Medikamenten die Produktion von Magensäure weiter beeinträchtigen, die für den Abbau von Proteinen entscheidend ist.

Als Haupttreibstoff für die Zellen der Darmschleimhaut spielt Glutamin eine wichtige Rolle bei der Reparatur und Regeneration der Darmwände.[115] Dieser Prozess hilft zu verhindern, dass Toxine und große Moleküle von unverdauten Nahrungsmitteln die Darmbarriere überwinden und in den Blutkreislauf gelangen.

Glutamin-Nahrungsergänzungsmittel sind sowohl in Kapsel- als auch in Pulverform erhältlich. Im Allgemeinen wird die Pulverform empfohlen, da Kapseln oft weniger als ein Gramm Glutamin enthalten und die erforderliche Dosis typischerweise darüber liegt. Obwohl es keine spezifische Dosis gibt, die ausschließlich zur Behandlung von Gastritis verschrieben wird, finden viele Linderung, indem sie täglich zwischen fünf und zehn Gramm, aufgeteilt auf mehrere Dosen, einnehmen. Am besten konsultierst du einen Gesundheitsexperten wie einen Heilpraktiker oder funktionellen Mediziner, der mit Glutamin vertraut ist, um die Dosierung entsprechend anzupassen. Für eine optimale Absorption sollte Glutamin in Wasser bei Zimmertemperatur (niemals heiß) gelöst und auf nüchternen Magen eingenommen werden, vorzugsweise nicht in der Nähe von Mahlzeiten, um Wechselwirkungen mit anderen Aminosäuren aus der Nahrung zu vermeiden.

Zink-Carnosin

Zink-Carnosin ist eine Chelatverbindung, die Zink und L-Carnosin kombiniert und eine potente Formel schafft, welche die Wirksamkeit jeder Komponente deutlich verbessert. In Japan seit Mitte der 90er Jahre weit verbreitet, wird Zink-Carnosin für seine Vorteile bei der Behandlung von Magengeschwüren, Dyspepsie, Gastritis und anderen Verdauungsbeschwerden anerkannt.[116]

Zink allein spielt eine entscheidende Rolle für die Verdauungsgesundheit und wirkt als Antioxidans und entzündungshemmendes Mittel, das für die Funktionen des Immunsystems unerlässlich ist.

Es ist auch wichtig für die Produktion von Magensäure; daher könnte ein Zinkmangel zu reduzierten Magensäurespiegeln führen und wurde mit mikrobiellen Infektionen, Darmentzündungen, verzögerter Wundheilung und geschwächter Immunfunktion in Verbindung gebracht.[117,118]

Andererseits zeigt L-Carnosin, ein Dipeptid aus Beta-Alanin und L-Histidin, starke antioxidative Eigenschaften. Es erleichtert die Abgabe von Zink-Carnosin an entzündete oder ulzerierte Bereiche im Magen-Darm-Trakt, wo es seine therapeutischen Wirkungen entfaltet, indem es bei der Gewebeheilung hilft und Entzündungen reduziert.[116]

Was Zink-Carnosin auszeichnet, ist seine Fähigkeit, die Reparatur des Magen-Darm-Gewebes zu verbessern und die natürlichen Schutzmechanismen des Magens zu unterstützen, ohne die Magensäureproduktion zu dämpfen oder die normale Verdauung zu stören.[119] Darüber hinaus hat die Forschung die Fähigkeit von Zink-Carnosin gezeigt, das Wachstum von Helicobacter pylori zu hemmen und die entzündlichen Reaktionen zu reduzieren, die es auslöst, was seine Wirksamkeit als Anti-Ulkus-Mittel verbessert.[120] Diese Form von Zink neigt auch weniger dazu, Magenreizungen zu verursachen, was sie für die Einnahme auf nüchternen Magen geeignet macht, wenn nötig.

Klinische Studien haben festgestellt, dass eine häufige wirksame Dosis für Zink-Carnosin 150 mg pro Tag ist, die typischerweise aus 32 mg Zink und 118 mg L-Carnosin besteht. Diese Dosis wird oft in zwei tägliche Dosen aufgeteilt und für einen Zeitraum von acht Wochen empfohlen. Einige Studien deuten darauf hin, dass auch die Einnahme von 75 mg pro Tag wirksam sein kann und im Vergleich zur höheren Dosis wenig Unterschied in den Ergebnissen zeigt.[116]

Zink-Carnosin ist in Kapselform erhältlich und sollte generell zwischen den Mahlzeiten auf leeren Magen eingenommen werden, gemäß den Anweisungen des Herstellers. Wenn du beim Einnehmen auf leeren Magen Magenbeschwerden oder andere Symptome verspürst, erwäge die Einnahme mit Nahrungsmitteln oder kurz nach den Mahlzeiten, um diese Effekte zu mildern.

Obwohl Zink-Carnosin in den empfohlenen Dosierungen sicher ist und generell nicht zu Nebenwirkungen führt, kann eine übermäßige Einnahme zu Zinktoxizität führen und die Kupferwerte im Körper senken. Es ist entscheidend, eine ausgewogene Einnahme zu halten; eine gängige Richtlinie ist, 1 mg Kupfer pro 15 mg supplementiertem Zink einzunehmen, besonders bei langfristiger Anwendung. Vorsicht wird auch für schwangere oder stillende Frauen und Personen empfohlen, die verschreibungspflichtige Medikamente einnehmen, die mit Zink-Carnosin interagieren könnten. Berate dich immer mit einem Gesundheitsfachmann, wie einem Naturheilkundler oder funktionellen Mediziner, bevor du ein neues Nahrungsergänzungsmittel-Regime beginnst, um sicherzustellen, dass es für deine spezifischen Gesundheitsbedürfnisse geeignet ist.

Aloe Vera

Aloe Vera, eine Pflanze, die seit Jahrhunderten für ihre zahlreichen Vorteile und medizinischen Eigenschaften gefeiert wird, war im alten Ägypten als »Pflanze der Unsterblichkeit« bekannt. Diese Pflanze ist reich an verschiedenen Vitaminen, Mineralstoffen, Antioxidantien, Aminosäuren, Enzymen und sekundären Pflanzenmetaboliten. Unter ihren einzigartigen Verbindungen ist Acemannan, ein schleimiges Polysaccharid, das im Aloe-Vera-Gel vorkommt und für seine Fähigkeit bekannt ist, das Immunsystem zu stärken sowie für seine entzündungshemmenden und antibakteriellen Eigenschaften.[121]

Die Wirksamkeit von Aloe Vera stammt nicht nur von ein oder zwei Verbindungen, sondern vom synergistischen Effekt all ihrer aktiven Komponenten. Sie ist besonders vorteilhaft für die Verbesserung der Magengesundheit bei denjenigen, die an Gastritis leiden, aufgrund ihrer entzündungshemmenden Eigenschaften und ihrer Fähigkeit, die Magenschleimhaut zu regenerieren und einen magenschützenden Effekt zu bieten.[122]

Obwohl es möglich ist, dein eigenes Aloe-Vera-Heilmittel zuzubereiten, ist die Pflanze auch als Saft, konzentriertes Pulver oder Nahrungsergänzungsmittel erhältlich. Allerdings sind nicht alle Aloe-Vera-Produkte für diejenigen mit Gastritis geeignet. Zum Beispiel sollte Aloe-Vera-Saft so rein wie möglich sein, idealerweise etwa 99% Reinheit, und frei von Säuerungsmitteln wie Zitronensäure, Vitamin C oder Zitrone, um eine Verschlimmerung der Gastritis zu vermeiden. Daher ist es entscheidend, die Produktetiketten sorgfältig zu lesen, um sicherzustellen, dass du ein hochwertiges Produkt auswählst, das keine schädlichen Inhaltsstoffe enthält. Die empfohlene Dosierung von Aloe-Vera-Saft liegt zwischen einem Viertel und einem halben Glas, oder zwei bis vier Unzen, die zwischen oder vor den Mahlzeiten konsumiert werden sollten. Beginne mit einem Viertel Glas, um die Verträglichkeit deines Magens zu testen, und steigere allmählich auf ein halbes Glas, wenn es gut vertragen wird.

Wenn Aloe-Vera-Saft nicht verfügbar ist, könntest du Aloe-Vera-Pulverkonzentrat in Betracht ziehen, das einfach dehydriertes Aloe-Vera-Gel ist. Bei der Auswahl eines Pulvers stelle sicher, dass es nur aus dem inneren Gel und nicht aus dem ganzen Blatt gewonnen wird, da das äußere Blatt Aloin enthält, eine Substanz, die die Magenschleimhaut reizen und Nebenwirkungen wie Durchfall und Bauchschmerzen verursachen kann. Es ist auch entscheidend, ein gefriergetrocknetes Pulver zu wählen, um die langkettigen Polysaccharide zu erhalten, die für viele der wohltuenden medizinischen Eigenschaften von Aloe Vera verantwortlich sind.

Für eine wirksame Verwendung eines guten gefriergetrockneten Aloe-Vera-Nahrungsergänzungsmittels mische etwa fünf Gramm (ungefähr zwei gestrichene Teelöffel) des pulverförmigen Konzentrats in einen Liter Wasser. Rühre gut um und lasse es vollständig auflösen, was etwa 10 Minuten dauern sollte. Bewahre die Lösung im Kühlschrank auf und verbrauche sie innerhalb von drei bis fünf Tagen, beginnend mit einer Drittel Tasse (etwa 80 ml) und allmählicher Steigerung auf etwa eine Tasse und ein Viertel (300 ml) pro Tag.

Wenn weder reiner Saft noch konzentriertes Pulver zugänglich sind, mach dir keine Sorgen, ich werde dich später anleiten, wie du dein eigenes Aloe-Vera-Heilmittel zu Hause zubereiten kannst. Beachte jedoch, dass die innere Anwendung von Aloe Vera nicht für schwangere oder stillende Frauen und Kleinkinder empfohlen wird.

Andere Nahrungsergänzungsmittel

Es gibt zusätzliche Nahrungsergänzungsmittel, die, obwohl sie möglicherweise nicht die direkten magenschützenden, entzündungshemmenden und regenerativen Eigenschaften der zuvor besprochenen Nahrungsergänzungsmittel haben, eine wichtige Rolle bei der Verbesserung der allgemeinen Verdauungsgesundheit spielen könnten. Diese Nahrungsergänzungsmittel können erheblich dazu beitragen, die Verdauung zu verbessern, die Nährstoffaufnahme zu steigern und Linderung verschiedener Symptome zu bieten, die mit Gastritis verbunden sind. Es ist jedoch wichtig zu beachten, dass, obwohl diese Nahrungsergänzungsmittel für diejenigen mit Gastritis vorteilhaft sein können, sie nicht als wesentlich für die Heilung des Zustands angesehen werden. Ihre Rolle ist eher unterstützend, ergänzend zu anderen Behandlungsstrategien, anstatt als eigenständige Lösungen zu fungieren.

Probiotika

Probiotika, oft als »gute« Mikroorganismen beschrieben, spielen eine grundlegende Rolle bei der Verbesserung der Darmgesundheit. Sie helfen, eine ausgewogene Darmmikrobiota aufrechtzuerhalten, die entscheidend für das optimale Funktionieren des Verdauungssystems ist,[123] regulieren die Immunfunktion der Darmschleimhautzellen und lindern Symptome, die mit Gastritis verbunden sind, wie Blähungen, Gase, Magenkrämpfe und Sodbrennen.

Neuere Forschungen heben das Potenzial von Probiotika bei der Behandlung von H. pylori-Infektionen hervor, entweder als eigenständige Behandlungen oder in Kombination mit Standardtherapien. Klinische Studien haben gezeigt, dass, wenn Probiotika zu konventionellen Behandlungsregimen hinzugefügt werden, sie zu höheren H. pylori-Eradikationsraten, weniger Nebenwirkungen und besserer Therapietreue beitragen. Während Probiotika allein jedoch wirksam waren, um das durch die Eradikationstherapie gestörte Magengleichgewicht teilweise wiederherzustellen, haben sie die H. pylori-Eradikationsraten unabhängig nicht signifikant verbessert.[124]

Die Anwendung von Probiotika ist jedoch komplex aufgrund der einzigartigen Natur der Darmmikrobiota jedes Individuums. Um die für deine Bedürfnisse vorteilhaftesten probiotischen Stämme zu bestimmen, ist es ratsam, einen Arzt zu konsultieren, der sich auf die Wiederbesiedlung der Darmmikrobiota spezialisiert hat. Diese Fachleute können einen umfassenden Stuhltest durchführen, deine Darmflora analysieren und probiotische Empfehlungen entsprechend personalisieren.

Selbstmedikation mit Probiotika ohne fachliche Anleitung kann unwirksam sein, da der Darm jeder Person eine maßgeschneiderte probiotische Formel erfordert. Darüber hinaus sollten Probiotika mit mehreren Stämmen und hohen CFU mit Vorsicht verwendet werden, da sie aufgrund der Einführung großer Mengen neuer Bakterien in dein System nachteilige Reaktionen auslösen können.

Es ist entscheidend zu bedenken, dass die Darmmikrobiota so individuell wie ein Fingerabdruck ist; was für eine Person funktioniert, könnte für eine andere nicht funktionieren. Daher sollte die Verbesserung der Magengesundheit Vorrang vor der bloßen Anpassung der Darmflora haben, die sich natürlich verbessern wird, wenn sich deine Magengesundheit verbessert. Viele Darmsymptome der Gastritis, wie Blähungen und Gase, sind oft auf schlecht verdaute Nahrung zurückzuführen, die in den Darm gelangt. Einfach Probiotika hinzuzufügen, ohne die zugrunde liegenden Probleme anzugehen, kann diese Symptome nicht effektiv lösen.

Verdauungsenzyme

Für Menschen, die mit Gastritis zu kämpfen haben, werden häufig Verdauungsenzym-Ergänzungsmittel vorgeschlagen, um bei der Verdauung zu helfen und die Nährstoffaufnahme zu verbessern. Diese Enzyme helfen, Nahrung in kleinere und absorbierbare Partikel zu zerlegen, was dem Körper ermöglicht, effektiv sowohl Makronährstoffe, wie Kohlenhydrate, Fette und Proteine, als auch Mikronährstoffe, einschließlich Vitamine und Mineralien, zu nutzen.

Die drei Hauptverdauungsenzyme sind:

- **Protease:** Zerlegt Proteine in Aminosäuren.
- **Lipase:** Hilft bei der Verdauung von Fetten in Fettsäuren.
- **Amylase:** Wandelt Kohlenhydrate, wie Stärke und Zucker, in einfachere Zucker und Glukose um.

Ein Mangel an diesen entscheidenden Enzymen kann die Aufnahme und Nutzung von Nährstoffen beeinträchtigen, was potenziell zu Symptomen wie Blähungen, Gasen und Magenkrämpfen führen kann. Folglich kann selbst eine ausgewogene Ernährung nicht vollständig wirksam sein, wenn dein Verdauungssystem diese Nährstoffe nicht richtig umwandeln und aufnehmen kann, was den Genesungsprozess verlangsamt.

Gastritis kann die Fähigkeit des Magens beeinträchtigen, ausreichend Säure und Verdauungsenzyme zu produzieren, was zu einer langsamen und schweren Verdauung führt. Dies kann zu Verdauungsstörungen, einem Schweregefühl im Magen und Sodbrennen führen. Obwohl es stimmt, dass die Hauptverdauungsenzyme (Proteasen, Lipasen und Amylasen) in der Bauchspeicheldrüse, nicht im Magen, produziert werden, ist der Prozess miteinander verbunden. Wenn der Speisebrei (teilweise verdaute Nahrung), der den Magen verlässt, nicht sauer genug ist, wird er nicht angemessen die Freisetzung von Cholecystokinin auslösen, einem Hormon, das die Bauchspeicheldrüse zur Freisetzung dieser Enzyme in den Zwölffingerdarm anregt.

Wie du dir vorstellen kannst, könnte diese Situation, wenn sie anhält, die Aufnahme und Nutzung von Nährstoffen negativ beeinflussen, was potenziell zu Mangelernährung oder Nährstoffdefiziten führen könnte. Angesichts dessen könntest du denken, dass die Ergänzung mit Verdauungsenzymen die logische Lösung ist. Die Supplementierung ohne ein klares Verständnis dessen, was in deinem Körper vor sich geht, ist jedoch nicht ratsam. Unnötige Ergänzung mit Enzymen kann dazu führen, dass dein Körper seine natürliche Produktion dieser Enzyme verringert.

Um festzustellen, ob du genügend Pankreasenzyme produzierst, ist es entscheidend, einen Gesundheitsexperten zu konsultieren, der die entsprechenden Tests durchführen kann. Wenn sich eine Supplementierung als notwendig erweist, ist es wichtig, Enzymformulierungen sorgfältig auszuwählen. Speziell solltest du diejenigen vermeiden, die hohe Konzentrationen proteolytischer Enzyme wie Protease, Pepsin und Bromelain enthalten, da diese die

Magenschleimhaut reizen und Gastritissymptome verschlimmern können. Falls unvermeidbar, wähle ein Nahrungsergänzungsmittel mit einer niedrigeren Proteasekonzentration, idealerweise weniger als 20.000 HUT, und nimm es nur zusammen mit proteinreichen Mahlzeiten ein.

Vermeide außerdem Nahrungsergänzungsmittel, die Betain-HCL oder Betain-Hydrochlorid enthalten, was im Wesentlichen Salzsäure ist und hart für den Magen sein kann. Wenn du Schwierigkeiten hast, tierische Proteine zu verdauen, ziehe mildere Alternativen wie Papain-Ergänzungsmittel in Betracht oder konsumiere Papaya nach den Mahlzeiten, da Papaya Papain enthält, ein proteolytisches Enzym, das für seine entzündungshemmenden Eigenschaften und Milde zum Magen bekannt ist.

Meine abschließenden Gedanken zu Verdauungsenzym-Nahrungsergänzungsmitteln sind, dass sie zwar helfen können, die Verdauung zu verbessern, aber nicht entscheidend für die Heilung deines Magens sind. Ihre Hauptfunktion ist es, die Effizienz zu verbessern, mit der du Nahrung verdaust. Daher ist es wichtig, diese Nahrungsergänzungsmittel nur bei Bedarf und immer unter Aufsicht eines Gesundheitsexperten zu verwenden, um sicherzustellen, dass sie für deine spezifischen Gesundheitsbedürfnisse geeignet sind und tatsächlich vorteilhaft für deinen Zustand sind.

Multivitamine

Beim Leiden an Gastritis, besonders der chronischen Art, ist es ziemlich üblich, Vitamin- und Mineralstoffmängel zu entwickeln. Die häufigsten Mängel umfassen Vitamin B12 und Eisen, die jeweils zu perniziöser Anämie und Eisenmangelanämie führen können. In den letzten Jahren wurden auch zunehmend Mängel an anderen Vitaminen und Mineralstoffen wie Vitamin D, Folsäure, Vitamin C und Calcium bei Menschen mit Gastritis berichtet.[125]

Wie du weißt, sind Vitamine und Mineralstoffe für das richtige Funktionieren des Körpers unerlässlich. Jeder Mangel kann zu einer Vielzahl von Symptomen und gesundheitlichen Problemen führen. Obwohl Multivitamin-Präparate die notwendigen Vitamine und Mineralstoffe liefern können, bleibt eine ausgewogene und angemessene Ernährung die beste Methode, um eine adäquate Nährstoffversorgung zu gewährleisten. Für Menschen mit Gastritis kann es jedoch eine Herausforderung sein, eine ausgewogene Ernährung beizubehalten und Nährstoffe richtig aufzunehmen. Diese Schwierigkeit beruht hauptsächlich auf Ernährungseinschränkungen und Problemen bei der Nährstoffaufnahme, die mit einem niedrigen Magensäuregehalt verbunden sind.

Darüber hinaus können Vitamin- und Mineralstoffmängel, die oft aus einer sehr strengen Diät oder schlechter Nährstoffaufnahme resultieren, je nach spezifischem Mangel verschiedene Symptome hervorrufen. Du könntest Symptome wie Erschöpfung, Schwäche, Müdigkeit, Schläfrigkeit, Schwindel, Gedächtnisprobleme, geistige Verwirrung und Taubheitsgefühle oder Kribbeln in Händen und Beinen erleben, die eher auf diese Mängel als direkt auf eine Magenentzündung zurückzuführen sein könnten. Obwohl die Einnahme eines Multivitaminpräparats bei Gastritis von Vorteil sein kann, gibt es mehrere Faktoren, die du vor Beginn berücksichtigen solltest.

Das Erste, was du bedenken solltest, ist, dass die direkte Behandlung eines spezifischen Vitamin- oder Mineralstoffmangels oft wirksamer ist als die Einnahme eines Multivitaminpräparats, das erhöhte Mengen aller Vitamine und Mineralstoffe enthält. Daher empfehle ich, deinen Arzt zu konsultieren, um spezifische Mängel zu analysieren, insbesondere Vitamin B12, Folsäure, Eisen und Vitamin D.

Bei der Einnahme von Multivitaminen ist Vorsicht geboten mit Tabletten oder Kapseln, da diese oft Magenbeschwerden verursachen und die Magenschleimhaut reizen können. Dies liegt häufig an den Formen von Eisen, Zink und Vitamin C, die diese Nahrungsergänzungsmittel enthalten. Zudem sind viele Mineralstoffe und einige Vitamine auf ausreichend Magensäure für ihre Absorption angewiesen, was problematisch sein kann, wenn dein Magensäurespiegel niedrig ist. Erwäge stattdessen die Verwendung von Nahrungsergänzungsmitteln in Form von Sprays oder sublingualen Tropfen, die tendenziell besser aufgenommen werden und Magenbeschwerden reduzieren können. Falls eine Eisenergänzung nötig ist, wähle eine magenfreundliche Form, um Reizungen zu minimieren.

Obwohl es schwierig sein kann, alle wesentlichen Vitamine und Mineralstoffe in Spray- oder sublingualer Form zu finden, können viele dennoch effektiv in Kapsel- oder Tablettenform aufgenommen werden, wenn sie keine stark sauren Bedingungen für ihre Absorption benötigen. Magnesiumglycinat zum Beispiel ist bekannt dafür, minimale gastrointestinale Nebenwirkungen im Vergleich zu anderen Magnesiumformen zu haben. Bei der Auswahl von Nahrungsergänzungsmitteln in Kapsel- oder Tablettenform entscheide dich für solche, die den Magen weniger wahrscheinlich reizen. Vermeide aggressive Formen wie Eisensulfat und Eisenoxid für Eisen, und Ascorbinsäure für Vitamin C, die bemerkenswert sauer ist. Für Zink wähle sanftere Formen wie Zinkcarnosin, um Magenreizungen zu vermeiden.

HAUSMITTEL GEGEN GASTRITIS

Kräutertees

Kräutertees werden seit Hunderten von Jahren als natürliche Heilmittel für eine Vielzahl von Beschwerden eingesetzt. Eine breite Palette dieser Aufgüsse, die aus verschiedenen Kräutern gewonnen werden, hat sich als besonders wirksam bei der Behandlung von Verdauungsproblemen wie Gastritis und funktioneller Dyspepsie erwiesen. Jede Art von Aufguss bringt ihre eigenen einzigartigen Vorteile mit sich, was sie zu einer vielseitigen und anpassungsfähigen Option für die Behandlung verschiedener Symptome macht, die mit Magen-Darm-Erkrankungen verbunden sind.

Kamille zum Beispiel ist für ihre beruhigenden und entzündungshemmenden Eigenschaften bekannt, die sie hervorragend zur Reduzierung von Magenentzündungen und zur Linderung von Beschwerden machen.[126] Ingwertee mit seinen starken Anti-Übelkeit-Eigenschaften ist wirksam, um den Verdauungstrakt zu beruhigen. Ähnlich bieten Kräuter wie Eibischwurzel und Süßholz eine Schutzschicht für die Magenschleimhaut, was besonders nützlich für diejenigen mit Gastritis oder Geschwüren ist.

Neben diesen gibt es noch mehrere andere Kräuter, die für ihre verdauungsfördernde Wirkung bekannt sind. Fenchel, Anis und Zitronengras sind nur einige, die traditionell verwendet wurden, um die Verdauung zu unterstützen und Symptome von Magen-Darm-Beschwerden zu lindern. Jedes dieser Kräuter bringt seine eigenen einzigartigen Eigenschaften mit: Anis und Fenchel sind hervorragend gegen Blähungen und Völlegefühl, und Zitronengras ist für seine allgemein beruhigende Wirkung bekannt.

Die heilenden Eigenschaften dieser Kräutertees beruhen größtenteils auf ihren bioaktiven Verbindungen. Die Flavonoide, ätherischen

Öle und andere Antioxidantien, die in diesen Kräutern zu finden sind, tragen zu ihren entzündungshemmenden und beruhigenden Wirkungen bei, helfen, Reizungen in der Magenschleimhaut zu reduzieren und fördern die Heilung.

Wie man Kräutertees zubereitet

Kräutertees zu Hause zuzubereiten ist einfach und kann mit getrockneten Kräutern gemacht werden, die weithin verfügbar sind.

Zutaten
- Getrocknete Kräuter nach Wahl (wie Kamille, Ingwer, Eibischwurzel, Süßholz, Anis, Fenchel oder Zitronengras)

Zubereitung
1. Koche Wasser in einem Wasserkocher.
2. Gib etwa 1-2 Teelöffel der gewählten Kräuter in ein Tee-Ei oder direkt in eine Tasse.
3. Gieße das kochende Wasser über die Kräuter und lasse sie 5-10 Minuten ziehen. Die Ziehzeit kann je nach gewünschter Intensität angepasst werden.
4. Seihe die Kräuter ab (falls du kein Tee-Ei verwendest) und genieße den Aufguss (es ist ratsam, den Aufguss nicht zu heiß zu trinken, am besten lauwarm).

Anmerkungen
- Um optimale Vorteile zu erzielen, wird empfohlen, diese Aufgüsse auf nüchternen Magen oder zwischen den Mahlzeiten zu konsumieren, damit die Wirkstoffe effektiver arbeiten können.
- Wähle wann immer möglich hochwertige Bio-Kräuter, um die Reinheit und Wirksamkeit zu gewährleisten.
- Beachte mögliche Wechselwirkungen mit Medikamenten; konsultiere einen Gesundheitsexperten, bevor du neue Kräutertees in deine Routine aufnimmst.

Kartoffelsaft

Rohkartoffelsaft wird seit langem als Hausmittel zur Behandlung von Gastritis und Magengeschwüren geschätzt. Kartoffeln sind eine reichhaltige Quelle lebenswichtiger Nährstoffe, darunter Vitamine wie C, B3 (Niacin), B6 und B9 (Folat) sowie Mineralstoffe wie Magnesium, Phosphor und Kalium. Diese Bestandteile tragen nicht nur zur allgemeinen Gesundheit bei, sondern sind besonders vorteilhaft für das Wohlbefinden des Magen-Darm-Trakts.

Die Wirksamkeit von Kartoffelsaft bei der Behandlung von Magenbeschwerden liegt in seinen alkalischen Eigenschaften, die es ihm ermöglichen, als natürliches Antazidum zu wirken. Dies hilft, den Magen zu beruhigen, Beschwerden zu lindern und Geschwürschmerzen zu mildern, indem überschüssige Magensäure neutralisiert und eine Schutzschicht für die gereizte Magenschleimhaut bereitgestellt wird.

Forschungen haben die magenschützende Wirkung von Kartoffelsaft hervorgehoben, die größtenteils auf seine Stärkeablagerungen zurückzuführen ist. Diese Stärke überzieht die Magenschleimhaut und bietet Schutz vor Reizstoffen und Säuren. Darüber hinaus ist der flüssige Teil des Saftes reich an Antioxidantien, die Schutz vor oxidativem Stress im Magen bieten, was für den Heilungsprozess bei Gastritis und Geschwüren vorteilhaft ist.[127]

Wie man Kartoffelsaft herstellt

Kartoffelsaft kann täglich aus rohen, ungeschälten und gut gewaschenen Kartoffeln zubereitet werden. Es ist entscheidend, Kartoffeln zu verwenden, die frei von dunklen Flecken, grüner Farbe oder Keimen sind, da diese auf das Vorhandensein von Solanin hinweisen können, einem potenziell schädlichen Stoff.

Zutaten

- 1 oder 2 große rote oder weiße Kartoffeln

Zubereitung

1. Wasche die Kartoffeln gründlich, um sicherzustellen, dass sie sauber und frei von Verunreinigungen sind.
2. Schneide die Kartoffeln in der Mitte durch und überprüfe, dass sie innen nicht verdorben oder beschädigt sind.
3. Verarbeite die Kartoffeln mit einem Entsafter, um den frischesten Saft zu erhalten.
4. Es wird empfohlen, den Saft sofort nach der Extraktion zu trinken, um zu vermeiden, dass sich die Stärke absetzt. Um optimale Vorteile zu erzielen, trinke diesen Saft einmal täglich auf nüchternen Magen.

Anmerkungen

- Wenn du keinen Entsafter hast, kann auch ein Mixer funktionieren. Püriere die geschnittenen Kartoffeln mit einer halben Tasse Wasser und siebe dann die Mischung, um den Saft zu extrahieren.
- Wenn dir der Geschmack von Kartoffelsaft nicht zusagt, mische ihn mit Karottensaft für einen angenehmeren Geschmack.

Alternative zum Kartoffelsaft

Einige Leute haben festgestellt, dass Kohl- und Selleriesäfte wirksame Alternativen zum Kartoffelsaft sind. Es ist jedoch wichtig zu beachten, dass rohe Gemüsesäfte unvorhersehbar sein können; während einige sie gut vertragen könnten, könnten andere Probleme erfahren. Aus diesem Grund ist es entscheidend, beim Ausprobieren dieser Optionen mit Vorsicht vorzugehen. Sowohl Kohl als auch Sellerie sind für ihre verdauungsfördernden Vorteile bekannt, wobei besonders Kohlsaft für seine heilenden Eigenschaften bei Geschwüren hervorsticht.

Nopal- und Okraschoten-Wasser

Nopal, eine Kaktusart aus Amerika, und Okra, ein äußerst nahrhaftes Gemüse, sind natürliche Heilmittel, die für ihre magenschützenden, antioxidativen und entzündungshemmenden Eigenschaften bekannt sind. Sie sind besonders nützlich bei der Behandlung von Verdauungsproblemen wie Gastritis und Geschwüren. Die Wirksamkeit von Nopal- und Okra-Wasser liegt in ihrem hohen Gehalt an Schleimstoffen, einer Art löslicher Ballaststoffe, die eine schützende und regenerierende Wirkung auf die Magenschleimhaut haben.

Nopal ist auch reich an Polyphenolen, antioxidativen Verbindungen, die schädliche freie Radikale im Körper bekämpfen. Diese freien Radikale können Zellschäden, Entzündungen und oxidativen Stress verursachen und zu verschiedenen Krankheiten und Gesundheitsproblemen beitragen. Die Polyphenole des Nopals helfen dabei, diese freien Radikale zu neutralisieren, schützen die Zellen und Gewebe des Körpers, einschließlich der Magenschleimhaut, und fördern die allgemeine Verdauungsgesundheit.[128]

Okra enthält ähnlich wie Nopal Schleimstoffe, die, wenn sie in Wasser eingeweicht werden, ein linderndes Getränk erzeugen. Diese Schleimstoffe umhüllen die Magenschleimhaut, reduzieren Reizungen und fördern die Heilung, was Okra-Wasser zu einer wohltuenden Ergänzung für Menschen mit Gastritis macht.

Wie man Okra- oder Nopal-Wasser zubereitet

Die Zubereitung von Okra- oder Nopal-Wasser ist ein einfacher Prozess, der die natürlichen Schleimstoffe dieser Pflanzen nutzt, die für ihre beruhigende Wirkung auf das Verdauungssystem bekannt sind.

Zutaten für Nopal-Wasser
- 1 Nopal-Kaktusblatt
- 1 Tasse Wasser

Zutaten für Okra-Wasser
- Einige Okraschoten
- 1 Tasse Wasser

Zubereitung von Nopal-Wasser
1. Ziehe Handschuhe an und entferne vorsichtig alle Stacheln vom Nopal-Kaktusblatt, um Verletzungen zu vermeiden.
2. Spüle das Blatt gründlich unter fließendem Wasser ab.
3. Schneide das Nopal-Blatt in kleine Stücke, damit sich die Schleimstoffe besser im Wasser lösen können.
4. Gib die Stücke in ein Glas oder einen Behälter und füge etwa 1 Tasse Wasser hinzu.
5. Decke den Behälter ab und lasse ihn über Nacht bei Raumtemperatur stehen.
6. Am Morgen abseihen und die gelartige Flüssigkeit 30 Minuten vor den Mahlzeiten trinken (2–3× täglich).

Zubereitung von Okra-Wasser
1. Wasche die Okraschoten gründlich, um Schmutz und Rückstände zu entfernen.
2. Schneide sie in dünne Scheiben, um die Schleimstoffe besser freizusetzen.
3. Gib die Scheiben in ein Glas mit etwa 1 Tasse Wasser und decke es ab.
4. Lasse die Mischung über Nacht bei Raumtemperatur ziehen.
5. Siebe die Flüssigkeit am nächsten Morgen ab und trinke das leicht zähflüssige Wasser auf nüchternen Magen.

Anmerkung
- Die Nopal- oder Okra-Stücke können ein- bis zweimal wiederverwendet werden, indem du frisches Wasser hinzufügst. Beachte jedoch, dass der Schleimstoffgehalt bei jeder weiteren Verwendung abnimmt.

Aloe-Vera-Gel

Aloe Vera, eine sukkulente Pflanze, die für ihre umfangreichen gesundheitlichen Vorteile bekannt ist, ist seit Jahrhunderten Teil natürlicher Heilpraktiken. Besonders wirksam bei der Behandlung von Gastritis und den damit verbundenen Symptomen machen die starken entzündungshemmenden, magenschützenden und regenerativen Eigenschaften der Aloe Vera sie zu einem wertvollen Naturheilmittel.

Der Schlüssel zur Wirksamkeit von Aloe Vera bei der Behandlung von Magen-Darm-Problemen wie Gastritis liegt in ihrem hohen Gehalt an Schleimstoffen. Wie bereits erwähnt, bildet diese lösliche Faser eine schützende und beruhigende Barriere auf der Magenschleimhaut und schützt sie vor den ätzenden Wirkungen der Magensäure und anderen Reizstoffen. Diese Barriere fördert nicht nur die Heilung der entzündeten Magenschleimhaut, sondern reduziert auch die allgemeine Entzündung.

Wie man Aloe-Vera-Gel zubereitet

Die Gewinnung von Aloe-Vera-Gel ist ein einfacher Prozess, der leicht zu Hause mit grundlegenden Werkzeugen durchgeführt werden kann und ein frisches, wirksames Heilmittel für verschiedene Beschwerden bietet.

Zutaten

- 1 Aloe-Vera-Blatt

Zubereitung

1. Schneide ein etwa fünf Zentimeter langes Stück vom Aloe-Vera-Blatt ab, etwa ein Fünftel des Blattes, und kühle den Rest für die spätere Verwendung.
2. Entferne die seitlichen Dornenreihen des Blattes und spüle es gründlich ab.

3. Schäle vorsichtig die gesamte äußere Schicht des Blattes ab. Es ist wichtig, diesen Teil vollständig zu entfernen, da er Aloin enthält, eine bittere Substanz, die die Magenschleimhaut reizen kann.
4. Wasche das innere Aloe-Vera-Gel gründlich, um sicherzustellen, dass das gesamte Aloin entfernt wird.
5. Gib das gereinigte Gel in einen Mixer mit einer kleinen Menge Wasser. Mixe es etwa 30 Sekunden oder bis die Mischung glatt und homogen ist.
6. Verzehre das Gel sofort oder 30 Minuten vor den Mahlzeiten für beste Ergebnisse.

Anmerkungen

- Aloe Vera kann leicht säurehaltig sein, was möglicherweise nicht für alle Arten von Gastritis geeignet ist, besonders in schweren Fällen. Wenn Aloe Vera schwer zu vertragen ist, versuche, es mit einer halben Tasse Papaya und etwas Wasser oder pflanzlicher Milch zu mischen, um die Säure zu reduzieren.
- Die innerliche Anwendung von Aloe Vera wird für schwangere oder stillende Frauen sowie für kleine Kinder nicht empfohlen.
- Wie bei jedem natürlichen Heilmittel solltest du einen Gesundheitsexperten konsultieren, bevor du Aloe Vera in deine Gastritis-Behandlung einbaust, besonders wenn du bestehende Gesundheitsprobleme hast oder Medikamente einnimmst.

ABSCHLIESSENDE GEDANKEN ZU NAHRUNGSERGÄNZUNGSMITTELN UND HEILMITTELN

Während wir unsere Diskussion über Nahrungsergänzungsmittel und Heilmittel für Gastritis abschließen, ist es entscheidend zu erkennen, dass das Finden des besten Ansatzes eine höchst individuelle Reise ist. Geduld und Mäßigung sind unerlässlich, besonders wenn es um entzündungshemmende Nahrungsergänzungsmittel und natürliche Heilmittel geht.

Es ist auch wichtig zu beachten, dass viele natürliche Hilfsmittel aus Pflanzen, Kräutern und Wurzeln bei hohen oder übermäßigen Dosen als starke natürliche Hemmer des COX-2-Enzyms wirken können. Dieses Enzym ist für die Produktion von Prostaglandinen lebenswichtig. Ein angemessener Spiegel von Prostaglandinen, insbesondere PGE2, ist entscheidend, damit der Magen ausreichend Magenschleim produzieren kann – eine Hauptkomponente der Magenschleimhautbarriere. Die Störung dieses Prozesses kann den Magen anfälliger für Schäden durch Magensäure und Pepsin machen, was potenziell den Heilungsprozess verlangsamt und die Genesung erschwert.

Daher ist es wichtig zu verstehen, dass die Einnahme hoher oder übermäßiger Dosen natürlicher Heilmittel und Nahrungsergänzungsmittel den Genesungsprozess bei Gastritis nicht unbedingt beschleunigt; es kann sogar den gegenteiligen Effekt haben und den Heilungsprozess behindern. Obwohl natürliche entzündungshemmende Mittel bei der Kontrolle verschiedener Gesundheitszustände von Vorteil sein können, ist besondere Vorsicht geboten, wenn es um Gastritis geht. Es ist wichtig, einen nuancierten und wohlüberlegten Ansatz für die Verwendung dieser Nahrungsergänzungsmittel und Heilmittel zu wählen, ihre Wirkungen zu verstehen und ihren Einsatz für ein effektives und sicheres Management der Gastritis sorgfältig zu mäßigen.

ANMERKUNG: Für eine detaillierte Liste der Markenempfehlungen der in diesem Abschnitt besprochenen Nahrungsergänzungsmittel besuchen Sie unsere spezielle Seite unter TheGastritisBlog.com/supplements.

ZUSAMMENFASSUNG VON KAPITEL 3: DIE HEILUNGSPHASE

Im Laufe dieses Kapitels haben wir eine umfassende Grundlage für die Genesung von Gastritis geschaffen, mit Schwerpunkt auf vier Schlüsselbereichen: Ernährung, Änderungen des Lebensstils, Stressbewältigung und vorsichtige Verwendung von Nahrungsergänzungsmitteln und natürlichen Heilmitteln. Hier ist, wie jeder Bestandteil eine entscheidende Rolle auf deinem Heilungsweg spielt:

- **Ernährungsumstellung:** Die Ernährung bei Gastritis betont Konsequenz und Einhaltung für mindestens 90 Tage, um spürbare Ergebnisse zu erzielen. Sie ist nicht nur darauf ausgerichtet, Symptome zu lindern, sondern auch eine nährstoffreiche Umgebung für die Heilung deines Magens zu fördern. Die Bedeutung dieser Diät geht über die anfängliche Erholungsphase hinaus, mit der schrittweisen Wiedereinführung von Lebensmitteln, sobald sich dein Zustand stabilisiert hat.

- **Anpassungen des Lebensstils:** Wie besprochen, sind positive Änderungen des Lebensstils entscheidend. Dazu gehören kleinere, häufigere Mahlzeiten, die Vermeidung schädlicher Gewohnheiten wie Rauchen oder unregelmäßiges Essen und die Einbeziehung sanfter Bewegung. Diese Gewohnheiten unterstützen nicht nur die Gesundheit deines Magens, sondern helfen auch, das Risiko zukünftiger Rückfälle zu minimieren.

- **Stress- und Angstbewältigung:** Die Behandlung der psychischen Gesundheit ist genauso wichtig wie die körperliche Gesundheit bei der Behandlung von Gastritis. Stressbewältigung durch Achtsamkeitsübungen, Meditation und möglicherweise angstlösende Medikamente, wenn nötig, bildet einen kritischen Teil des Genesungsprozesses. Diese Methoden helfen, den Kreislauf zu durchbrechen, bei dem Angst die Gastritis-Symptome verschlimmert, was die Verbindung zwischen psychischem und körperlichem Wohlbefinden weiter unterstreicht.

- **Unterstützung durch Nahrungsergänzungsmittel und Heilmittel:** Die Einnahme der richtigen Nahrungsergänzungsmittel kann den Heilungsprozess der Magenschleimhaut erheblich unterstützen. Wichtige Nahrungsergänzungsmittel wie Zink-Carnosin, DGL (deglycyrrhizinierte Lakritze), L-Glutamin und Ulmenrinde sind besonders wertvoll wegen ihrer entzündungshemmenden Eigenschaften und ihrer Unterstützung der Magen-Darm-Gesundheit. Diese Nahrungsergänzungsmittel helfen, die Magenschleimhaut zu beruhigen und fördern die Heilung, indem sie Reizungen reduzieren und die Schleimhautbarriere stärken.

Durch die Integration dieser Strategien kannst du deine Aussichten auf eine vollständige Genesung deutlich verbessern und deine allgemeine Lebensqualität steigern, indem du über die bloße Symptomkontrolle hinausgehst, um dich wirklich von der Gastritis zu erholen.

KAPITEL 4

DIE ERHALTUNGSPHASE

Tag 91 und darüber hinaus

Beim Übergang von der Heilungs- zur Erhaltungsphase ist es wichtig, den Weg zu erkennen, den du eingeschlagen hast: eine Reise zu nachhaltiger Gesundheit und Wohlbefinden. In den letzten 90 Tagen oder länger hast du bedeutende Schritte unternommen, um deine Gastritis zu heilen, indem du gelernt hast, deine Ernährung und deinen Lebensstil so zu gestalten, dass dein Magen beruhigt und regeneriert wird. Jetzt, beim Eintritt in diese Phase, verlagert sich der Fokus von der Heilung auf die Erhaltung der Fortschritte, die du erzielt hast, und auf die Vorbeugung künftiger Rückfälle.

Diese nächste Phase, die Erhaltungsphase, besteht darin, die gelernten Lektionen in einen nachhaltigen Lebensstil zu integrieren, der weiterhin die Gesundheit deines Magens unterstützt. Es ist ein entscheidender Zeitraum, in dem das Ziel darin besteht, das Fundament zu stärken, das du aufgebaut hast, und deine neuen Gewohnheiten und Gesundheitspraktiken zu dauerhaften Bestandteilen deines Lebens zu machen. Dieses Kapitel wird dich dabei anleiten, deinen Heilungsfortschritt aufrechtzuerhalten, vorsichtig eine größere Vielfalt an Lebensmitteln in deine Ernährung wiedereinzuführen und ein ausgeprägtes Bewusstsein für die Signale deines Körpers zu entwickeln.

Darüber hinaus werden wir uns mit vorbeugenden Maßnahmen und langfristigen Bewältigungsstrategien befassen, die unerlässlich sind, um die Gastritis in Schach zu halten und ein Leben ohne ihre Einschränkungen zu genießen. Diese Erhaltungsphase anzunehmen, bedeutet nicht nur, Rückfälle zu vermeiden, sondern deine allgemeine Lebensqualität zu verbessern, bei der die Gastritis nicht mehr deine Entscheidungen diktiert, sondern zu einer bewussteren und gesundheitsorientierten Lebensweise beiträgt. Lass uns diese Phase mit Optimismus und dem Engagement beginnen, die Praktiken fortzusetzen, die dich bis hierher gebracht haben.

FORTSCHRITTE BEI DER HEILUNG AUFRECHTERHALTEN

Eine bedeutende Heilung der Gastritis zu erreichen, ist ein wesentlicher Meilenstein. Der Weg zu langfristiger Gesundheit erfordert jedoch anhaltende Anstrengung und Wachsamkeit. Der Schlüssel zur Aufrechterhaltung der erzielten Fortschritte liegt in der Konsequenz. Das bedeutet, an Gewohnheiten festzuhalten, die die Magengesundheit fördern, täglichen Stress effektiv zu bewältigen und deine Symptome genau zu überwachen, um deinen Plan umgehend anzupassen.

Setze fort, was für dich funktioniert

Eine der ersten und wichtigsten Strategien, um deinen Fortschritt bei der Heilung der Gastritis aufrechtzuerhalten, besteht darin, an einer Ernährung und an Essgewohnheiten festzuhalten, die sich für dich als wirksam erwiesen haben. In dieser Phase hast du wahrscheinlich mit einer Vielzahl von erlaubten Lebensmitteln während der Heilungsphase experimentiert, von denen einige möglicherweise nicht gut vertragen wurden. Es ist wichtig, Lebensmittel zu erkennen und beizubehalten, von denen du weißt, dass sie positiv zur Gesundheit deines Magens beitragen. Diese Methode stellt sicher, dass du nicht unbemerkt Reizstoffe oder Auslöser in deine Ernährung wiedereinführst, die deine Genesung gefährden könnten.

Nachdem du durch Versuch und Irrtum herausgefunden hast, was für dich funktioniert, wird es entscheidend, ein konsequentes Ernährungsmuster beizubehalten. Diese Konsequenz hilft, dein Verdauungssystem zu stabilisieren, das Risiko von Rückfällen zu minimieren und unterstützt die fortlaufende Heilung und das Wohlbefinden. Wie du weißt, kann die Reaktion jedes Menschen auf verschiedene Lebensmittel erheblich variieren; daher werden persönliche Erfahrungen mit bestimmten Ernährungsentscheidungen zu einem wertvollen Leitfaden.

Falls du es noch nicht getan hast, hier sind einige zusätzliche Schritte, die du unternehmen kannst, um deine Strategie zu festigen und einen reibungslosen Übergang in die Erhaltungsphase bei der Bewältigung deiner Gastritis zu gewährleisten:

- **Erstelle eine Liste mit sicheren Lebensmitteln:** Führe eine Liste mit „sicheren Lebensmitteln", die nachweislich deine Symptome nicht verschlimmern. Konsultiere diese Liste bei der Mahlzeitenplanung, beim Essen außer Haus oder beim Einkaufen.

- **Plane Mahlzeiten im Voraus:** Plane deine Mahlzeiten für die Woche, um der Versuchung zu widerstehen, impulsiv problematische Lebensmittel zu essen. Dies hilft, eine konsequente Ernährung aufrechtzuerhalten und reduziert das Risiko, versehentlich Reizstoffe zu sich zu nehmen.

- **Koche in großen Mengen:** Bereite große Portionen sicherer Lebensmittel zu, die während der Woche verzehrt werden können. Dies spart nicht nur Zeit, sondern stellt auch sicher, dass du sofortigen Zugang zu Lebensmitteln hast, die deinem Magen gut tun.

Außerdem bedeutet die Fortsetzung dessen, was funktioniert, nicht, dass deine Ernährung eintönig oder langweilig werden muss. Es geht darum, eine solide Basis aus sicheren Lebensmitteln aufzubauen und dann Variationen innerhalb dieser Grenzen zu erforschen, die deinen Zustand nicht verschlimmern. Je mehr du dich auf die Reaktionen deines Körpers einstellst, desto besser kannst du kleine und schrittweise Änderungen an deiner Ernährung vornehmen. Dieser Ansatz ermöglicht es dir, deine Ernährungsoptionen zu erweitern, während du deinen Magen schützt.

Neben dem Ernährungsmanagement sollte sich diese Strategie, bei dem zu bleiben, was funktioniert, auch in anderen Aspekten des Lebensstilmanagements widerspiegeln, die Einfluss auf die Gastritis haben. Dazu gehören konsequente Praktiken im Stressmanagement, rechtzeitiges Essen und körperliche Aktivität, die jeweils darauf abgestimmt sind, was nachweislich deine Symptome lindert und die Genesung fördert. Dieser ganzheitliche Ansatz stellt sicher, dass du dich nicht nur darauf konzentrierst, was du isst, sondern auch, wie du lebst, und trägt zu einer umfassenden Wellnessstrategie bei, die die langfristige Gesundheit unterstützt und das Wiederauftreten von Gastritis verhindert.

Halte Stress in Schach

Stressbewältigung ist ein entscheidender Bestandteil des langfristigen Managements von Gastritis, da Stress ein bekannter Auslöser für Rückfälle ist. Wenn du gestresst bist, reagiert dein Körper nicht nur emotional, sondern auch körperlich, vor allem durch die Verringerung der natürlichen Abwehrkräfte des Magens. Diese physiologische Reaktion kann die Symptome einer Gastritis verschlimmern und den Heilungsprozess behindern.

Um Stress effektiv zu bewältigen, ist es unerlässlich, zuverlässige Techniken zur Stressreduktion einzusetzen:

- **Achtsamkeit und Entspannung:** Praktiziere regelmäßig Achtsamkeitsmeditation, Tiefatmungsübungen und Yoga. Diese Praktiken beruhigen nicht nur den Geist, sondern reduzieren auch die körperlichen Auswirkungen von Stress auf das Verdauungssystem und helfen, Stressreaktionen effektiv zu modulieren.
- **Regelmäßige körperliche Aktivität:** Integriere leichte Übungen wie Gehen oder Schwimmen in deine Routine. Regelmäßige körperliche Aktivität reduziert Stress und verbessert die allgemeine Verdauungsgesundheit.
- **Strukturierter Schlafplan:** Erstelle und halte ein konsequentes Schlafmuster ein. Ausreichender Schlaf ist entscheidend für ein effektives Stressmanagement und die allgemeine Gesundheit. Um die Schlafqualität zu verbessern, vermeide Bildschirme in der Nähe der Schlafenszeit.

Indem du Stressmanagement priorisierst, schützt du deine geistige Gesundheit und schaffst eine ruhige Umgebung für dein Verdauungssystem, damit es optimal heilen und funktionieren kann. Dieser proaktive Ansatz zum Umgang mit Stress kann deine Lebensqualität und deine Fähigkeit, langfristig effektiv mit Gastritis umzugehen, erheblich verbessern.

Überwache deine Symptome kontinuierlich

Ein detailliertes Tagebuch über deine Symptome und Ernährungsgewohnheiten zu führen, kann ein unschätzbares Werkzeug sein, um deine Gastritis zu verstehen und zu bewältigen. Dieses Tagebuch sollte nicht nur aufzeichnen, was und wann du isst, sondern auch alle Symptome, die du erlebst, deren Schwere und deren zeitlichen Zusammenhang mit deinen Mahlzeiten und anderen Aktivitäten. Durch die systematische Aufzeichnung dieser Informationen kannst du Muster und Auslöser identifizieren, die deinen Zustand verschlimmern können, was für fundierte Anpassungen deiner Ernährung und deines Lebensstils unerlässlich ist.

Darüber hinaus kann ein Symptomtagebuch als entscheidendes Kommunikationsmittel zwischen dir und deinem Gesundheitsdienstleister dienen. Indem du dieses Tagebuch zu deinen Terminen mitbringst, gibst du deinem Arzt einen umfassenden Einblick in deine täglichen Gewohnheiten und die entsprechenden Reaktionen deines Körpers. Diese Informationen können dazu beitragen, deinen Behandlungsplan präziser anzupassen als gelegentliche Berichte, die auf der Erinnerung während ärztlicher Besuche basieren.

Es ist auch wichtig, die Häufigkeit und Intensität deiner Symptome im Laufe der Zeit zu überwachen. Diese kontinuierliche Überwachung kann Einblicke in den Fortschritt oder die Verbesserung deines Zustands bieten und dabei helfen, die Wirksamkeit deiner aktuellen Bewältigungsstrategien zu messen. Wenn du eine Zunahme der Häufigkeit oder Intensität der Symptome bemerkst, könnte dies ein Hinweis darauf sein, dass bestimmte Aspekte deines aktuellen Ansatzes angepasst werden müssen. Umgekehrt kann eine Abnahme der Symptome bestätigen, dass deine Managementstrategien wirksam sind.

Um ein Symptomtagebuch optimal zu nutzen, solltest du folgende Details berücksichtigen:

- **Nahrungs- und Getränkeaufnahme:** Liste alles auf, was du konsumierst, einschließlich Mahlzeiten, Snacks und Getränke, zusammen mit den Portionsgrößen und Verzehrzeiten.

- **Beschreibung der Symptome:** Notiere die Art der Symptome, die du erlebst, wie Sodbrennen, Blähungen oder Bauchschmerzen, und bewerte ihre Schwere auf einer selbst erstellten Skala.
- **Kontextfaktoren:** Zeichne alle zusätzlichen Faktoren auf, die deine Symptome beeinflussen könnten, wie Stressniveau, Schlafmenge und körperliche Aktivität.

Durch die Führung eines so detaillierten und organisierten Symptomtagebuchs kannst du eine proaktive Rolle bei der Bewältigung deiner Gastritis übernehmen, deinen Ansatz bei Bedarf anpassen und die Kommunikation mit deinem Gesundheitsdienstleister aufrechterhalten. Diese kontinuierliche Wachsamkeit ist der Schlüssel zur wirksamen Bewältigung deines Zustands und zur Verbesserung deiner allgemeinen Lebensqualität.

LEBENSMITTEL WIEDER IN DIE ERNÄHRUNG EINFÜHREN

Nach einer Zeit des Verzichts auf bestimmte Lebensmittel zur Behandlung der Gastritis ist die Wiedereinführung in deine Ernährung eine kritische Phase, die sorgfältige Planung und Beobachtung erfordert. Bevor du mit diesem Prozess beginnst, ist es wichtig sicherzustellen, dass deine Gastritis-Symptome gut unter Kontrolle sind und dass du dich allgemein gesundheitlich wohl fühlst. Das bedeutet, dass du eine Zeit anstreben solltest, in der du über mehrere Wochen hinweg minimale oder keine Symptome hattest, was darauf hindeutet, dass dein Körper mit potenziellen Wiedereinführungen umgehen kann. Sprich außerdem mit deinem Arzt, um sicherzustellen, dass dein Zustand stabil genug ist, um mit der Wiedereinführung von Lebensmitteln zu beginnen.

Bei diesem Prozess geht es nicht nur darum, wieder eine größere Vielfalt an Lebensmitteln zu genießen; es geht darum, die Toleranz deines Körpers gegenüber diesen Lebensmitteln zu testen, ohne Symptome auszulösen. Wenn du dich auf diese Reise begibst, ist es wichtig zu erkennen, dass die Wiedereinführung jedes Lebensmittels einen erheblichen Einfluss auf deine fortlaufende Genesung und langfristige Verdauungsgesundheit haben kann.

Der Wiedereinführungsprozess sollte mit Geduld und Präzision angegangen werden. Durch die schrittweise Wiedereinführung von Lebensmitteln kannst du die Reaktionen deines Körpers in Echtzeit überwachen und sicherstellen, dass du nicht versehentlich ein Wiederauftreten von Symptomen auslöst. Dieser methodische Ansatz ist entscheidend, da er einen kontrollierten Rahmen bietet, in dem du die individuelle Auswirkung jedes Lebensmittels auf deine Gastritis bewerten kannst, wobei du zwischen Lebensmitteln unterscheidest, die dein Verdauungssystem tolerieren kann, und solchen, die Beschwerden oder Rückfälle auslösen.

Das Ziel dieser sorgfältig strukturierten Wiedereinführung ist zweifach: erstens sicherzustellen, dass die Wiedereinführung deinen Zustand nicht verschlimmert, und zweitens, dir zu helfen, eine personalisierte Ernährung zu entwickeln, die deine Verdauungsgesundheit optimiert. Indem du dokumentierst und analysierst, wie sich jedes Lebensmittel auf dein System auswirkt, erstellst du einen maßgeschneiderten Ernährungsplan, der nicht nur die Heilung deiner Gastritis unterstützt, sondern auch dein allgemeines Wohlbefinden. Die folgende Schritt-für-Schritt-Anleitung beschreibt, wie du diese entscheidende Phase effektiv meistern kannst und bietet Strategien, um deine Ernährung sicher zu erweitern, während du deine Verdauungsgesundheit in den Vordergrund stellst.

Schritt 1: Ein Lebensmittel nach dem anderen einführen

Wenn du bereit bist, Lebensmittel nach der Kontrolle der Gastritis wieder in deine Ernährung einzuführen, ist es wichtig, mit Vorsicht vorzugehen. Dieser vorsichtige Ansatz stellt sicher, dass dein Magen jede Ergänzung angemessen verarbeitet und minimiert das Risiko, deinen Zustand zu verschlimmern. Die Schlüsselstrategie in dieser Phase besteht darin, jeweils nur ein Lebensmittel einzuführen. Diese Methode hilft, jede Reaktion zu isolieren und klar zu erkennen, wie dein Körper auf jede Wiedereinführung reagiert.

Wähle zuerst milde Lebensmittel

Beginne den Wiedereinführungsprozess mit Lebensmitteln, die du zuvor eliminiert hast, die aber bekanntermaßen magenschonend sind. Dies sollten Lebensmittel sein, die weniger wahrscheinlich eine übermäßige Produktion von Magensäure anregen oder die Magenschleimhaut reizen. Entscheide dich für diejenigen, die während deiner Heilungsphase erlaubt waren, die du anfangs aber nicht vertragen konntest. Mit diesen milderen Optionen zu beginnen, gewährleistet einen reibungslosen Übergang und verringert das Risiko sofortiger Rückfälle.

Nachdem du erfolgreich die milderen Lebensmittel wieder eingeführt hast, kannst du beginnen, schrittweise komplexere Lebensmittel wieder einzuführen. Hier ist eine empfohlene Reihenfolge für die Wiedereinführung anderer Lebensmittelarten, wobei du sicherstellst, dass jedes langsam eingeführt und genau überwacht wird:

- **Vollkorngetreide:** Beginne mit Getreidesorten wie Quinoa und Vollkornreis. Sobald diese gut vertragen werden, führe nach und nach andere Getreidearten wie Buchweizen, Amaranth und Hirse in deine Ernährung ein.

- **Hülsenfrüchte:** Diese sollten aufgrund ihres Ballaststoffgehalts, der für manche Menschen schwer verdaulich sein kann, langsam eingeführt werden. Beginne mit gut gekochten Linsen oder Kichererbsen und beobachte, wie dein Körper darauf reagiert.

- **Nüsse und Samen:** Wenn du während der Heilungsphase Nüsse und Samen in Form von Cremes oder Mehl konsumiert hast, ist jetzt ein guter Zeitpunkt, sie in ihrer ursprünglichen Form wieder einzuführen. Fange mit kleinen, abgemessenen Mengen milderer Sorten wie Mandeln und Cashews an. Achte darauf, sie vor dem Schlucken gut zu kauen, um die Verdauung zu erleichtern und Beschwerden vorzubeugen.

- **Gluten:** Wenn du überlegst, Gluten wieder einzuführen, beginne mit Broten aus einfachen Zutaten wie Weißbrot oder Sauerteig. Obwohl Sauerteig aufgrund der Fermentation in der Regel leichter verdaulich ist, sollte er wegen seines niedrigeren pH-Werts dennoch mit Vorsicht wieder eingeführt werden.

- **Knoblauch und Zwiebel:** Um mögliche Reizungen der Magenschleimhaut zu minimieren, sollten Knoblauch und Zwiebeln vor dem Verzehr sehr gut gegart sein. Gründliches Kochen dieser Zutaten kann helfen, Verbindungen abzubauen, die sonst Beschwerden verursachen könnten, und macht sie so magenschonender.

- **Paprika:** Führe Paprika erst ein, nachdem du erfolgreich andere Gemüsesorten in deine Ernährung aufgenommen hast, ohne Probleme zu bekommen.

- **Milchprodukte:** Beginne mit milden, fettarmen Käsesorten wie teilentrahmtem Mozzarella, fettarmem Ricotta und fettfreiem Frischkäse, die aufgrund ihres reduzierten Fettgehalts magenschonender sind. Führe diese ein, bevor du zu fetteren Optionen wie Cheddar oder Gouda, Butter und Vollmilch übergehst. Joghurt, besonders in fettarmen oder fettfreien Varianten, kann später zusammen mit anderen Lebensmitteln mit niedrigem pH-Wert wieder eingeführt werden.

- **Saure Früchte:** Beginne mit der Wiedereinführung von Früchten, die einen pH-Wert zwischen 4,5 und 5 haben, wie bestimmte Äpfel, angefangen mit geschälten Gala-, Red- oder Golden Delicious-Äpfeln. Gehe erst zu Früchten mit einem pH-Wert zwischen 4,0 und 4,5, wie Birnen und Mangos, über, nachdem du mindestens einen Monat lang symptomfrei geblieben bist. Führe nach und nach saurere Früchte mit einem pH-Wert von 3,5 oder höher ein, und fahre nur fort, wenn du über längere Zeiträume wie ein bis drei Monate symptomfrei bleibst. Dieser stufenweise Ansatz hilft, deine Säuretoleranz zu steuern, ohne deine Symptome zu verschlimmern.

- **Rotes Fleisch:** Aufgrund seines Fettgehalts und weil es schwerer zu verdauen ist, sollte rotes Fleisch als letztes in deine Ernährung wiedereingeführt werden. Beginne mit mageren Stücken wie Filet, Lende oder extra magerem Hackfleisch und stelle sicher, dass sie gut durchgegart sind, um die Verdauung zu erleichtern. Es ist auch wichtig, dieses Fleisch vor dem Schlucken gründlich zu kauen, um eine einfachere Verdauung und Aufnahme zu ermöglichen.

Bei der Einführung von Lebensmitteln mit einem pH-Wert unter 5 – wie Joghurt, Kefir, Tomaten usw. – ist es entscheidend, dies schrittweise zu tun, ähnlich wie wir es für die Einführung saurer Früchte empfehlen. Beginne damit, sicherzustellen, dass du ein bis drei Monate lang völlig schmerzfrei und symptomfrei bist, bevor du Lebensmittel mit einem pH-Wert von 4,5 oder höher einbaust. Sobald du mit diesen Lebensmitteln für einen weiteren Zeitraum von ein bis drei Monaten einen stabilen Zustand beibehalten hast, kannst du die Einführung von Lebensmitteln mit einem pH-Wert von 4,0 oder höher in Betracht ziehen. Setze diese vorsichtige Steigerung fort, bleibe bei jeder Stufe einige Monate symptomfrei, bevor du zu Lebensmitteln mit einem pH-Wert von 3,5 und schließlich zu solchen mit einem pH-Wert von 3 übergehst. Dieser stufenweise Ansatz hilft deinem Verdauungssystem, sich anzupassen, ohne Symptome auszulösen, und unterstützt einen sanfteren Übergang zu säurehaltigeren Lebensmitteln.

Führe vorsichtig kleine Portionen ein

Die Einführung kleiner Portionen neuer Lebensmittel ist entscheidend, um ihre Auswirkungen auf dein Verdauungssystem zu minimieren. Dieser methodische Ansatz ermöglicht es deinem Magen, sich schrittweise an die Wiedereinführung anzupassen, ohne überfordert zu werden:

- **Portionsgröße:** Beginne mit einer deutlich reduzierten Portionsgröße, kleiner als du normalerweise bei einer regulären Mahlzeit zu dir nehmen würdest. Wenn du zum Beispiel Vollkornreis wieder einführst, fange mit einer bescheidenen Menge wie 1/4 Tasse anstatt einer ganzen Tasse an.

Indem du ein Lebensmittel nach dem anderen in kleinen, kontrollierten Portionen wieder einführst, verbesserst du deine Fähigkeit, den Wiedereinführungsprozess effektiv zu steuern und verringerst deutlich das Risiko von Komplikationen. Diese schrittweise Methode gewährleistet eine gründliche Bewertung der Auswirkung jedes Lebensmittels auf deine Gastritis und bietet ein klares und umfassendes Verständnis dessen, was deine Ernährung sicher enthalten kann, während du deinen Genesungsweg fortsetzt. Sie hilft, deinen Magen nicht zu überlasten und ermöglicht ihm, sich anzupassen, ohne die Symptome zu verschlimmern.

Schritt 2: Überwache die Reaktion deines Körpers

Nachdem du ein Lebensmittel in deine Ernährung wieder eingeführt hast, ist der nächste entscheidende Schritt, die Reaktion deines Körpers in den folgenden Tagen sorgfältig zu überwachen. Diese Überwachungsphase ist wichtig, um festzustellen, ob das wieder eingeführte Lebensmittel mit deinem Magen verträglich ist oder ob es erneut aus deiner Ernährung gestrichen werden sollte.

Sofortige Reaktionen

Achte genau auf unmittelbare Symptome, die in den ersten Minuten oder Stunden nach dem Verzehr des neuen Lebensmittels auftreten können. Unmittelbare Reaktionen können direkte Indikatoren dafür sein, wie dein Verdauungssystem mit der Wiedereinführung zurechtkommt. Zu den häufigen Symptomen, auf die du achten solltest, gehören:

- **Sodbrennen:** Ein brennendes Gefühl in Brust oder Hals kann darauf hindeuten, dass das Lebensmittel Säurereflux auslöst.
- **Schmerzen:** Jegliche Schmerzen oder Unwohlsein im Magen kurz nach dem Verzehr des Lebensmittels könnten ein Zeichen für eine Reizung der Magenschleimhaut sein.
- **Blähungen:** Vermehrte Gasbildung oder ein Gefühl der Überfüllung könnten darauf hindeuten, dass das Lebensmittel nicht gut verdaut wird.

Das Dokumentieren dieser unmittelbaren Reaktionen in deinem Ernährungstagebuch kann wertvolle Einblicke geben, wie dein Körper auf bestimmte Lebensmittel reagiert.

Verzögerte Reaktionen

Nicht alle Reaktionen treten sofort ein; manche können Zeit brauchen, um sich zu manifestieren. Es ist wichtig, deine Gesundheit mindestens 72 Stunden nach der Einführung eines neuen Lebensmittels weiter zu überwachen. Verzögerte Reaktionen können weitere Hinweise darauf geben, ob ein Lebensmittel für deinen Zustand geeignet ist. Achte während dieser Zeit auf Veränderungen deiner Verdauungsgesundheit, einschließlich:

- **Veränderungen der Stuhlgänge:** Achte auf neue oder sich verschlimmernde Symptome wie Durchfall, Verstopfung oder ungewöhnliche Stuhlfarbe, die auf Verdauungsbeschwerden hindeuten können.

- **Allgemeines Unwohlsein:** Gefühle der Unruhe, Müdigkeit oder verminderter Appetit können ebenfalls Zeichen einer negativen Reaktion auf das Lebensmittel sein.

Aufzeichnen und Auswerten von Reaktionen

Verwende ein Ernährungstagebuch, um akribisch alle Reaktionen festzuhalten, ob unmittelbar oder verzögert. Diese Dokumentation sollte die Art der Reaktion, ihre Schwere und den Zeitpunkt ihres Auftretens im Verhältnis zum Verzehr des Lebensmittels umfassen. Genaue Aufzeichnungen sind entscheidend, um zu beurteilen, welche Lebensmittel dein Körper vertragen kann und welche deine Gastritis verschlimmern.

Indem du die Reaktion deines Körpers auf jedes wieder eingeführte Lebensmittel sorgfältig überwachst und diese Erkenntnisse festhältst, kannst du fundierte Entscheidungen über deine zukünftige Ernährung treffen. Dieser Prozess hilft sicherzustellen, dass deine Ernährung weiterhin deine Gesundheit unterstützt und zur langfristigen Bewältigung deiner Gastritis beiträgt.

Schritt 3: Erhöhe schrittweise die Menge und Häufigkeit

Sobald du ein Lebensmittel erfolgreich wieder eingeführt hast, ohne während der ersten Beobachtungszeit negative Reaktionen zu erfahren, besteht der nächste Schritt darin, sowohl die Menge des Lebensmittels als auch die Häufigkeit seines Verzehrs vorsichtig zu erhöhen. Dieser schrittweise Ansatz ist entscheidend, um sicherzustellen, dass dein Verdauungssystem das Lebensmittel weiterhin vertragen kann, während seine Präsenz in deiner Ernährung regelmäßiger wird.

Schrittweise Erhöhung der Menge

Beginne damit, die Portionsgröße des wieder eingeführten Lebensmittels langsam zu erhöhen. Dies sollte schrittweise erfolgen, um die Fähigkeit deines Körpers, größere Mengen ohne Auslösung von Symptomen zu bewältigen, sorgfältig zu bewerten. Zum Beispiel:

- **Tage 1-3:** Bleibe bei der anfänglichen kleinen Portionsgröße.
- **Tage 4-6:** Erhöhe die Portion leicht, vielleicht um ein paar zusätzliche Bissen oder um einen kleinen Prozentsatz einer normalen Portionsgröße.
- **Tag 7 und folgende:** Wenn keine negativen Reaktionen beobachtet werden, nähere dich in den nächsten Tagen schrittweise einer vollständigen Portion an.

Jede Erhöhung sollte genau überwacht werden, indem du beobachtest, wie dein Körper auf die größeren Mengen reagiert. Jedes Anzeichen von Unwohlsein oder wiederkehrenden Symptomen sollte als Signal verstanden werden, die Portionsgröße neu zu bewerten und möglicherweise vorübergehend zu verringern.

Anpassung der Verzehrshäufigkeit

Sobald du dich mit einer größeren Portionsgröße wohlfühlst und das Lebensmittel weiterhin gut vertragen wird, besteht der nächste Schritt darin, die Häufigkeit zu erhöhen, mit der du dieses Lebensmittel in deine Ernährung einbaust. Beginne damit, es jeden zweiten Tag einzuführen, und wenn keine Symptome auftreten, kannst du beginnen, es in deine täglichen Mahlzeiten einzubauen. So könntest du dies strukturieren:

- **Anfängliche Häufigkeit:** Beginne damit, das Lebensmittel zwei- oder dreimal pro Woche einzubeziehen.
- **Schrittweise Steigerung:** Wenn keine Symptome auftreten, erhöhe auf jeden zweiten Tag.
- **Tägliche Einbindung:** Schließlich, wenn deine Verträglichkeit weiterhin gut ist, nimm das Lebensmittel in deine tägliche Ernährung auf.

Führe während dieses Prozesses weiterhin dein Ernährungstagebuch, um Veränderungen oder wiederkehrende Symptome zu verfolgen. Diese kontinuierliche Überwachung ist entscheidend, da sie sicherstellt, dass jede negative Reaktion frühzeitig erkannt wird, was dir ermöglicht, deinen Ernährungsplan schnell anzupassen.

Durch sorgfältige Verwaltung der Menge und Häufigkeit wieder eingeführter Lebensmittel kannst du deine Ernährung effektiv und sicher erweitern. Dieser methodische Ansatz hilft, die Stabilität deiner Verdauungsgesundheit zu erhalten und stellt sicher, dass die Wiedereinführung positiv zu deiner allgemeinen Gastritis-Management-Strategie beiträgt.

Die Wichtigkeit eines Ernährungstagebuchs

Ein sorgfältig geführtes Ernährungstagebuch ist ein unverzichtbares Werkzeug während des Prozesses der Wiedereinführung von Lebensmitteln in deine Ernährung. Dieses Tagebuch dient als detaillierte Aufzeichnung, die bei der Leitung von Ernährungsentscheidungen und -änderungen helfen kann, indem es die Wiedereinführung jedes Lebensmittels, die verzehrten Mengen und resultierende Symptome verfolgt. Durch die Analyse dieser Daten kannst du identifizieren, welche Lebensmittel gut vertragen werden und welche negative Reaktionen verursachen, was einen klaren Weg für Ernährungsanpassungen bietet.

Detaillierte Einträge

Damit das Ernährungstagebuch am effektivsten ist, sollte jeder Eintrag so detailliert wie möglich sein. Hier ist, was du für jedes Lebensmittel, das du wieder einführst, aufnehmen solltest:

- **Beschreibung des Lebensmittels:** Notiere das spezifische Lebensmittel, das du wieder einführst.
- **Menge:** Zeichne die genaue Menge des verzehrten Lebensmittels auf. Mengen sollten in messbaren Begriffen wie Gewicht, Anzahl der Einheiten (wie ein Apfel oder zwei Karotten) oder Volumen (wie eine Tasse oder ein Esslöffel) angegeben werden.
- **Verzehrzeitpunkt:** Dokumentiere die genaue Uhrzeit, zu der du das Lebensmittel verzehrst. Diese Information ist entscheidend, um Verdauungssymptome, die kurz nach dem Essen auftreten könnten, zu korrelieren.
- **Symptome:** Notiere jede körperliche Reaktion oder Symptome, die nach dem Verzehr des Lebensmittels auftreten.

Schließe die Art des Symptoms (z. B. Blähungen, Sodbrennen, Bauchschmerzen), seine Schwere und den Zeitpunkt seines Auftretens in Bezug auf die Mahlzeit ein.

Diese detaillierte Verfolgung ermöglicht es dir, schnell zu identifizieren, welche Lebensmittel problematisch sein könnten, und hilft dir, deine Ernährung effektiver anzupassen.

Erkennen von Mustern

Die wahre Stärke des Ernährungstagebuchs liegt in seiner Fähigkeit, dir zu helfen, Muster im Laufe der Zeit zu erkennen. Die regelmäßige Überprüfung deiner Tagebucheinträge kann Einblicke offenbaren wie:

- **Konsistente Auslöser:** Identifizierung von Lebensmitteln, die wiederholt Beschwerden verursachen oder Symptome verschlimmern, was darauf hindeutet, dass sie eliminiert oder vorsichtiger wieder eingeführt werden sollten.

- **Sichere Lebensmittel:** Im Gegensatz dazu kann das Tagebuch bestätigen, welche Lebensmittel konsistent keine negativen Effekte haben und die sicher häufiger in deine Ernährung integriert werden können.

- **Reaktionszeiten:** Die Aufzeichnung, wie schnell Symptome nach dem Verzehr bestimmter Lebensmittel auftreten, kann auch anzeigen, wie empfindlich du auf bestimmte Auslöser reagierst.

Während du weiterhin deine Ernährungswiedereinführungen und die damit verbundenen körperlichen Reaktionen aufzeichnest, wird das Ernährungstagebuch zu einer wertvollen Ressource für die Verwaltung deiner Gastritis. Es hilft sicherzustellen, dass dein Ansatz zur Erweiterung deiner Ernährung informiert, vorsichtig und auf deine einzigartigen Verdauungsgesundheitsbedürfnisse zugeschnitten ist. Diese proaktive Verfolgung ist der Schlüssel zur Kontrolle deiner Erkrankung und zur Verbesserung deiner allgemeinen Lebensqualität.

LANGFRISTIGE PRÄVENTIONS- UND BEWÄLTIGUNGSSTRATEGIEN

Nachdem du die Gastritis erfolgreich bewältigt und die meisten deiner persönlichen Auslöser-Lebensmittel wieder eingeführt hast und an einem Punkt angelangt bist, an dem Gastritis keine tägliche Sorge mehr darstellt, ist es entscheidend zu verstehen, wie du diesen Zustand aufrechterhalten oder zukünftige Rückfälle verhindern kannst. Kontinuierliche Wachsamkeit und proaktives Management sind grundlegend für die langfristige Erhaltung deiner Verdauungsgesundheit. Dieser Abschnitt führt dich durch wesentliche Praktiken, um Gastritis in Schach zu halten.

Verstehen der Risikofaktoren

Effektive Prävention von Gastritis beginnt mit einem tiefen Verständnis der Faktoren, die das Risiko erhöhen, diese Erkrankung zu entwickeln. Durch die Identifizierung und Behandlung dieser Risikofaktoren kannst du proaktive Maßnahmen ergreifen, um deine Anfälligkeit für Gastritis zu minimieren. Hier ist eine Liste allgemein anerkannter Risikofaktoren:

- **Helicobacter pylori-Infektion:** Dieses Bakterium ist weltweit die Hauptursache für chronische Gastritis und kann die Magenschleimhaut schädigen, was bei fehlender Behandlung zu Geschwüren führen kann.

- **Verwendung von NSAR (Nicht-steroidale Antirheumatika):** Die regelmäßige Einnahme von Medikamenten wie Ibuprofen und Aspirin kann die Magenschleimhaut angreifen und die Schleimproduktion verringern.

- **Übermäßiger Alkoholkonsum:** Alkohol kann die Magenschleimhaut erheblich reizen und angreifen, wodurch die natürlichen Abwehrkräfte des Magens gegen Säuren und Enzyme wie Pepsin geschwächt werden. Dies erhöht die Anfälligkeit für Erkrankungen wie Gastritis und Geschwüre.

- **Rauchen:** Tabakkonsum ist ein erheblicher Risikofaktor für Gastritis, da Nikotin die Fähigkeit des Magens zur Selbstreparatur beeinträchtigen kann, was zu verstärkten Schäden und einer langsameren Genesung führt.

- **Stress:** Sowohl körperlicher als auch emotionaler Stress kann Gastritis-Symptome verschlimmern und auslösen, indem er die natürlichen Abwehrkräfte des Magens schwächt.

- **Ernährungsgewohnheiten:** Schädliche Gewohnheiten wie das Auslassen von Mahlzeiten und übermäßiger Koffeinkonsum, besonders auf nüchternen Magen, erhöhen das Risiko, eine Gastritis zu entwickeln, erheblich. Diese Praktiken können die Magenschleimhaut reizen und Entzündungen verursachen.

- **Autoimmunerkrankungen:** Wenn das Immunsystem des Körpers irrtümlich die eigenen Zellen angreift, kann dies verschiedene Autoimmunerkrankungen verursachen, einschließlich solcher, die den Magen betreffen. Diese fehlgeleitete Immunreaktion kann dazu führen, dass das Immunsystem die Magenschleimhaut angreift und möglicherweise eine autoimmune Gastritis verursacht.

- **Chronische Erkrankungen:** Krankheiten wie Morbus Crohn und Zöliakie können zur Entwicklung einer Gastritis beitragen, indem sie die Fähigkeit des Magens, richtig zu funktionieren, beeinträchtigen.
- **Alter:** Ältere Erwachsene sind anfälliger für Gastritis, da die Magenschleimhaut mit zunehmendem Alter dünner wird.
- **Andere Infektionen als H. pylori:** Verschiedene virale, pilzliche oder parasitäre Infektionen können ebenfalls Gastritis verursachen, besonders bei Menschen mit geschwächtem Immunsystem.
- **Umweltfaktoren:** Die Exposition gegenüber Strahlung oder ätzenden Substanzen, besonders in bestimmten Arbeitsumgebungen, kann das Risiko, eine Gastritis zu entwickeln, erheblich erhöhen.
- **Perniziöse Anämie:** Diese Autoimmunerkrankung beeinträchtigt die Fähigkeit des Magens, Vitamin B12 aufzunehmen, was potenziell zu einer atrophischen Gastritis führen kann.

Das Verständnis dieser Risikofaktoren ermöglicht bessere Management- und Präventionsstrategien, die dazu beitragen, die Magengesundheit zu erhalten und die Entwicklung oder Verschlimmerung einer Gastritis zu verhindern.

Schlüsselstrategien zur Prävention

Um diese mit Gastritis verbundenen Risiken wirksam zu minimieren, solltest du folgende langfristige Strategien in Betracht ziehen:

- **Gute Hygiene aufrechterhalten:** Regelmäßiges Händewaschen, besonders vor dem Essen und nach dem Toilettengang, kann helfen, Infektionen mit H. pylori zu verhindern.

- **Medikamentengebrauch managen:** Besprich mit deinem Arzt sicherere Alternativen zu NSAR. Wenn diese Medikamente notwendig sind, nimm sie mit Nahrung ein, um Magenreizungen zu minimieren.

- **Alkohol einschränken und mit dem Rauchen aufhören:** Alkohol und Tabak reizen die Magenschleimhaut erheblich und stören die Verdauungsgesundheit. Diese Substanzen zu reduzieren oder zu eliminieren kann enorm helfen, Gastritis vorzubeugen.

- **Stress bewältigen:** Praktiziere Techniken zur Stressreduktion wie Meditation, regelmäßige Bewegung und ausreichende Erholung. Diese Praktiken helfen, Stress zu lindern und seinen Einfluss auf die Magengesundheit zu reduzieren.

- **Ernährungsgewohnheiten regulieren:** Vermeide es, Mahlzeiten auszulassen, und beschränke die Koffeinaufnahme, um übermäßige Säureproduktion und Reizung der Magenschleimhaut zu verhindern.

- **Ausgewogene Ernährung:** Halte eine Ernährung mit einer Vielzahl von Nährstoffen ein, die die allgemeine Magengesundheit unterstützt und Reizungen vorbeugt. Konzentriere dich darauf, faserreiche Gemüse, Obst, magere Proteine und Vollkornprodukte einzubeziehen.

- **Regelmäßige Bewegung:** Baue regelmäßige körperliche Aktivität in deine Routine ein, was die Verdauung verbessern und Stress abbauen kann, wodurch Gastritis-Rückfälle weiter verhindert werden.

- **Gesundheitszustand überwachen und managen:** Regelmäßige ärztliche Untersuchungen und das effektive Management jeder Autoimmun- oder chronischen Erkrankung sind wesentlich, um Komplikationen zu verhindern, die zu Gastritis führen können.

- **Schutz vor Umweltbelastungen:** Befolge Sicherheitsprotokolle und verwende Schutzausrüstung, um die Exposition gegenüber schädlichen Substanzen zu minimieren.
- **Regelmäßige ärztliche Beratung:** Halte regelmäßigen Kontakt mit deinem Arzt, um deine Gesundheit zu überwachen und notwendige Anpassungen an deinem Behandlungsplan vorzunehmen.

Durch die Umsetzung dieser Strategien kannst du dein Risiko, eine Gastritis zu entwickeln, erheblich reduzieren und so die langfristige Magengesundheit fördern und dein allgemeines Wohlbefinden verbessern.

ZUSAMMENFASSUNG VON KAPITEL 4: DIE ERHALTUNGSPHASE

Während du von der Heilung zur Erhaltung übergegangen bist, hat dich dieses Kapitel dabei geleitet, die Fortschritte, die du in den letzten 90 Tagen gemacht hast, in nachhaltige, langfristige Gesundheitspraktiken zu überführen. Es konzentrierte sich darauf, die Ernährungs- und Lebensstiländerungen, die du übernommen hast, vollständig zu integrieren, um Gastritis-Rückfälle zu verhindern und deine Verdauungsgesundheit zu erhalten. Hier sind einige Schlüsselpunkte aus diesem Kapitel:

- **Konsistenz in Ernährung und Lebensstil:** Du hast die Bedeutung erfahren, die Ernährung und Routinen beizubehalten, die sich während deiner Heilungsphase als wirksam erwiesen haben, wobei die Notwendigkeit betont wurde, dich an »sichere Lebensmittel« und Praktiken zu halten, die deine Magengesundheit unterstützen und Stress minimieren.
- **Überwachung und Anpassungen:** Das Kapitel betonte den Nutzen, ein detailliertes Symptomtagebuch zu führen, um die

Auswirkungen verschiedener Lebensmittel und Aktivitäten auf deine Gastritis zu überwachen, was kontinuierliche Anpassungen deines Managementplans ermöglicht, um Wiederauftreten zu verhindern.

- **Stressmanagement:** Die regelmäßige Einbindung von stressreduzierenden Praktiken wie Achtsamkeitsmeditation, Tiefatmungsübungen und Yoga wurde als entscheidend für das Management von Stress und die Unterstützung der allgemeinen Verdauungsgesundheit diskutiert.

- **Körperliche Aktivität und Schlaf:** Es wurde empfohlen, eine Routine mit leichtem Training und einem konsistenten Schlafplan zu etablieren, um die allgemeine Gesundheit zu verbessern und Stress effektiv zu bewältigen.

- **Wiedereinführung von Lebensmitteln:** Du wurdest ermutigt, eliminierte Lebensmittel vorsichtig, eins nach dem anderen, wieder einzuführen, um die Reaktion deines Verdauungssystems zu bewerten. Dieser kontrollierte Ansatz hilft zu identifizieren, welche Lebensmittel sicher zurück in deine Ernährung integriert werden können.

- **Langfristige Gesundheitsstrategien:** Das Kapitel betonte das Verständnis und Management von Risikofaktoren im Zusammenhang mit Gastritis, wie NSAR-Gebrauch, Alkoholkonsum, Rauchen und Stress, zusammen mit der Bedeutung regelmäßiger Gesundheitschecks und dem Management jeglicher zugehöriger Gesundheitszustände, um das Wiederauftreten von Gastritis zu verhindern und die Magengesundheit zu erhalten.

Diese Erhaltungsphase dreht sich nicht nur darum, ein Wiederauftreten zu vermeiden, sondern auch deine Lebensqualität durch bewusstes und gesundheitsorientiertes Leben zu verbessern. Die in diesem Kapitel beschriebenen Strategien fördern einen ganzheitlichen Ansatz zum Management von Gastritis, mit Fokus sowohl auf Ernährungsmanagement als auch auf allgemeines Wohlbefinden.

TEIL DREI

REZEPTE UND ESSENSPLÄNE

Kapitel 5

DER ZWEI-WOCHEN-MENÜPLAN

Willkommen zu Kapitel 5 dieses Buches, wo Planung und Aktion in der Küche zusammenkommen. Dieses Kapitel ist speziell für diejenigen konzipiert, die den Komfort und die Sicherheit eines strukturierten Mahlzeitenplans schätzen. Im Voraus zu wissen, was du essen wirst, vereinfacht den Lebensmitteleinkauf und die Essenszubereitung und erleichtert die Einhaltung der in diesem Buch empfohlenen Gastritis-Diät.

Der hier angebotene Zwei-Wochen-Menüplan bietet eine Vielzahl von Gerichten, die darauf ausgelegt sind, die diätetischen Prinzipien zur Unterstützung deiner Magengesundheit zu wahren. Dieser Plan dient als Rahmen und hilft dir, zwei Wochen Ernährung zu visualisieren, ohne den täglichen Stress, entscheiden zu müssen, was du essen sollst. Ziel ist es, den Stress und die Angst zu reduzieren, die oft mit Last-Minute-Essensentscheidungen einhergehen, und sicherzustellen, dass du eine vorbereitete Antwort auf die Frage hast: »Was gibt es zum Abendessen?«

Flexibilität ist jedoch der Schlüssel. Du bist nicht verpflichtet, diesen Plan auf den Punkt genau zu befolgen. Fühle dich frei, die Mahlzeiten nach deinen persönlichen Vorlieben oder diätetischen Bedürfnissen anzupassen. Die in den nächsten Kapiteln bereitgestellten Rezepte können kombiniert werden, oder du kannst deine eigenen Gerichte basierend auf den zuvor im Buch diskutierten diätetischen Richtlinien erstellen. Die Planung deiner Mahlzeiten im Voraus wird nicht nur für deinen Seelenfrieden, sondern auch zur Sicherstellung der Einhaltung deiner Gastritis-Diät dringend empfohlen.

Wenn du neu darin bist, eine strukturierte Diät zu befolgen, oder einfach ein wenig Inspiration brauchst, zeigt dieser Zwei-Wochen-Plan, dass eine Gastritis-Diät weder langweilig noch einschränkend sein muss. Im Rezeptteil findest du detaillierte Anweisungen zur Zubereitung jedes der vorgestellten Gerichte, damit du jeden Tag deines Plans köstliche und gesunde Mahlzeiten genießen kannst. Lasst uns die Essenszeit zu einer köstlichen und nahrhaften Erfahrung machen, auf die du dich freuen kannst, stressfrei und voller guter Gesundheit.

Mahlzeitenplan für Woche 1

TAG 1	
Frühstück	Rührei mit Spinat (S. 227)
Vormittagssnack	Frisch geschnittene Früchte (S. 268)
Mittagessen	Hähnchen-Gemüsepfanne (S. 238)
Nachmittagssnack	Toast oder Reiswaffel mit Avocado (S. 268)
Abendessen	Cremige Champignon-Nudeln (S. 250)

TAG 2	
Frühstück	Haferbrei (S. 226)

Vormittagssnack	Toast oder Reiswaffel mit Mandelbutter (S. 268)
Mittagessen	Kürbiscremesuppe (S. 248)
Nachmittagssnack	Entzündungshemmender Smoothie (S. 268)
Abendessen	Gebackener Kabeljau mit Rosenkohl (S. 241)

Frühstück	Bananen-Hafer-Smoothie (S. 234)
Vormittagssnack	Toast oder Reiswaffel mit Mandelbutter (S. 268)
Mittagessen	Gegrilltes Hähnchen mit Spinat und Champignons (S. 240)
Nachmittagssnack	Frisch geschnittene Früchte (S. 268)
Abendessen	Brokkolicremesuppe mit Toast (S. 247)

Frühstück	Rührei mit Spinat (S. 227)
Vormittagssnack	Frisch geschnittene Früchte (S. 268)
Mittagessen	Gemüsepfanne mit Tofu (S. 251)
Nachmittagssnack	Toast oder Reiswaffel mit Mandelbutter (S. 268)
Abendessen	Hühnersuppe mit Gemüse (S. 242)

TAG 5

Frühstück	Haferbrei (S. 226)
Vormittagssnack	Toast oder Reiswaffel mit Avocado (S. 268)
Mittagessen	Gebackene Putenfleischbällchen (S. 243)
Nachmittagssnack	Entzündungshemmender Smoothie (S. 268)
Abendessen	Burrito mit geröstetem Gemüse (S. 252)

TAG 6

Frühstück	Bananen-Beeren-Smoothie (S. 233)
Vormittagssnack	Toast oder Reiswaffel mit Mandelbutter (S. 268)
Mittagessen	Pesto-Nudeln mit Tofu (S. 249)
Nachmittagssnack	Frisch geschnittene Früchte (S. 268)
Abendessen	Gebackene Hähnchenstreifen (S. 245)

TAG 7

Frühstück	Hafer-Bananen-Pfannkuchen (S. 228)
Vormittagssnack	Frisch geschnittene Früchte (S. 268)
Mittagessen	Glasierter Lachs mit Brokkoli (S. 244)
Nachmittagssnack	Toast oder Reiswaffel mit Mandelbutter (S. 268)
Abendessen	Fischeintopf (S. 246)

Einkaufsliste für Woche 1

Geflügel und Eier
- 3 Hähnchenbrust ohne Knochen und Haut
- 170 g mageres Putengehacktes
- 10 Eier

Fisch und Meeresfrüchte
- 170 g Lachsfilet
- 310 g Kabeljaufilet

Obst und Gemüse
- 115 g frischer Spinat
- 450 g Brokkoli
- 150 g Champignons
- 115 g Rosenkohl
- 340 g Kürbis
- 5 mittelgroße Karotten
- 1 kleine Karotte
- 4 mittelgroße Kartoffeln
- 1 kleine Süßkartoffel
- 1 mittelgroße Zucchini
- 1 Fenchelknolle
- 4 Lauchstangen
- 2 Stangen Sellerie
- 1 Stück frischer Ingwer (ungefähr 2,5 cm)
- 1 Bund frischer Koriander
- 1 Bund frische Petersilie
- 1 Bund frisches Basilikum
- 1 kleines Päckchen frischer Thymian
- 6 reife Bananen
- 225 g Blaubeeren, Erdbeeren oder gemischte Beeren
- 2 kg frisches Obst: Wassermelone, Papaya, Melone, Birne oder Drachenfrucht
- 2 Avocados

Sonstiges
- 1 Laib glutenfreies Brot
- 1 kleines Päckchen glutenfreie Semmelbrösel (ungewürzt)
- 1 kleines Päckchen glutenfreie Mehl-Tortillas
- 1 Packung Reiswaffeln
- 1 Packung glutenfreie Nudeln (vorzugsweise Penne)
- 1 Packung glutenfreie Nudeln (Fusilli oder Rotini)
- 1 Packung Schnellkoch- oder Instant-Hafer ohne Geschmack (140 g)
- 4 Liter ungesüßte Mandelmilch oder andere pflanzliche Milch
- 1 Block extra-fester Tofu (280 g)
- 1 Packung geschälte Walnüsse (225 g)
- 1 Packung Schnellkoch- oder Instant-Hafer ohne Geschmack (140 g)

Speisekammer
- Natives Olivenöl extra
- Kokosöl
- Sesamöl
- Meersalz oder Himalayasalz
- Flüssige Aminosäuren oder Kokos-Aminosäuren
- Ahornsirup
- Mandelbutter
- Nährhefe
- Kartoffelstärke oder Pfeilwurzmehl
- Backpulver
- Gemahlener Oregano
- Getrockneter Oregano
- Gemahlener Kreuzkümmel
- Getrockneter Thymian
- Getrockneter Rosmarin

Mahlzeitenvorbereitung für Woche 1

Um deinen Mahlzeitenplan für Woche 1 zu optimieren, findest du hier einige strukturierte Tipps zur Mahlzeitenvorbereitung, die sowohl Effizienz als auch Komfort berücksichtigen. Diese Tipps stellen sicher, dass deine Mahlzeiten im Voraus zubereitet sind, wodurch die tägliche Kochzeit reduziert wird, während die Frische und der Nährwert der Lebensmittel erhalten bleiben.

Allgemeine wöchentliche Vorbereitung:

- **Schneiden und Aufbewahren:** Wasche und schneide zu Beginn der Woche all dein Gemüse und bewahre es in luftdichten Behältern im Kühlschrank auf. Dazu gehören Spinat für Rührei, Gemüse für Pfannengerichte, Suppen und Burritos.

- **Proteinzubereitung:** Koche Proteine in größeren Mengen zu Beginn der Woche. Brate zum Beispiel Hähnchenbrüste und backe Putenfrikadellen in einer Sitzung, dann teile sie in Portionen für Mahlzeiten auf, die über die Woche verteilt verwendet werden.

- **Stärkezubereitung:** Bereite Getreide wie Reis oder Nudeln im Voraus zu. Koche zum Beispiel eine Portion Weißreis zum Verwenden mit Pfannengerichten oder als Beilage für Mahlzeiten, die es erfordern.

Spezifische tägliche Zubereitungstipps:

Tag 1:

- **Morgen:** Bereite frisches Rührei mit Spinat zu, um den Tag mit einer warmen Mahlzeit zu beginnen.
- **Vorbereitung im Voraus:** Koche das Hähnchen für das Gemüse-Pfannengericht und die cremige Champignonsauce für Pasta am Vorabend.

Tag 2:

- **Vorbereitung im Voraus:** Bereite die Kürbiscremesuppe zu und kühle sie; erwärme sie zum Mittagessen wieder.
- **Am Vorabend:** Mariniere den Kabeljau und bereite den Rosenkohl für das Abendessen des nächsten Tages vor.

Tag 3:

- **Morgen:** Bereite morgens einen frischen Bananen-Hafer-Smoothie zu.
- **Vorbereitung im Voraus:** Koche die Zutaten für die Brokkolicremesuppe vor und kühle sie, um das Wiedererwärmen zum Abendessen zu erleichtern.

Tag 4:

- **Am Vorabend:** Bereite die Zutaten für die Tofu-Gemüsepfanne vor und kühle sie für eine schnelle Zubereitung beim Mittagessen des nächsten Tages.
- **Morgen:** Mache frisches Rührei mit Spinat.

Tag 5:

- **Vorbereitung im Voraus:** Bereite die Füllungen für den Gemüse-Burrito vor und kühle sie. Erwärme und wickle sie zum Abendessen
- **Morgen:** Bereite klassischen Haferbrei zu, wenn du nicht am Vorabend zubereiteten Haferbrei verwendest.

Tag 6:
- **Vorbereitung im Voraus:** Bereite das Pesto für die Nudeln vor und kühle es. Koche die Nudeln und mische sie vor dem Servieren.
- **Morgen:** Bereite einen frischen Bananen-Beeren-Smoothie zu.

Tag 7:
- **Advance Prep:** Koche den Fischeintopf im Voraus und kühle ihn; erwärme ihn zum Abendessen.
- **Morgen:** Mache frische Hafer-Bananen-Pfannkuchen für einen besseren Geschmack.

Snacks und Desserts:
- **Smoothies:** Bereite die für Smoothies benötigten Früchte oder Gemüse vor und friere sie in einzelnen Portionsbeuteln ein. Mixe sie bei Bedarf, um Frische zu garantieren.
- **Backwaren:** Backe Produkte wie Bananenbrot zu Beginn der Woche und schneide sie in Scheiben für schnelle Snacks.
- **Snackvorbereitung:** chneide frische Früchte für Snacks und bewahre sie in luftdichten Behältern auf. Bereite Mandelmehlkekse zu und bewahre sie in einem trockenen, verschlossenen Behälter auf.

Mahlzeitenplan für Woche 2

TAG 1	
Frühstück	Tofu-Rührei (S. 230)
Vormittagssnack	Mandelmehl-Cracker (S. 271)
Mittagessen	Gemüsepfanne mit Tofu (S. 251)

DER ZWEI-WOCHEN-MENÜPLAN

Nachmittagssnack	Kokosbällchen (S. 278)
Abendessen	Gebackene Putenfleischbällchen mit Kartoffelpüree (S. 243, 261)

TAG 2

Frühstück	Reisbrei (S. 229)
Vormittagssnack	Ofenkartoffelchips (S. 272)
Mittagessen	Kürbiscremesuppe (S. 248)
Nachmittagssnack	Bananenbrot (S. 276)
Abendessen	Heilbutt mit Kräutern mit Reis mit Gemüse (S. 239, 257)

TAG 3

Frühstück	3-Zutaten-Pfannkuchen (S. 231)
Vormittagssnack	Dattel-Johannisbrot-Riegel (S. 281)
Mittagessen	Gegrilltes Hähnchen mit Spinat und Champignons (S. 240)
Nachmittagssnack	Kürbispudding (S. 279)
Abendessen	Fischeintopf (S. 246)

TAG 4

Frühstück	Champignon-Spinat-Omelett (S. 232)
Vormittagssnack	Tofu-Nuggets (S. 273)
Mittagessen	Burrito mit geröstetem Gemüse (S. 224)

Nachmittagssnack	Gebackene Süßkartoffelstäbchen (S. 270)
Abendessen	Hühnersuppe mit Gemüse (S. 242)

TAG 5

Frühstück	Avocado-Toast mit Ei (S. 235)
Vormittagssnack	Glutenfreie Muffins (S. 274)
Mittagessen	Pesto-Nudeln mit Tofu (S. 249)
Nachmittagssnack	Bananeneis (S. 280)
Abendessen	Glasierter Lachs mit Brokkoli (S. 244)

TAG 6

Frühstück	Bananen-Beeren-Smoothie (S. 233)
Vormittagssnack	Kokosbällchen (S. 278)
Mittagessen	Gebackener Kabeljau mit Rosenkohl (S. 241)
Nachmittagssnack	Glutenfreie Muffins (S. 274)
Abendessen	Cremige Champignon-Nudeln (S. 250)

TAG 7

Frühstück	Hafer-Bananen-Pfannkuchen (S. 228)
Vormittagssnack	Dattel-Johannisbrot-Riegel (S. 281)
Mittagessen	Brokkolicremesuppe (S. 247)
Nachmittagssnack	Bananenbrot (S. 276)
Abendessen	Hähnchen-Gemüse-Pfanne (S. 238)

Einkaufsliste für Woche 2

Geflügel und Eier
- 2 Hähnchenbrust ohne Haut und Knochen
- 170 Gramm Putenhackfleisch oder mageres Hähnchenhackfleisch
- 13 Eier

Fisch und Meeresfrüchte
- 140 Gramm Lachsfilet
- 140 Gramm Kabeljaufilet

Obst und Gemüse
- 110 Gramm frischer Spinat
- 150 Gramm Kürbis
- 340 Gramm Brokkoli
- 2 mittelgroße Karotten
- 4 mittelgroße Zucchini
- 3 mittelgroße Kartoffeln
- 1 mittelgroße Süßkartoffel
- 5 Lauchstangen
- 2 Stangen Sellerie
- 1 Fenchelknolle
- 110 Gramm Rosenkohl
- 225 Gramm Champignons
- 1 kleines Bund frischer Rosmarin
- 1 kleines Bund frische Petersilie
- 1 kleines Bund frischer Dill
- 1 kleines Bund frischer Thymian
- 1 kleines Bund frischer Koriander
- 450 Gramm Medjool-Datteln (ungeschwefelt)
- 8 reife Bananen
- 110 Gramm Blaubeeren, Erdbeeren oder gemischte Beeren
- 2,5 cm Stück frischer Ingwer

Sonstiges
- 1 Packung glutenfreie Semmelbrösel (225 Gramm)
- 1 Packung glutenfreies Universalmehl (565 Gramm)
- 1 Packung Schnellkoch- oder Instanthafer ohne Geschmack (140 Gramm)
- 1 Packung glutenfreie Pasta (vorzugsweise Penne)
- 1 Packung glutenfreie Pasta (Rotini oder Fusilli)
- 1 Liter ungesüßte Mandelmilch oder andere pflanzliche Milch
- 1 Dose Kokosmilch
- 595 Gramm extra-fester Tofu
- 1 Packung Kokosraspel (280 Gramm)
- 1 Packung Mandelmehl (gebleicht) (225 Gramm)
- 1 Packung Kokosmehl (225 Gramm)
- 1 Packung Johannisbrotpulver (225 Gramm)

Speisekammer
- Olivenöl
- Kokosöl
- Meersalz oder Himalayasalz
- Gemahlener Kurkuma
- Gemahlener Kreuzkümmel
- Gemahlener Oregano
- Ahornsirup
- Flüssige Stevia
- Kokosaminosäuren oder flüssige Aminosäuren
- Vanilleextrakt
- Pfeilwurzelmehl
- Backpulver
- Natron

Mahlzeitenvorbereitung für Woche 2

Hier sind einige Tipps zur effizienten Zubereitung von Mahlzeiten basierend auf deinem Woche-2-Speiseplan:

Allgemeine wöchentliche Vorbereitung:

- **Gemüse:** Wasche und schneide das gesamte Gemüse für die Wochenmahlzeiten auf einmal. Bewahre sie in beschrifteten Behältern im Kühlschrank auf. Zum Beispiel können Brokkoli, Karotten und Champignons für Pfannengerichte und Suppen vorgeschnitten und separat aufbewahrt werden.

- **Proteinvorbereitung:** Mariniere und koche Proteine wie Hähnchen, Pute und Tofu in größeren Mengen. Backe zum Beispiel zu Beginn der Woche eine größere Portion Putenfrikadellen und gegrilltes Hähnchen, dann kühle oder friere sie in Portionen ein.

- **Stärkevorbereitung:** Koche Grundnahrungsmittel wie Reis und Kartoffeln zu Beginn der Woche vor. Kartoffelpüree kann 3-4 Tage im Kühlschrank aufbewahrt werden, und Reis kann im Kühlschrank aufbewahrt werden, um ihn schnell mit Mahlzeiten zu kombinieren.

- **Snacks und Desserts:** Bereite Snacks wie Mandelmehlkekse, Kokosbällchen und Dattel-Johannisbrot-Riegel in größeren Mengen zu. Bewahre sie in luftdichten Behältern auf, um sie frisch zu halten. Backe einen Laib Bananenbrot und Muffins, dann schneide und friere einzelne Portionen ein, um sie leicht auftauen zu können.

Spezifische Tipps zur täglichen Vorbereitung:

Tag 1:

- **Morgens:** Bereite das Tofu-Rührei frisch am Morgen für das Frühstück zu.
- **Am Vorabend:** Mische die Zutaten für die Putenfrikadellen und kühle über Nacht; backe sie kurz vor dem Abendessen für maximale Frische.

Tag 2:

- **Am Vorabend:** Bereite den Reisbrei-Teig vor und kühle ihn. Koche ihn einfach am Morgen fertig.
- **Morgens:** Bereite die Kürbiscremesuppe zu; sie lässt sich gut für das Mittagessen aufwärmen.

Tag 3:

- **Morgens:** Mache die Pfannkuchen am Morgen - sie sind schnell und sättigend.
- **Am Vorabend:** Bereite die Zutaten für den Fischeintopf vor und kühle sie. Koche frisch zum Abendessen.

Tag 4:

- **Morgens:** Bereite das Champignon-Spinat-Omelett frisch zu, um die Aromen zu genießen.
- **Am Vorabend:** Bereite die Zutaten für den Burrito mit geröstetem Gemüse vor und kühle sie. Wärme auf und stelle für das Mittagessen zusammen.

Tag 5:

- **Morgens:** Bereite den Avocado-Toast mit Ei frisch am Morgen zu.
- **Am Vorabend:** Bereite das Pesto für die Pasta vor und koche die Pasta; mische und kühle.

Tag 6:

- **Morgens:** Mixe den Bananen-Beeren-Smoothie frisch für einen energiegeladenen Start in den Tag.
- **Am Vorabend:** Mariniere den Kabeljau zum Backen und bereite die cremige Pilzsauce für die Pasta vor.

Tag 7:

- **Morgens:** Bereite frische Hafer-Bananen-Pfannkuchen für beste Ergebnisse zu.
- **Am Vorabend:** Bereite die Zutaten für die Brokkolicremesuppe vor und koche sie frisch zum Mittagessen.

Tipps zum Einfrieren:

- Friere alle gekochten Speisen ein, die nicht innerhalb von 3 Tagen verzehrt werden, um die Frische zu erhalten und Verderb vorzubeugen. Das gilt besonders für Fleischgerichte und Suppen.

Auftauen und Aufwärmen:

- Taue Mahlzeiten immer über Nacht im Kühlschrank auf. Wärme sie auf dem Herd oder in der Mikrowelle auf und stelle sicher, dass sie vor dem Verzehr die richtige Temperatur erreichen.

Wenn du diesen Vorbereitungstipps folgst, wirst du deine Mahlzeiten effizient managen können, deinen magenfreundlichen Ernährungsplan einhalten und den täglichen Kochstress reduzieren.

ALLGEMEINE TIPPS UND EMPFEHLUNGEN

Egal ob du abgepackte Lebensmittel kaufst, die richtigen Küchenutensilien auswählst oder nach Wegen suchst, deine Kochprozesse zu vereinfachen - diese Empfehlungen sind darauf ausgerichtet, deine Ernährungsbedürfnisse zu unterstützen und dein gesamtes Kocherlebnis zu verbessern. Bitte nimm dir die Zeit, diese Tipps sorgfältig zu lesen, und bewahre sie als Referenz auf, um dich bei der Zubereitung nahrhafter und magenfreundlicher Mahlzeiten zu unterstützen.

Einkauf von abgepackten Lebensmitteln

Die unten aufgeführten Zutaten werden in vielen der Rezepte verwendet. Achte beim Kauf darauf, dass sie die folgenden Kriterien erfüllen:

- **Glutenfreies Brot:** Vermeide Essig und zugesetzte Enzyme (am besten selbst backen, siehe S. 284).
- **Glutenfreie Semmelbrösel:** Ohne Gewürze.
- **Glutenfreie Nudeln:** Diese sollten aus Maniokmehl, weißem Reis oder Süßkartoffel hergestellt sein. Brauner Reis, obwohl nicht vollständig empfohlen, ist für die meisten Menschen in Nudelform akzeptabel.
- **Glutenfreie Mehl-Tortillas:** Können aus Maniokmehl, Süßkartoffel, Blumenkohl, Mandelmehl usw. hergestellt werden, je nach deiner Vorliebe und Verträglichkeit.
- **Backpulver:** Ohne Aluminium.
- **Brühen (Gemüse oder Huhn):** Sollten keine reizenden Zutaten wie Zwiebeln und Knoblauch enthalten.

- **Reiswaffeln:** Bevorzuge solche aus weißem Reis. Wenn nicht verfügbar, sind Reiswaffeln aus Vollkornreis während der ersten 90 Tage erlaubt, da sie leichter und besser verdaulich sind.
- **Mandelmilch:** Vorzugsweise ungesüßt und nur aus drei Zutaten hergestellt: Wasser, Mandeln und Salz. Dies gilt auch für andere pflanzliche Milchsorten wie Hafer-, Kokos- und Reismilch.
- **Haferflocken (Schnell- oder Instant):** Ohne zugesetzte Aromen.
- **Nussbutter:** Sollte nur zwei Zutaten enthalten, z. B. Mandeln und Salz, ohne zugesetzten Zucker oder Öle.
- **Kokosmilch aus der Dose:** Sollte nur Wasser und Kokosnuss enthalten, ohne zugesetzte Verdickungsmittel oder Ballaststoffe.
- **Kokosflocken:** Ohne Zucker.
- **Vanilleextrakt:** Vorzugsweise ohne Alkohol, besonders wenn er Smoothies zugesetzt wird. Wenn du Extrakte mit Alkohol verwenden musst, beachte, dass ein Großteil des Alkohols beim Erhitzen verdunstet.
- **Flüssige Stevia:** Sollte keine zugesetzte Zitronensäure enthalten.
- **Sesamöl:** Verwende geröstetes Sesamöl für seinen nussigen Geschmack. Bevorzuge kaltgepresstes oder expeller-gepresstes Öl, um Reinheit und Qualität zu erhalten.

Wesentliche Ausrüstung und Werkzeuge

Hier ist eine Liste der wesentlichen Ausrüstung, die du benötigst, um die Rezepte im Mahlzeitenplaner zuzubereiten. Die meisten Artikel sind erschwinglich und leicht zu finden. Wenn du sie nicht vor Ort findest, sind sie normalerweise online erhältlich.

- Antihaft-Pfannenset
- 2 Stieltöpfe: klein und mittel
- 3 Töpfe: klein, mittel und groß
- 2 Rührschüsseln: klein und mittel
- Brotbackform: 20x10 cm
- Muffinform: 12 Mulden
- Auflaufform: 20x20 cm
- Backblech
- Kartoffelstampfer
- Zitrusreibe
- Spachtel
- Schneebesen
- Scharfes Messerset
- Kompletter Satz Messbecher
- Kompletter Satz Messlöffel
- Dampfgareinsatz
- Hochleistungsmixer
- Kleine Küchenmaschine
- Nudelholz
- Mandoline
- Backpapier

Verschiedene Grundlagen

Ganz gleich, ob du deinen Raum organisierst oder Mahlzeiten vorkochst – diese essenziellen Tipps und Strategien helfen dir, deine Kochpraktiken zu vereinfachen.

Aufbewahrungslösungen:

- **Optimale Lebensmittelaufbewahrung:** Maximiere Frische und Haltbarkeit durch angemessene Lagerung verschiedener Lebensmittelarten. Verwende luftdichte Behälter für Reste und lagere verderbliche Lebensmittel in den entsprechenden Kühlschrankbereichen. Verstehe die besten Lagerbedingungen für verschiedene Vorratskammer-Artikel.

- **Abfallreduzierung:** Wende die FIFO-Methode (First In, First Out) an, um ältere Artikel zuerst zu verbrauchen und Verschwendung zu minimieren. Friere überschüssige frische Produkte und gekochte Mahlzeiten ein, um ihre Haltbarkeit zu verlängern und Verderb zu vermeiden.

Sicherheitstipps:

- **Unfallverhütung in der Küche:** Erhöhe die Küchensicherheit durch Verwendung scharfer Messer, die weniger wahrscheinlich Verletzungen verursachen, und übe richtige Schneidetechniken, um das Verletzungsrisiko zu minimieren.
- **Hitzesicherheit:** Verwende immer Ofenhandschuhe und Topflappen beim Umgang mit heißen Pfannen und Töpfen, um dich vor Verbrennungen zu schützen und sicheres Kochen zu gewährleisten.

Zeitsparsstrategien:

- **Mahlzeitenvorbereitung:** Wie bereits erwähnt, nimm dir wöchentlich Zeit, um Zutaten oder komplette Mahlzeiten vorzubereiten. Gemüse schneiden, Proteine marinieren und Gerichte im Voraus zusammenstellen kann an geschäftigen Tagen erheblich Zeit sparen.
- **Organisationstechniken:** Halte deinen Arbeitsbereich organisiert und ordne deine Zutaten und Werkzeuge logisch an, um den Kochprozess zu beschleunigen und die Zeit zum Suchen von Artikeln zu reduzieren.

Wenn du diese wichtigen Elemente in deine Routine einbindest, kannst du eine sichere, effiziente und angenehme Küchenumgebung schaffen, die das Kochen reibungsloser und freudvoller gestaltet.

ERSTELLEN DEINES EIGENEN MAHLZEITENPLANS UND ANPASSEN VON REZEPTEN

Wenn du deinen eigenen Mahlzeitenplan erstellen und verschiedene Rezepte an eine magenschonende Ernährung anpassen möchtest, hier einige wertvolle Tipps und Empfehlungen:

- **Plane im Voraus:** Beginne damit, Mahlzeiten und Rezepte für deinen Wochenplan auszuwählen, die ansprechend und einfach zuzubereiten sind. Es ist in Ordnung, Mahlzeiten oder Rezepte während der Woche zu wiederholen, aber strebe Abwechslung an, um deine Nährstoffaufnahme zu verbessern. Vergiss nicht, Snacks einzuplanen: Wähle solche, die leicht und schnell zuzubereiten sind.
- **Erstelle eine Einkaufsliste:** Sobald du deine Mahlzeiten für die Woche geplant hast, stelle eine Einkaufsliste mit allen benötigten Zutaten zusammen. Dieser Schritt hilft, übermäßigen Einkauf zu vermeiden und reduziert Lebensmittelverschwendung. Organisiere deine Einkaufsliste nach dem Aufbau des Supermarkts, um dein Einkaufserlebnis zu beschleunigen.
- **Batch-Cooking:** Wenn tägliches Kochen nicht machbar ist oder du die Zeit in der Küche minimieren möchtest, widme zwei oder drei Tage pro Woche dem Vorbereiten deiner Mahlzeiten. Bewahre sie in geeigneten Behältern wie BPA-freiem Plastik oder Glas im Kühlschrank auf. Erwärme die Mahlzeiten einfach nach deiner bevorzugten Methode, wenn es Zeit zum Essen ist. Dies spart Zeit und verhindert ungesunde Optionen beim Auswärtsessen.
- **Rotiere dein Menü:** Um Eintönigkeit und Nährstoffmängel zu vermeiden, wechsle regelmäßig dein Menü. Experimentiere mit neuen Zutaten und diversifiziere deine Rezepte jede Woche. Variiere die Proteine in deinen Mahlzeiten, wechsle zwischen Hähnchen, Fisch und Tofu als Abendessen-Proteine, und tausche Grundnahrungsmittel wie gekochten Reis gegen gebratene Kartoffeln oder gebackenen Kürbis aus. Beziehe verschiedene Gemüsesorten wie Spargel und Rosenkohl ein, anstatt bei einer Sorte zu bleiben.

Anpassung von Rezepten bei Gastritis

Jetzt, da du verstehst, wie man einen ausgewogenen Mahlzeitenplan erstellt, lass uns erkunden, wie du Rezepte modifizieren kannst, um sie magenschonender zu machen. Um sicherzustellen, dass deine Gerichte gastritisfreundlich sind, müssen sie die folgenden vier Kriterien erfüllen:

1. Niedriger Säuregehalt (pH über 5)

Suche nach Zutaten mit einem höheren pH-Wert, da sie weniger sauer und schonender für den Magen sind. Beziehe mehr alkalisierende Lebensmittel wie Knollengemüse, Blattgemüse und nicht-zitrushaltige Früchte ein. Vermeide saure Zutaten wie Tomaten, Zitrusfrüchte und Essig, die die Magenschleimhaut reizen können.

2. Fettarm (weniger als 10g pro Portion)

Fettreiche Lebensmittel können Gastritis verschlimmern, indem sie die Magensäure erhöhen und die Verdauung verlangsamen. Entscheide dich für magere Proteine wie Hähnchen ohne Haut, Pute oder weißen Fisch, und nutze Garmethoden wie Grillen, Dämpfen oder Backen anstelle von Frittieren. Beschränke die Verwendung von Ölen und Fetten beim Kochen auf minimale Mengen und wähle herzgesunde Optionen wie Olivenöl oder Avocado, wenn nötig.

3. Salzarm und vorzugsweise zuckerfrei

Ein hoher Konsum von Salz und Zucker kann den Magen reizen und zu Wassereinlagerung und Entzündungen führen. Würze deine Mahlzeiten mit Kräutern und Gewürzen anstatt übermäßig Salz zu verwenden, und nutze natürliche Süßungsmittel in Maßen, wenn überhaupt. Das Hinzufügen frischer Kräuter kann den Geschmack verbessern, ohne zusätzliches Salz oder Zucker zu benötigen.

4. Keine reizenden Zutaten

Vermeide Lebensmittel, von denen bekannt ist, dass sie Gastritis-Symptome auslösen, wie scharfe Paprika, Koffein, Schokolade und alkoholische Getränke. Ersetze sie durch mildere Alternativen, die Geschmack bieten, ohne Beschwerden zu verursachen. Anstatt beispielsweise Chilipulver zu verwenden, probiere süßes Paprikapulver; ersetze Kaffee durch Kräutertee oder Zichorienkaffee.

Indem du diese Kriterien in deine Küche einbindest, kannst du deine Lieblingsrezepte anpassen, damit sie besser mit einer gastritisfreundlichen Ernährung vereinbar sind. Für weitere Ersatzoptionen siehe die Tabelle unten, die eine Vielzahl von Alternativen zu häufig verwendeten Zutaten bietet, die den Magen reizen können.

Gastritisfreundliche Zutatenaustausche

ENTFERNEN	ERSETZEN
Zwiebel (roh oder Pulver)	Fenchel (Knolle), Lauch (nur weißer Teil), Asafoetida
Knoblauch (roh oder Pulver)	Asafoetida, gemahlener Kreuzkümmel, italienische Gewürze (ohne Knoblauch) oder eine Mischung aus getrockneten Kräutern (Basilikum, Oregano, Rosmarin und Thymian)
Chilipulver, Cayennepfeffer, Paprikapulver, schwarzer Pfeffer	Gemahlener Kreuzkümmel, gemahlener Koriander

Essig, Limette, Zitrone	Zitronen-, Limetten- oder Orangenabrieb
Im Laden gekaufte Geflügelgewürzmischung	Eine Mischung aus Salz und getrockneten Kräutern (Thymian, Rosmarin, Basilikum, Oregano oder andere)
Schokolade	Johannisbrot (ein ausgezeichneter fettarmer und koffeinfreier Ersatz für Schokolade)

ANMERKUNGEN

- **Maßhalten ist wichtig:** Die meisten dieser Ersatzstoffe sollten in Maßen verwendet werden und hauptsächlich zum Kochen, besonders Gewürze wie Kreuzkümmel und Asafoetida. Getrocknete Kräuter können jedoch auch ungekocht verwendet werden.

- **Beobachte deine Reaktionen:** Wenn du irgendwelche nachteiligen Reaktionen beim Verzehr von Kreuzkümmel oder Lauch bemerkst, ersetze sie durch ein anderes Lebensmittel aus der Liste.

- **Beschaffung von Zutaten:** Wenn du Asafoetida oder Johannisbrot vor Ort nicht findest, sind sie leicht online erhältlich.

Im letzten Teil des Rezeptabschnitts findest du einige gastritisverträgliche Dressings. Diese können als Ersatz für kommerzielle Dressings verwendet werden, die oft mit Zusatzstoffen und reizenden Zutaten belastet sind.

ABSCHLIESSENDE GEDANKEN ZU ESSENSPLANUNG UND REZEPTEN

Während du dich tiefer in die Mahlzeitenplanung vertiefst, ist es entscheidend, jedes Rezept an deine Bedürfnisse und Umstände anzupassen. Viele unserer Mittag- und Abendessen-Rezepte sind für eine oder zwei Portionen ausgelegt; passe die Menge der Zutaten entsprechend an, wenn du teilen oder Mahlzeiten für mehrere Personen zubereiten willst, um sicherzustellen, dass jeder genug hat.

Hinsichtlich Ernährungsüberlegungen gehe mit neuen Lebensmitteln vorsichtig um, besonders mit solchen, die bekanntermaßen Symptome auslösen wie Eier, Hafer oder Bananen. Führe sie behutsam wieder ein, wenn sie dir früher Beschwerden verursacht haben. In unseren bevorstehenden Rezepten findest du Gerichte, die ganze Eier verwenden, und andere, die fettreichere Proteinquellen wie Lachs enthalten. Je nach deiner Ernährungsverträglichkeit könntest du erwägen, Eigelb wegzulassen oder dich für fettärmere Proteine wie Jakobsmuscheln zu entscheiden.

Es ist auch wichtig, deine Mahlzeiten angemessen auszugleichen. Beim Einbeziehen von Beilagen, besonders kohlenhydratreichen, ist es wichtig, eine moderate Portionsgröße beizubehalten, um Verdauungsprobleme zu vermeiden. Wähle Beilagen aus Kapitel 8 oder andere Rezepte, die einer gastritisverträglichen Ernährung entsprechen, um alles im Einklang zu halten.

Beobachte schließlich immer Nahrungsmittelunverträglichkeiten, besonders wenn sich die Symptome verstärken. Methodisches Eliminieren und Wiedereinführen verdächtiger Lebensmittel kann ein praktischer Ansatz sein, um spezifische Auslöser zu identifizieren.

ZUSAMMENFASSUNG VON KAPITEL 5: DER ZWEI-WOCHEN-MENÜPLAN

In diesem Kapitel haben wir einen umfassenden Zwei-Wochen-Menüplan vorgestellt, der speziell für Menschen entwickelt wurde, die mit Gastritis umgehen. Der Ansatz bestand darin, die Last der täglichen Essensentscheidungen zu erleichtern, indem ein strukturierter Ansatz bereitgestellt wurde, der nicht nur die Magengesundheit unterstützt, sondern auch deine Kochroutine vereinfacht. Hier sind einige Highlights dieses Kapitels:

- **Strukturierte Mahlzeitenplanung:** Das Kapitel bot einen detaillierten Zwei-Wochen-Zeitplan mit festgelegten Mahlzeiten für Frühstück, Mittagessen, Abendessen und Snacks, jede entwickelt, um magenschonend und einfach zuzubereiten zu sein.

- **Einfachheit und Bequemlichkeit:** Der Plan wurde erstellt, um den Lebensmitteleinkauf und die Essenszubereitung zu erleichtern, mit klaren Anweisungen, die besonders für Neulinge in einer gastritisbewussten Ernährung hilfreich sind.

- **Flexibilität und Personalisierung:** In Anerkennung individueller Ernährungsbedürfnisse und -präferenzen wurde der Plan mit der Flexibilität gestaltet, Mahlzeiten nach persönlichem Geschmack und Ernährungseinschränkungen zu modifizieren.

- **Unterstützende Rezepte:** Jeder Mahlzeitenvorschlag wurde von spezifischen Rezepten begleitet, die in späteren Kapiteln detaillierter ausgeführt werden. Diese Rezepte stellen sicher, dass die Mahlzeiten nicht nur die Magengesundheit unterstützen, sondern auch schmackhaft sind.

- **Stressreduktion:** Durch die Bereitstellung eines klaren und prägnanten Mahlzeitenplans zielte das Kapitel darauf ab, Stress und Angst zu lindern, die oft mit der Essensplanung verbunden sind, und trug so zu einem effektiveren Management der Gastritis-Symptome bei.

Zum Abschluss dieser Kapitelzusammenfassung bedenke, dass der Umgang mit Gastritis über das Befolgen eines Mahlzeitenplans hinausgeht: Es geht darum, zu lernen, was für deinen Körper funktioniert, und Gewohnheiten zu fördern, die die Verdauungsgesundheit langfristig unterstützen. Nutze diesen Zwei-Wochen-Menüplan als Ausgangspunkt, passe ihn an deine Bedürfnisse an und höre auf die Reaktionen deines Körpers.

Kapitel 6

FRÜHSTÜCKSREZEPTE

Haferbrei 226

Rührei mit Spinat 227

Hafer-Bananen-Pfannkuchen 228

Reisbrei 229

Tofu-Rührei 230

3-Zutaten-Pfannkuchen 231

Champignon-Spinat-Omelett 232

Bananen-Beeren-Smoothie 233

Bananen-Hafer-Smoothie 234

Avocado-Toast mit Ei 235

Haferbrei

Portionen: 1 | **Zubereitungszeit:** 5 Minuten | **Garzeit:** 10 Minuten

- ½ Tasse schnell kochende oder geschmacksneutrale Instant-Haferflocken
- 1 Tasse ungesüßte Mandelmilch oder andere pflanzliche Milch
- 1 reife Banane, in Scheiben geschnitten
- Eine Prise Salz
- ¼ Teelöffel Vanilleextrakt (optional)
- 1 Esslöffel Kokosflocken oder gehackte Nüsse (optional)
- 1 Esslöffel Ahornsirup (optional, zum Darüberträufeln)

1. In einem kleinen Topf bei mittlerer bis hoher Hitze Milch, Haferflocken, Salz und Vanille (falls verwendet) miteinander verrühren. Unter häufigem Rühren kochen, bis die Mischung zu köcheln beginnt.
2. Sobald sie kocht, die Hitze reduzieren und weiter ca. 5 Minuten kochen lassen, dabei ständig umrühren, bis der Haferbrei anfängt, einzudicken.
3. Vom Herd nehmen und den Haferbrei in eine Schüssel geben.
4. Mit Bananenscheiben, Kokosflocken oder Nüssen belegen und mit Ahornsirup beträufeln (falls diese optionalen Zutaten verwendet werden).

Anmerkung

- Wenn du merkst, dass du Hafer nicht gut verträgst, probiere stattdessen Reisbrei-Rezept auf Seite 229.
- Du kannst die Banane durch eine halbe reife Bosc-Birne ersetzen, geschält und in Scheiben geschnitten, oder eine andere Fruchtsorte mit einem pH-Wert über 5.

Pro Portion: (1 Schüssel) Kalorien: 295; Fett: 5,7g; Eiweiß: 8g; Kohlenhydrate: 48,6g; Ballaststoffe: 7,2g

Rührei mit Spinat

Portionen: 1 Zubereitungszeit: 10 Minuten Garzeit: 5 Minuten

- 1 großes Ei
- 2 Eiweiß
- 1 Tasse frischer, gehackter Spinat
- ½ Teelöffel Oliven- oder Kokosöl
- ¼ Teelöffel Salz
- 1 Esslöffel schwarze Oliven, gehackt (optional)
- 1 Scheibe glutenfreier Toast oder eine andere Beilage

1. In einer mittelgroßen Schüssel das Ei, das Eiweiß und das Salz verquirlen. Den Spinat und die schwarzen Oliven (falls verwendet) hinzufügen. Alle Zutaten gut vermischen.
2. Eine Antihaftpfanne bei mittlerer Hitze erwärmen und das Öl hinzufügen. Wenn es heiß ist, die Eimischung in die Pfanne gießen.
3. Unter ständigem Rühren etwa 2 Minuten kochen oder bis die Eier vollständig durch und der Spinat zusammengefallen ist.
4. Vom Herd nehmen und auf einen Teller geben.
5. Sofort mit einer Scheibe glutenfreiem Toast oder der gewählten Beilage servieren.

Anmerkungen

- Spinat kann durch Grünkohl ersetzt werden, um einen anderen Geschmack und ein anderes Nährwertprofil zu erhalten.
- Falls du Eier nicht verträgst, schau dir das vegetarische Rezept an, das Eier durch Tofu für ein ähnliches Gericht ersetz

Pro Portion: (3 Rühreier mit einer Scheibe Toast) Kalorien: 210; Fett: 9g; Eiweiß: 15g; Kohlenhydrate: 15g; Ballaststoffe: 1,2g

Hafer-Bananen-Pfannkuchen

Portionen: 1 | Zubereitungszeit: 10 Minuten | Garzeit: 15 Minuten

- ½ Tasse Schnellkochhaferflocken oder Hafermehl
- ½ mittelgroße reife Banane
- ¼ Tasse ungesüßte Mandelmilch oder andere pflanzliche Milch
- 1 Teelöffel Backpulver
- Eine Prise Salz
- ½ Teelöffel Vanilleextrakt (optional)
- 1 Esslöffel Ahornsirup (zum Darüberträufeln)
- Eine halbe zusätzliche Banane, in Scheiben geschnitten (zum Servieren)

1. Wenn du Schnellkochhaferflocken verwendest, gib sie in einen Mixer und mahle sie, bis sie fein gemahlen sind. Wenn du Hafermehl verwendest, gib alle Zutaten (außer dem Ahornsirup) hinzu und mixe sie, bis die Mischung glatt ist. Gieße die Mischung in eine mittelgroße Schüssel und stelle sie beiseite.
2. Erhitze eine beschichtete Pfanne bei mittlerer Hitze. Gieße ¼ Tasse der Mischung in die vorbereitete Pfanne und koche sie, bis sich kleine Bläschen in der Mitte der Pfannkuchen bilden oder bis die Unterseite goldbraun ist, etwa 1 bis 2 Minuten. Wende sie mit einem Pfannenwender und koche sie weitere 1 bis 2 Minuten auf der anderen Seite.
3. Wiederhole den Vorgang mit der restlichen Mischung.
4. Serviere mit Ahornsirup und einer halben reifen, in Scheiben geschnittenen Banane darüber.

Anmerkung

- Wenn du feststellst, dass du diese Pfannkuchen nicht gut verträgst, erwäge, das alternative Pfannkuchenrezept auszuprobieren.

Pro Portion: (2 ½ Pfannkuchen) Kalorien: 272; Fett: 5,6g; Eiweiß: 8,6g; Kohlenhydrate: 43g; Ballaststoffe: 4,9g

Reisbrei

Portionen: 1 **Zubereitungszeit:** 5 Minuten **Garzeit:** 10 Minuten

- 1 Tasse gekochter weißer Reis (vorher ohne Öl oder Salz gekocht)
- 1 Tasse ungesüßte Mandelmilch oder andere pflanzliche Milch
- 1 reife Banane, in Scheiben geschnitten
- 1 oder 2 Esslöffel Ahornsirup (plus extra zum Darübergießen)
- ½ Teelöffel Vanilleextrakt (optional)
- 1 Esslöffel Kokosraspeln oder gehackte Nüsse (optional)

1. In einem mittelgroßen Topf den gekochten Reis, die Milch, den Ahornsirup und Vanille (falls verwendet) vermischen.
2. Die Mischung bei mittlerer Hitze zum Kochen bringen.
3. Sobald es kocht, die Hitze reduzieren. Unter ständigem Rühren etwa 5-10 Minuten weiterkochen, oder bis die Mischung eindickt und einen Teil der Flüssigkeit absorbiert hat.
4. Vom Herd nehmen.
5. Den Brei in einer Schüssel servieren, mit Bananenscheiben, Kokosraspeln oder Nüssen bestreuen und nach Wunsch mit etwas zusätzlichem Ahornsirup beträufeln.

Anmerkungen
- Für Abwechslung bei Geschmack und Textur kannst du die Banane durch eine halbe reife Boskoop-Birne ersetzen, die du schälst und in Scheiben schneidest, oder durch andere Früchte mit niedrigem Säuregehalt (pH-Wert über 5).
- Stelle sicher, dass der Reis weich genug gekocht ist, damit er sich gut in die cremige Textur des Breis einfügt.

Pro Portion: (1 Schüssel) Kalorien: 398; Fett: 3,5g; Eiweiß: 7g; Kohlenhydrate: 82g; Ballaststoffe: 3,6g

Tofu-Rührei

Portionen: 2 | Zubereitungszeit: 10 Minuten | Garzeit: 10 Minuten

- 170 g fester Tofu, abgetropft
- 1 Tasse frischer Spinat, gehackt
- ¼ Teelöffel gemahlener Kurkuma (für die Farbe)
- ¼ Teelöffel gemahlener Kreuzkümmel
- 1 oder 2 Esslöffel Hefeflocken (optional)
- ¼ Teelöffel Salz
- ½ Teelöffel Olivenöl oder Kokosöl
- 1 Scheibe glutenfreier Toast oder eine andere Beilage (wie eine gekochte und geschälte Kartoffel oder Süßkartoffel)

1. In einer mittleren Schüssel den Tofu mit einem Kartoffelstampfer, einer Gabel oder den Händen zerbröseln, bis er eine ähnliche Konsistenz wie Rührei hat.
2. Kurkuma, Kreuzkümmel, Hefeflocken (falls verwendet) und Salz unterrühren, bis alles gut vermischt ist.
3. Eine Pfanne bei mittlerer Hitze erwärmen und das Öl hinzufügen. Dann die zerbröselte Tofu-Mischung in die Pfanne geben. Unter häufigem Rühren etwa 3 bis 5 Minuten kochen, oder bis überschüssige Feuchtigkeit verdampft ist.
4. Den gehackten Spinat untermischen und weitere 5 Minuten unter häufigem Rühren kochen, oder bis der Spinat zusammengefallen ist.
5. Mit einer Scheibe glutenfreiem Toast oder der gewählten Beilage servieren.

Anmerkung
- Kurkuma und Kreuzkümmel können manchmal bei empfindlichen Personen Magenbeschwerden verursachen. Es wird empfohlen, dieses Rezept zunächst in kleinen Mengen zu probieren, um zu sehen, wie du diese Gewürze verträgst.

Pro Portion: (½ des Tofu-Rühreis ohne Toast) Kalorien: 119; Fett: 7,2 g; Eiweiß: 13,3 g; Kohlenhydrate: 1,7 g; Ballaststoffe: 1,4 g

3-Zutaten-Pfannkuchen

Portionen: 1 **Zubereitungszeit:** 5 Minuten **Garzeit:** 5-10 Minuten

- 1 sehr reife Banane
- 1 großes Ei
- ¼ Tasse glutenfreies Allzweckmehl (siehe Anmerkungen)

1. In einer mittelgroßen Schüssel die Banane mit einer Gabel gründlich zerdrücken. Das Ei zur zerdrückten Banane geben und gut vermischen.
2. Das glutenfreie Mehl nach und nach in die Bananen-Ei-Mischung einarbeiten und dabei sicherstellen, dass keine Klumpen entstehen.
3. Eine Antihaftpfanne bei mittlerer Hitze erwärmen.
4. ¼ Tasse des Teigs in die Pfanne gießen. Backen, bis sich kleine Bläschen auf der Oberfläche bilden und die Ränder fest aussehen, etwa 1 bis 2 Minuten. Mit einem Pfannenwender wenden und weitere 1 bis 2 Minuten backen, oder bis die Pfannkuchen auf beiden Seiten goldbraun sind.
5. Mit dem restlichen Teig wiederholen.
6. Heiß servieren, nach Wunsch mit zusätzlichen Bananenscheiben und einem Spritzer Ahornsirup.

Anmerkungen
- Für fluffigere Pfannkuchen kannst du dem Teig ½ Teelöffel Backpulver hinzufügen.
- Wenn kein glutenfreies Allzweckmehl zur Hand ist, kannst du es durch Hafermehl oder eine glutenfreie Pfannkuchenmischung ersetzen.

Pro Portion: (3 Pfannkuchen) Kalorien: 283; Fett: 6,3g; Eiweiß: 10,6g; Kohlenhydrate: 43,9g; Ballaststoffe: 5,6g

Champignon-Spinat-Omelett

Portionen: 1 | Zubereitungszeit: 10 Minuten | Garzeit: 10 Minuten

- 1 großes Ei
- 2 Eiweiß
- ½ Tasse frische Champignons, in Scheiben geschnitten
- 1 Tasse frischer Spinat
- ½ Tasse Zucchini in Scheiben (optional)
- 1 Teelöffel Oliven- oder Kokosöl
- ¼ Teelöffel Salz
- 1 Scheibe glutenfreies Toastbrot oder andere Beilage (z.B. eine geschälte, gekochte Kartoffel oder Süßkartoffel)

1. Schlage in einer kleinen Schüssel das Ei, das Eiweiß und das Salz auf. Stelle es zur Seite.
2. Erhitze das Öl in einer beschichteten Pfanne bei mittlerer Hitze. Gib die Champignons und die Zucchini (falls du sie verwendest) hinzu und brate sie etwa 3 bis 5 Minuten an, oder bis das Gemüse weich ist.
3. Gib den Spinat in die Pfanne und koche ihn unter ständigem Rühren, bis er zusammenfällt. Nimm das Gemüse aus der Pfanne und stelle es beiseite. Reduziere die Hitze auf mittlere Stufe.
4. Gieße die verquirlten Eier in die Pfanne. Sobald die Eier anfangen zu stocken, hebe vorsichtig die Ränder an und neige die Pfanne, damit das rohe Ei darunter fließen kann.
5. Sobald die Eier fast gestockt sind, lege das gekochte Gemüse auf eine Hälfte des Omeletts. Wenn du möchtest, füge eine zusätzliche Prise Salz hinzu.
6. Klappe das Omelett vorsichtig über das Gemüse. Koche es noch eine Minute oder bis die Eier vollständig gestockt sind.
7. Transferiere das Omelett auf einen Teller und serviere es mit einer Scheibe glutenfreiem Brot oder der Beilage deiner Wahl.

Pro Portion: (1 Omelett) Kalorien: 227; Fett: 9,8 g; Eiweiß: 17 g; Kohlenhydrate: 15,4 g; Ballaststoffe: 1,6 g

Bananen-Beeren-Smoothie

Portionen: 1 **Zubereitungszeit:** 5 Minuten

- 1 sehr reife Banane
- ½ Tasse Heidelbeeren, Erdbeeren oder gemischte Beeren
- 1 Tasse ungesüßte Mandelmilch oder andere pflanzliche Milch
- ½ Esslöffel Mandelmus
- 1 oder 2 Esslöffel Erbsen- oder Hanfprotein (optional)

1. Gib die Banane, die Beeren, die Mandelmilch, das Mandelmus und das Proteinpulver (falls verwendet) in einen Mixer.
2. Mixe alles etwa eine Minute lang auf hoher Stufe oder bis eine gleichmäßige Konsistenz erreicht ist.
3. Serviere den Smoothie sofort und genieße ihn.

Anmerkungen

- Wenn du möchtest, kannst du das Mandelmus durch einen Esslöffel Nüsse oder geschälte Hanfsamen ersetzen.
- Für einen dickeren und kälteren Smoothie kannst du die Banane und die Beeren vorher einfrieren. Dadurch entfällt die Notwendigkeit, Eis hinzuzufügen, und der intensive Geschmack sowie die cremige Textur des Smoothies bleiben erhalten.

Pro Portion: (etwa 2 Tassen) Kalorien: 248; Fett: 8g; Eiweiß: 4,8g; Kohlenhydrate: 36g; Ballaststoffe: 6g

Bananen-Hafer-Smoothie

Portionen: 1 | Zubereitungszeit: 5 Minuten

- 1 sehr reife Banane
- ¼ Tasse traditionelle oder Schnellkoch-Haferflocken
- 1 Tasse ungesüßte Mandelmilch oder andere pflanzliche Milch
- ½ Esslöffel Mandelmus
- 1 Esslöffel Johannisbrotkernmehl (optional, fügt aber einen angenehmen Geschmack und mehr Nährstoffe hinzu)

1. Wenn du Zeit hast, lass die Haferflocken über Nacht in Wasser einweichen; das erleichtert ihre Verdauung und Verarbeitung. Am nächsten Tag den Hafer vor der Verwendung gut abtropfen lassen.
2. Gib Hafer, Banane, Mandelmilch, Mandelmus und Johannisbrotkernmehl (falls verwendet) in den Mixer.
3. Mixe etwa eine Minute lang auf hoher Stufe oder bis die Mischung vollständig glatt ist.
4. Serviere den Smoothie sofort, um seinen frischen Geschmack und die cremige Textur zu genießen.

Anmerkungen

- Du kannst das Mandelmus durch einen Esslöffel Nüsse oder geschälte Hanfsamen ersetzen, um eine andere Art gesunder Fette zu erhalten.
- Für einen kälteren Smoothie kannst du die Banane vorher einfrieren. Das macht Eis überflüssig und bewahrt den intensiven Geschmack und die cremige Textur des Smoothies.

Pro Portion: (ca. 2 Tassen) Kalorien: 266; Fett: 8,7g; Eiweiß: 7g; Kohlenhydrate: 37g; Ballaststoffe: 5,9g

Avocado-Toast mit Ei

Portionen: 1 Zubereitungszeit: 5 Minuten

- ⅓ Tasse Avocado, geschält und gewürfelt
- 1 Esslöffel frischer Koriander, fein gehackt
- 1 großes Ei, gekocht
- Salz nach Geschmack
- 2 Scheiben glutenfreies Brot

1. Röste das glutenfreie Brot leicht in einem Toaster oder in einer Pfanne bei mittlerer Hitze, bis es hellgolden wird.
2. Während das Brot geröstet wird, zerdrücke die Avocado in einer kleinen Schüssel. Vermische sie mit dem Koriander und einer Prise Salz.
3. Verteile die zerdrückte Avocado gleichmäßig auf den gerösteten Brotscheiben.
4. Lege das in Scheiben geschnittene Ei auf die Avocado. Würze nach Geschmack mit zusätzlichem Salz.
5. Serviere sofort für den besten Geschmack und eine knusprige Textur.

Anmerkungen

- Je nach deiner Verträglichkeit kannst du mehr Avocado auf den Toast geben.
- Für extra Protein kannst du 1 oder 2 zusätzliche gehackte, gekochte Eiweiß oder ⅓ Tasse gerührten Tofu über der Avocadoschicht hinzufügen.

Pro Portion: (zwei Scheiben Toast) Kalorien: 205; Fett: 9,7g; Eiweiß: 4,5g; Kohlenhydrate: 28g; Ballaststoffe: 5,3g

Kapitel 7

REZEPTE FÜR MITTAG- UND ABENDESSEN

Hähnchen-Gemüsepfanne 238
Heilbutt mit Kräuterkruste 239
Gegrilltes Hähnchen mit Spinat und Champignons 240
Gebackener Kabeljau mit Rosenkohl 241
Hühnersuppe mit Gemüse 242
Gebackene Putenfleischbällchen 243
Glasierter Lachs mit Brokkoli 244
Ofengebackene Hähnchenstreifen 245
Fischeintopf 246
Brokkolicremesuppe 247
Kürbiscremesuppe 248
Pesto-Nudeln mit Tofu 249
Cremige Champignon-Nudeln 250
Gemüsepfanne mit Tofu 251
Burrito mit geröstetem Gemüse 252

Hähnchen-Gemüsepfanne

Portionen: 1 | Zubereitungszeit: 20 Minuten | Garzeit: 15 Minuten

- ½ Hühnerbrust ohne Knochen und Haut, in Stücke geschnitten
- ¾ Tasse Brokkoliröschen, in Stücke geschnitten
- ½ mittelgroße Karotte, geschält und in Julienne geschnitten
- ¼ mittelgroße Zucchini, in Scheiben geschnitten
- ⅓ Tasse geschnittene Champignons (optional)
- ½ Esslöffel Oliven- oder Kokosöl
- ½ Teelöffel geriebener Ingwer
- 1 ½ Esslöffel Kokosamino oder flüssige Aminosäuren
- 2 Teelöffel Sesamöl
- ½ Teelöffel Kartoffelstärke oder Pfeilwurzelmehl

1. Erhitze das Öl in einer Antihaftpfanne oder einem Wok bei mittlerer bis hoher Hitze. Gib den Ingwer und die Hähnchenstücke hinzu und rühre gelegentlich um, bis das Hähnchen vollständig gegart und leicht gebräunt ist. Nimm das Hähnchen heraus und stelle es beiseite.
2. Gib in dieselbe Pfanne Brokkoli, Karotte, Zucchini und Champignons (falls verwendet). Brate sie 5 bis 7 Minuten unter häufigem Rühren, bis das Gemüse zart ist.
3. Vermische in einer kleinen Schüssel die Kokosamino, das Sesamöl und die Kartoffelstärke oder das Pfeilwurzelmehl, um die Soße für die Pfanne zu erstellen.
4. Gib das Hähnchen zurück in die Pfanne und gieße die Soße darüber. Rühre gut um und lasse alles für 2 bis 3 Minuten köcheln, oder bis die Soße leicht eindickt.
5. Serviere die Pfanne heiß, perfekt als Beilage zu weißem Reis oder Blumenkohlreis.

Pro Portion: (ungefähr 2 ½ Tassen) Kalorien: 179; Fett: 6,6g; Eiweiß: 21,4g; Kohlenhydrate: 6g; Ballaststoffe: 6,3g

Heilbutt mit Kräuterkruste

Portionen: 2   Zubereitungszeit: 15 Minuten   Garzeit: 15 Minuten

- 2 Heilbuttfilets (je 170 Gramm)
- ⅓ Tasse glutenfreie Semmelbrösel (etwa 6 Esslöffel)
- 3 Esslöffel frische Petersilie, gehackt
- 2 Esslöffel frischer Dill, gehackt
- 2 Esslöffel frischer Lauch, gehackt
- 1 ½ Teelöffel Olivenöl
- ½ Teelöffel Zitronenschale, fein gerieben
- ½ Teelöffel Salz

1. Heize den Ofen auf 200 Grad C (400 Grad F) vor.
2. Lege ein Backblech mit Backpapier aus, um die Reinigung zu erleichtern.
3. In einer kleinen Schüssel vermischst du die glutenfreien Semmelbrösel, Petersilie, Dill, Lauch, Olivenöl, Zitronenschale und Salz. Vermische alles gut und probiere; passe die Würzung mit mehr Salz an, falls nötig.
4. Spüle die Heilbuttfilets ab und tupfe sie mit Küchenpapier trocken.
5. Lege die Heilbuttfilets auf das vorbereitete Backblech.
6. Bedecke jedes Filet großzügig mit der Kräuter-Semmelbröselmischung und drücke sie leicht an, damit sie gut haftet.
7. Backe im vorgeheizten Ofen 10 bis 15 Minuten, oder bis die Semmelbrotkruste leicht gebräunt ist und der Fisch sich leicht mit einer Gabel zerteilen lässt.
8. Serviere sofort und genieße.

Pro Portion: (1 Filet) Kalorien: 218; Fett: 6g; Eiweiß: 38g; Kohlenhydrate: 0g; Ballaststoffe: 0g

Gegrillte Hähnchenbrust mit Spinat und Champignons

Portionen: 1 | Zubereitungszeit: 15 Minuten | Garzeit: 15 Minuten

- 1 Hähnchenbrust ohne Knochen und Haut
- 1 Tasse frischer Spinat
- 2 oder 3 mittelgroße Champignons, in Scheiben geschnitten
- ¼ Lauchstange (nur das Weiße), fein gehackt
- 2 Teelöffel Olivenöl, aufgeteilt
- ¼ Teelöffel Salz
- ½ Teelöffel getrockneter Oregano

9. In einer mittelgroßen Schüssel Salz, Oregano und 1 Teelöffel Olivenöl vermischen. Die Hähnchenbrust hinzufügen und großzügig mit der Mischung bedecken. 20-30 Minuten marinieren lassen.
10. Eine Grillpfanne oder beschichtete Pfanne bei mittlerer Hitze erwärmen. Die Hähnchenbrust etwa 5-7 Minuten pro Seite grillen oder bis sie durchgegart ist. Aus der Pfanne nehmen und beiseite stellen.
11. In derselben Pfanne den restlichen Teelöffel Öl mit dem gehackten Lauch hinzufügen. 2-3 Minuten anbraten oder bis der Lauch leicht gebräunt ist.
12. Die Champignons hinzufügen und weitere 2-3 Minuten garen, oder bis die Champignons weich sind. Danach den Spinat hinzugeben und kochen, bis er zusammenfällt, etwa 1-2 Minuten.
13. Das angebratene Gemüse auf einen Teller geben und die gegrillte Hähnchenbrust darauf legen.

Anmerkung

- Wenn gewünscht, kannst du anstatt die Champignons anzubraten, eine Champignon-Sauce (siehe S. 291) zubereiten und über die Hähnchenbrust gießen.

Pro Portion: (1 Hähnchenbrust) Kalorien: 234; Fett: 6g; Eiweiß: 40g; Kohlenhydrate: 0g; Ballaststoffe: 0g

Gebackener Kabeljau mit Rosenkohl

Portionen: 1 Zubereitungszeit: 20 Minuten Garzeit: 20 Minuten

- 140 Gramm Kabeljaufilet
- 1 Teelöffel getrocknete oder frische Kräuter (wie Thymian, Rosmarin, Petersilie oder Salbei)
- 2 Teelöffel Olivenöl, aufgeteilt
- ¼ Teelöffel Salz, plus Salz nach Geschmack
- 115 Gramm Rosenkohl (etwa 1 ¼ Tassen)

1. Heize den Ofen auf 190°C vor. Fette ein Backblech mit Antihaftspray ein oder lege es mit Backpapier aus.
2. Vermische in einer kleinen Schüssel 1 Teelöffel Olivenöl, ¼ Teelöffel Salz und die ausgewählten Kräuter.
3. Lege das Kabeljaufilet auf das Backblech und verteile die Kräutermischung darüber.
4. Wasche und halbiere den Rosenkohl, dann mische ihn mit dem restlichen Olivenöl und Salz.
5. Verteile den Rosenkohl auf dem Backblech neben dem Kabeljau und backe alles für 12-15 Minuten, bis der Fisch leicht zerfällt.
6. Nimm den Kabeljau heraus und backe den Rosenkohl weitere 10-15 Minuten, bis er zart und goldbraun ist.
7. Serviere den Kabeljau mit dem gerösteten Rosenkohl.

Anmerkungen
- Wenn kein Rosenkohl verfügbar ist, kannst du ihn durch gedünsteten Spinat, Brokkoli oder Spargel als ebenso nahrhafte Beilage ersetzen.
- Wenn kein Kabeljau verfügbar ist, sind Tilapia oder Lachs hervorragende Alternativen und werden auf ähnliche Weise gegart.

Pro Portion: (140 Gramm Kabeljau) Kalorien: 189; Fett: 1g; Eiweiß: 32g; Kohlenhydrate: 0g; Ballaststoffe: 0g

Hühnersuppe mit Gemüse

Portionen: 4 | Zubereitungszeit: 15 Minuten | Garzeit: 30 Minuten

- 1 Hühnerbrust ohne Knochen und Haut, in Stücke geschnitten
- 2 Stangen Sellerie, gehackt
- 1 mittelgroße Möhre, geschält und in Scheiben geschnitten
- 1 oder 2 mittelgroße Kartoffeln, geschält und in Stücke geschnitten
- 1 Lauch (nur der weiße und hellgrüne Teil), gewaschen und gehackt
- 1 Tasse Kürbis, geschält und gewürfelt
- 6 Tassen Wasser oder Gemüsebrühe (siehe S. 287)
- 1 Esslöffel natives Olivenöl extra
- 2 oder 3 Teelöffel Salz, nach Geschmack anpassen
- 4 Zweige frischer Thymian (oder 1 Teelöffel getrockneter Thymian)
- ½ Teelöffel gemahlener Koriander (optional)

1. Erhitze das Öl in einem großen Topf bei mittlerer Hitze. Gib den Lauch und die Hühnerstücke hinzu und brate sie etwa 5 Minuten an, oder bis der Lauch weich ist und das Hühnchen nicht mehr rosa ist.
2. Gib Sellerie, Möhre, Kartoffeln und Kürbis in den Topf, zusammen mit dem Wasser oder der Gemüsebrühe.
3. Füge 2 Teelöffel Salz, Thymian und Koriander (falls du ihn verwendest) hinzu.
4. Bring die Mischung zum Kochen, dann reduziere die Hitze und decke den Topf ab. Lass die Suppe 25-30 Minuten köcheln, oder bis das Hühnchen durchgegart und das Gemüse weich ist.
5. Probiere und passe den Geschmack mit einem zusätzlichen Teelöffel Salz an, falls nötig.
6. Serviere die Suppe heiß und genieße sie.

Pro Portion: (1 mittelgroße Schüssel) Kalorien: 149; Fett: 4,9g; Eiweiß: 11g; Kohlenhydrate: 12,6g; Ballaststoffe: 2,5g

Gebackene Putenfleischbällchen

Portionen: 2   Zubereitungszeit: 10 Minuten   Garzeit: 20 Minuten

- 170 Gramm mageres Putenhackfleisch (oder Hähnchenhackfleisch)
- ½ Tasse glutenfreie Semmelbrösel
- 1 großes Ei, verquirlt
- 2 Esslöffel frische Petersilie, gehackt
- 2 Esslöffel Lauch (nur der weiße Teil), fein gehackt
- ½ Teelöffel gemahlener Oregano
- ¼ Teelöffel gemahlener Kreuzkümmel
- ½ Teelöffel Salz

1. Heize den Ofen auf 190°C vor. Lege ein Backblech mit Backpapier aus oder fette es leicht mit Antihaft-Kochspray ein.
2. Vermische in einer mittelgroßen Schüssel das Putenhackfleisch, die Semmelbrösel, das verquirlte Ei, die Petersilie, den Lauch, den Oregano, den Kreuzkümmel und das Salz. Mische alles gut durch, bis die Zutaten gleichmäßig verteilt sind (mit den Händen zu mischen ist am effektivsten).
3. Forme aus der Mischung 10 bis 12 Fleischbällchen und lege sie auf das vorbereitete Backblech.
4. Backe sie im vorgeheizten Ofen 15-20 Minuten, oder bis die Fleischbällchen vollständig durchgegart und außen leicht gebräunt sind.
5. Serviere die Fleischbällchen heiß mit einer Beilage deiner Wahl, wie Zucchininudeln, oder übergieße sie mit Pilzsoße für zusätzlichen Geschmack.

Anmerkung
- Für einen Hauch von Eleganz und zusätzlichem Geschmack, bereite die Champignonsoße zu (siehe S. 291) und gieße sie vor dem Servieren über die Fleischbällchen.

Pro Portion: (6 Fleischbällchen) Kalorien: 285; Fett: 8g; Eiweiß: 31g; Kohlenhydrate: 18g; Ballaststoffe: 1,9g

Glasierter Lachs mit Brokkoli

Portionen: 2 | Zubereitungszeit: 10 Minuten | Garzeit: 20 Minuten

- 140 Gramm Lachsfilet
- 3 Esslöffel Ahornsirup
- 2 Esslöffel Kokosamino oder flüssige Aminosäuren
- 1 Teelöffel geriebener Ingwer
- 1 Tasse Brokkoliröschen, gewaschen

1. In einer Schüssel Kokosamino, Ahornsirup und Ingwer vermischen. 2 Esslöffel der Glasur beiseite stellen. Den Lachs in dieser Mischung 15 Minuten bei Zimmertemperatur oder 30 Minuten im Kühlschrank marinieren.
2. Den Brokkoli in einem Topf mit 2,5 Zentimeter kochendem Wasser 4-5 Minuten dampfgaren, dann mit Salz würzen.
3. Bei Ofenzubereitung: Den Ofen auf 200°C vorheizen, den Lachs auf ein gefettetes Backblech legen und 15 Minuten backen. Für 1-2 Minuten gratinieren, um die Oberseite zu bräunen.
4. Bei Grillzubereitung: Eine gefettete Grillpfanne bei mittlerer Hitze erwärmen und den Lachs 4 bis 6 Minuten pro Seite garen.
5. Die reservierte Glasur über den gekochten Lachs träufeln, ruhen lassen und mit dem Brokkoli servieren.

Pro Portion: (70 Gramm Lachs, 1 Tasse Brokkoli) Kalorien: 184; Fett: 6g; Eiweiß: 18g; Kohlenhydrate: 6g; Ballaststoffe: 5g

Ofengebackene Hähnchenstreifen

Portionen: 1 Zubereitungszeit: 10 Minuten Garzeit: 20 Minuten

- 1 großes Ei
- ½ Hühnerbrust ohne Knochen und Haut, in sechs Streifen geschnitten
- ¼ Tasse glutenfreie Semmelbrösel
- ½ Teelöffel getrockneter Thymian
- 1 Teelöffel getrockneter Oregano
- ½ Teelöffel Salz

1. Heize den Ofen auf 220 °C vor. Lege ein Backblech mit Backpapier aus oder fette es mit Antihaft-Spray ein.
2. In einer mittelgroßen Schüssel mischst du die Semmelbrösel, den Thymian, den Oregano und das Salz. Vermische alles gut.
3. In einer kleinen Schüssel schlägst du das Ei auf. Tauche jeden Hähnchenstreifen zuerst in das geschlagene Ei und dann in die Semmelbrösel-Mischung, wobei du überschüssige Brösel abschüttelst.
4. Lege die Hähnchensticks auf das vorbereitete Backblech. Backe sie 15 bis 20 Minuten, wende sie einmal nach der Hälfte der Garzeit, bis die Sticks goldbraun und durchgegart sind.
5. Serviere die Hähnchensticks mit gedünstetem Gemüse oder der Beilage deiner Wahl.

Anmerkung

- Dieses Rezept eignet sich auch hervorragend für die Zubereitung von Puten- oder Fischsticks. Ersetze einfach das Hühnchen durch eine entsprechende Menge Putenbrust ohne Haut oder deine bevorzugten Fischfilets.

Pro Portion: (3 Hähnchensticks) Kalorien: 247; Fett: 8,4g; Eiweiß: 30g; Kohlenhydrate: 9,5g; Ballaststoffe: 1g

Fischeintopf

Portionen: 2 | **Zubereitungszeit:** 10 Minuten | **Garzeit:** 20 Minuten

- 1 Lauch (nur der weiße Teil), gewaschen und gehackt
- 170 Gramm Kabeljau oder Heilbutt, ohne Haut und in kleine Stücke geschnitten
- 1 Fenchelknolle, ohne Kern und gehackt
- 1-2 Esslöffel Fenchelgrün oder frische Petersilie, gehackt
- 2 Karotten, geschält und gewürfelt
- 1 mittelgroße Kartoffel, geschält und geviertelt
- 1 Esslöffel Olivenöl
- 750 ml Gemüsebrühe (siehe S. 287)
- 1 Teelöffel Kartoffelstärke oder Pfeilwurzelmehl
- ½ Teelöffel Salz

1. Erhitze das Öl in einem großen Topf bei mittlerer bis hoher Hitze. Gib den Fenchel und den Lauch hinzu und dünste sie etwa 5 Minuten an, oder bis sie anfangen zu bräunen.
2. Gib die Fischstücke in den Topf und koche sie unter häufigem Rühren 3-4 Minuten lang, gerade bis sie anfangen fest zu werden.
3. Löse in einer mittelgroßen Schüssel die Kartoffelstärke oder das Pfeilwurzelmehl in einer kleinen Menge der Gemüsebrühe auf. Gieße diese Mischung zusammen mit der restlichen Brühe, den gewürfelten Karotten und der geviertelten Kartoffel in den Topf. Füge das Salz hinzu.
4. Bringe den Eintopf zum Kochen und lasse ihn etwa 15 Minuten köcheln, gelegentlich umrühren, bis die Kartoffel und die Karotten weich sind.
5. Füge kurz vor dem Servieren das gehackte Fenchelgrün oder die Petersilie hinzu, für eine frische Geschmacksnote.
6. Serviere den Eintopf heiß und genieße ihn.

Pro Portion: (ungefähr 2 Tassen) Kalorien: 298; Fett: 8g; Eiweiß: 23g; Kohlenhydrate: 26g; Ballaststoffe: 8g

Brokkolicremesuppe

Portionen: 2 Zubereitungszeit: 15 Minuten Garzeit: 20 Minuten

- 2 Tassen Brokkoliröschen, gewaschen
- 2 Tassen Wasser oder Gemüsebrühe (siehe S. 287)
- ½ Tasse ungesüßte Mandelmilch oder andere pflanzliche Milch
- ½ Tasse Lauch (nur der weiße Teil), gewaschen und fein gehackt
- 1 mittelgroße Kartoffel, geschält und in Stücke geschnitten
- 1 Teelöffel Oliven- oder Kokosöl
- 1 Teelöffel Salz

1. Erhitze das Öl in einem mittelgroßen Topf bei mittlerer bis hoher Hitze. Gib den gehackten Lauch hinzu und brate ihn unter häufigem Rühren an, bis er weich ist, etwa 5 Minuten.
2. Gib den Brokkoli, die gewürfelte Kartoffel und die Gemüsebrühe in den Topf. Würze mit Salz und bring die Mischung zum Kochen.
3. Sobald es kocht, reduziere die Hitze auf mittlere Stufe und lass die Suppe etwa 15 Minuten köcheln, oder bis Brokkoli und Kartoffel weich sind.
4. Nimm den Topf vom Herd und lass die Suppe etwas abkühlen. Gib den Inhalt vorsichtig in einen Mixer, füge die Mandelmilch hinzu und püriere alles zu einer gleichmäßigen Mischung. Achte zur Sicherheit darauf, dass der Deckel fest verschlossen ist, und bedecke ihn mit einem Tuch, um heiße Spritzer zu vermeiden.
5. Gib die pürierte Suppe zurück in den Topf. Erwärme sie bei mittlerer Hitze 2 bis 3 Minuten lang unter gelegentlichem Rühren, bis die Suppe gut heiß und leicht angedickt ist.
6. Serviere die Suppe heiß, optional mit gerösteten glutenfreien Brotscheiben.

Pro Portion: (1 mittelgroße Schüssel) Kalorien: 131; Fett: 2,2g; Eiweiß: 5g; Kohlenhydrate: 20g; Ballaststoffe: 4,3g

Kürbiscremesuppe

Portionen: 1 **Zubereitungszeit:** 15 Minuten **Garzeit:** 25 Minuten

- 1 ¼ Tassen (ca. 150g) Kürbis, geschält, entkernt und gewürfelt
- ½ mittelgroße Karotte, geschält und in Scheiben geschnitten
- ½ mittelgroße Kartoffel, geschält und in Stücke geschnitten
- ½ Lauchstange (nur der weiße Teil), gewaschen und in Scheiben geschnitten
- 1 Tasse Wasser oder Gemüsebrühe (siehe S. 287)
- ½ Esslöffel Olivenöl
- ½ Teelöffel Salz
- ¼ Teelöffel gemahlener Koriander (optional)

1. Erhitze das Olivenöl in einem mittelgroßen Topf bei mittlerer Hitze. Gib Kürbis, Karotte, Kartoffel und Lauch dazu und dünste alles unter gelegentlichem Rühren ca. 5 Minuten, bis es leicht weich wird.
2. Gieße Wasser oder Gemüsebrühe hinzu und bringe alles zum Kochen.
3. Sobald es kocht, gib Salz und gemahlenen Koriander (optional) dazu. Reduziere die Hitze und lasse die Suppe etwa 15 Minuten köcheln, bis das Gemüse weich ist.
4. Nimm den Topf vom Herd und lasse die Suppe kurz abkühlen. Püriere sie mit einem Stabmixer direkt im Topf oder vorsichtig portionsweise im Standmixer, bis sie glatt ist.
5. Gib die pürierte Suppe zurück in den Topf und erwärme sie 2–3 Minuten bei mittlerer Hitze. Abschmecken und bei Bedarf nachwürzen.
6. Heiß servieren, nach Wunsch mit Toastbrot.

Pro Portion: (1 medium bowl) Calories: 217; Total fat: 7.2g; Eiweiß: 4.5g; Carbohydrates: 32g; Fiber: 4.3g

Pesto-Nudeln mit Tofu

Portionen: 2 **Zubereitungszeit:** 10 Minuten **Garzeit:** 20 Minuten

- 1 Block (170 Gramm) extrafester Tofu, abgetropft
- 1 Teelöffel Olivenöl
- 1 ⅓ Esslöffel Kokosaminos oder flüssige Aminosäuren
- 1 Tasse glutenfreie Pasta (vorzugsweise Penne)
- ½ Tasse frische Basilikumblätter
- 2 Esslöffel Walnüsse
- ½ Esslöffel natives Olivenöl extra
- 1 Esslöffel Hefeflocken
- ¼ Teelöffel Zitronenschale (optional)
- ¼ Teelöffel Salz

1. Schneide den Tofu in Würfel und brate ihn in einem Teelöffel Olivenöl und den Kokosaminos in einer Antihaftpfanne bei mittlerer Hitze an. Wende die Würfel, bis sie goldbraun sind, etwa 15-20 Minuten.
2. In der Zwischenzeit püriere Basilikum, Walnüsse, Olivenöl, Hefeflocken, optional Zitronenschale und Salz in einem Küchengerät, bis eine glatte Masse entsteht. Füge bei Bedarf Wasser hinzu. Schmecke nach Belieben ab.
3. Koche die Nudeln al dente, gieße sie ab und gib sie zurück in den Topf. Mische das Pesto und den Tofu gut unter.
4. Serviere die heiße Pesto-Pasta, garniert mit extra Basilikum oder Hefeflocken, wenn gewünscht.

Pro Portion: (½ des Rezepts) Kalorien: 277; Fett: 9,8g; Eiweiß: 14,2g; Kohlenhydrate: 30g; Ballaststoffe: 5g

Cremige Pilz-Pasta

Portionen: 2 | Zubereitungszeit: 15 Minuten | Garzeit: 20 Minuten

- 1 Tasse glutenfreie Nudeln (Rotini oder Fusilli)
- 2 ¼ Tassen (155 Gramm) Pilze, in Scheiben geschnitten
- ½ Esslöffel Olivenöl
- ½ Lauchstange (nur der weiße Teil), gewaschen und gehackt
- ½ Esslöffel Kokosaminsäuren oder flüssige Aminosäuren
- ½ Tasse Gemüsebrühe (du kannst auch Wasser verwenden)
- ¼ Tasse ungesüßte Mandelmilch oder andere pflanzliche Milch
- 1 Esslöffel Kartoffelstärke oder Pfeilwurzelmehl
- 1 Teelöffel frischer Thymian, gehackt (oder ¼ Teelöffel getrockneter Thymian)
- ½ Teelöffel Salz
- 1 Esslöffel Nährhefe (optional)
- 1 Esslöffel frische Petersilie, gehackt (optional, zur Dekoration)

1. Koche die Nudeln nach Packungsanweisung, gieße sie ab und stelle sie beiseite.
2. Erhitze das Öl in einer großen Pfanne bei mittlerer bis hoher Hitze und brate den gehackten Lauch ca. 2–3 Minuten goldbraun an. Gib die Pilze und den Thymian dazu und koche sie ca. 5 Minuten, bis sie weich sind. Füge Salz hinzu und koche 1 Minute weiter.
3. Gieße die Gemüsebrühe, Kokosaminos und ggf. Nährhefe dazu und bringe alles zum Kochen.
4. Rühre die Kartoffelstärke oder das Pfeilwurzelmehl in die Mandelmilch ein und gib die Mischung nach und nach in die Pfanne. Hitze reduzieren und ca. 5 Minuten köcheln lassen, bis die Sauce eindickt.
5. Die gekochten Nudeln untermischen. Nach Wunsch mit Petersilie garnieren und servieren.

Pro Portion: (½ des Rezepts) Kalorien: 220; Fett: 4,7g; Eiweiß: 4,6g; Kohlenhydrate: 37,5g; Ballaststoffe: 2g

Gemüsepfanne mit Tofu

Portionen: 2   Zubereitungszeit: 20 Minuten   Garzeit: 25 Minuten

- 1 Block extra-fester Tofu (85 g)
- ¼ Lauch (nur der weiße Teil), gewaschen und fein gehackt
- ½ kleine Karotte, geschält und in Julienne oder Streifen geschnitten
- ½ Tasse Brokkoliröschen, in Stücke geschnitten
- ¼ mittelgroße Zucchini, in Scheiben geschnitten (optional)
- 2 Teelöffel Olivenöl, aufgeteilt
- 2 ½ Esslöffel Kokosamino oder flüssige Aminosäuren
- 1 Teelöffel Sesamöl
- ½ Teelöffel Kartoffelstärke oder Pfeilwurzelmehl
- ½ Teelöffel geriebener Ingwer

1. Schneide den Tofublock in 1,5 cm große Würfel und gib sie zusammen mit einem Teelöffel Olivenöl und einem Esslöffel Kokosamino in eine beschichtete Pfanne bei mittlerer Hitze. Brate den Tofu unter gelegentlichem Wenden an, bis er außen goldbraun ist, etwa 15 bis 20 Minuten. Nimm ihn aus der Pfanne und stelle ihn beiseite.
2. Gib in einer beschichteten Pfanne bei mittlerer bis hoher Hitze den Lauch, den Ingwer und den restlichen Teelöffel Olivenöl hinzu. Brate alles unter Rühren an, bis der Lauch goldbraun ist, etwa 2 bis 3 Minuten.
3. Füge die Karotte, den Brokkoli und die Zucchini hinzu und koche unter ständigem Rühren, bis das Gemüse weich ist, etwa 5 bis 7 Minuten.
4. Vermische die restlichen Kokosaminos, das Sesamöl und die Kartoffelstärke in einer Schüssel. Gieße die Mischung über das Gemüse und rühre bei schwacher Hitze, bis sie eindickt, etwa 2-3 Minuten. Gib den Tofu wieder hinzu, mische alles gut durch und serviere.

Pro Portion: (½ des Rezepts) Kalorien: 133; Fett: 9g; Eiweiß: 7g; Kohlenhydrate: 5g; Ballaststoffe: 2g

Burrito mit geröstetem Gemüse

Portionen: 2 | **Zubereitungszeit:** 20 Minuten | **Garzeit:** 25 Minuten

- ½ mittelgroße Zucchini, gewürfelt
- ½ mittelgroße Karotte, geschält und gewürfelt
- ½ kleine Süßkartoffel, geschält und in 1 cm große Stücke geschnitten
- 1 Esslöffel Olivenöl
- 1 Tasse frischer Spinat
- 1 großes Ei + 1 Eiweiß
- ½ Tasse gewürfelte Avocado oder ⅓ Tasse Guacamole (siehe S. 287)
- 1 glutenfreie Mehl-Tortilla
- ½ Teelöffel Salz

1. Heize den Ofen auf 220 °C vor. Fette ein Backblech leicht mit Antihaft-Backspray ein.
2. Gib die Zucchini, Karotte und Süßkartoffel in eine mittelgroße Schüssel und füge ½ Esslöffel Olivenöl und ¼ Teelöffel Salz hinzu. Vermische das Gemüse, bis es gut mit Öl und Salz bedeckt ist.
3. Verteile das gewürfelte Gemüse gleichmäßig auf dem vorbereiteten Backblech und backe es für 20 bis 25 Minuten, bis es weich und leicht gebräunt ist.
4. Während das Gemüse röstet, verquirle das Ei, das Eiweiß und das restliche Salz in einer mittelgroßen Schüssel.
5. Erhitze den restlichen ½ Esslöffel Olivenöl in einer Antihaftpfanne bei mittlerer Hitze. Füge den Spinat hinzu und brate ihn an, bis er zusammenfällt, etwa 2 Minuten. Gieße die Eimischung darüber und rühre ständig um, bis die Eier vollständig durchgegart sind.
6. Erwärme die Mehl-Tortilla mit der Methode deiner Wahl (in einem elektrischen Grill, in einer Pfanne oder im Ofen).

7. Lege die warme Tortilla auf einen Teller. Verteile das geröstete Gemüse, die Rühreier und die gewürfelte Avocado oder Guacamole (siehe S. 289) in der Mitte der Tortilla. Klappe die Seiten der Tortilla nach innen und rolle sie dann fest zusammen, um den Burrito zu formen.
8. Schneide den Burrito in der Mitte durch und serviere ihn sofort, oder wickle ihn für eine Mahlzeit zum Mitnehmen ein.

Anmerkung
- Du kannst die Rühreier durch Rührtofu für eine vegane Option ersetzen. Spinat kann durch Grünkohl ersetzt werden und Süßkartoffeln durch normale Kartoffeln, je nach Wunsch.

Pro Portion: (½ des Burritos) Kalorien: 209; Fett: 8,4g; Eiweiß: 9,6g; Kohlenhydrate: 20g; Ballaststoffe: 6,8g

Kapitel 8

BEILAGENREZEPTE

Gebratene Kartoffeln 256

Reis mit Gemüse 257

Reis mit Kurkuma und Kokosmilch 258

Gerösteter Kürbis 259

Geröstete Karotten mit Kräutern 260

Kartoffelpüree 261

Maniokpüree 262

Kartoffelspalten 263

Gebratener Blumenkohlreis 264

Gerösteter Rosenkohl 265

Gebratene Kartoffeln

Portionen: 2 | **Zubereitungszeit:** 10 Minuten | **Garzeit:** 20 Minuten

- 3 mittelgroße rote oder weiße Kartoffeln
- 1 Esslöffel Olivenöl
- 1 oder 2 Esslöffel frische gehackte Petersilie
- ½ Teelöffel getrockneter Rosmarin
- ½ Teelöffel Salzt

1. Schäle die Kartoffeln und schneide sie in mittelgroße Stücke. Gib sie in einen Topf, bedecke sie mit Wasser und bringe sie zum Kochen. Koche sie etwa 15-18 Minuten oder bis sie weich, aber noch fest sind, und gieße sie dann gut ab.
2. Erhitze das Öl in einer beschichteten Pfanne bei mittlerer bis hoher Hitze. Gib die abgetropften Kartoffeln hinzu und brate sie unter häufigem Wenden, bis sie goldbraun sind, etwa 5-10 Minuten.
3. Sobald die Kartoffeln goldbraun sind, streue das Salz, den Rosmarin und die Petersilie darüber. Mische alles gut durch, um die Kräuter und Gewürze gleichmäßig zu verteilen, und brate sie weitere 30-60 Sekunden.
4. Serviere die heißen Kartoffeln als Beilage zu deinem Hauptgericht.

Pro Portion: (½ des Rezepts) Kalorien: 245; Fett: 3,6g; Eiweiß: 4,3g; Kohlenhydrate: 45g; Ballaststoffe: 5g

Reis mit Gemüse

Portionen: 2 **Zubereitungszeit:** 15 Minuten **Garzeit:** 20 Minuten

- ¾ Tasse weißer Reis, gewaschen und abgetropft
- 1 ½ Tassen Gemüsebrühe (oder Wasser)
- ½ mittelgroße Möhre, gewürfelt
- ½ Stange Sellerie, in Stücke geschnitten
- ½ Tasse Zucchini, gewürfelt
- ⅛ Lauch (nur der weiße Teil), fein gehackt
- 1 Esslöffel Olivenöl
- ½ Teelöffel Salz

1. Erhitze das Öl in einer Antihaftpfanne bei mittlerer Hitze. Gib Möhre, Sellerie, Zucchini und Lauch hinzu. Brate alles unter häufigem Rühren an, bis das Gemüse weich ist, etwa 5 Minuten. Nimm die Pfanne vom Herd und stelle sie beiseite.
2. Bringe in einem mittelgroßen Topf die Gemüsebrühe (oder Wasser) und das Salz zum Kochen. Gib den Reis hinzu und lass ihn weiterkochen, bis der größte Teil der Flüssigkeit aufgesogen ist, aber noch etwas Feuchtigkeit auf der Oberfläche sichtbar ist.
3. Sobald der Flüssigkeitsstand gesunken ist und nur noch eine kleine Menge Feuchtigkeit übrig ist, reduziere die Hitze auf niedrig. Füge das angebratene Gemüse zum Reis hinzu und rühre vorsichtig um, um alles zu vermischen.
4. Decke den Topf ab und lass den Reis 15 Minuten kochen oder bis die gesamte Flüssigkeit aufgesogen ist und der Reis weich ist. Überprüfe die Konsistenz des Reises; wenn er noch zu fest ist, decke ihn ab und koche ihn weitere 5 bis 10 Minuten.
5. Nimm den Topf vom Herd. Lockere den Reis mit einer Gabel auf und verteile das Gemüse gleichmäßig.
6. Serviere den Gemüsereis heiß als Beilage zu deinem Hauptgericht.

Pro Portion: (etwa 1 Tasse) Kalorien: 304; Fett: 4g; Eiweiß: 5,4g; Kohlenhydrate: 57g; Ballaststoffe: 3g

Reis mit Kurkuma und Kokosmilch

Portionen: 2 | **Zubereitungszeit:** 10 Minuten | **Garzeit:** 15 Minuten

- ¾ Tasse weißer Reis, gewaschen und abgetropft
- ½ Tasse Kokosmilch aus der Dose
- 1 Tasse Wasser oder Gemüsebrühe (siehe S. 287)
- ½ Teelöffel gemahlener Kurkuma
- 1 Teelöffel Salz
- ¼ bis ½ Teelöffel frischer Ingwer, geschält und gerieben (optional)

1. In einem mittelgroßen Topf Wasser oder Gemüsebrühe mit Kurkuma, Salz und Ingwer (falls verwendet) vermischen. Die Mischung zum Kochen bringen.
2. Reis und Kokosmilch zur kochenden Flüssigkeit geben. Gut umrühren und erneut zum Kochen bringen.
3. Sobald die Flüssigkeit zu verdampfen beginnt und keine Blasen mehr an der Oberfläche zu sehen sind, die Hitze reduzieren. Umrühren und zugedeckt 15-18 Minuten köcheln lassen, oder bis die gesamte Flüssigkeit aufgenommen wurde und der Reis weich ist.
4. Den Topf vom Herd nehmen. Den Reis mit einer Gabel auflockern, um die Körner zu trennen und die Aromen gleichmäßig zu verteilen.
5. Den Reis als Beilage zum Hauptgericht servieren.

Anmerkung

- Kurkuma kann bei manchen Menschen Magenbeschwerden verursachen. Wenn du dieses Rezept zum ersten Mal ausprobierst, ist es ratsam, zunächst eine kleine Menge zu probieren, um zu sehen, wie du Kurkuma verträgst.

Pro Portion: (ungefähr 1 Tasse) Kalorien: 347; Fett: 9g; Eiweiß: 4,7g; Kohlenhydrate: 55g; Ballaststoffe: 2g

Gerösteter Kürbis

Portionen: 2   Zubereitungszeit: 10 Minuten   Garzeit: 30 Minuten

- 400 g (ca. 2 Tassen) Butternusskürbis
- 1 ½ Esslöffel frische gehackte Kräuter (wie Rosmarin, Thymian, Oregano)
- 1 Esslöffel natives Olivenöl extra
- ½ Teelöffel Salz
- Eine Prise gemahlener Kreuzkümmel (optional)

1. Heize den Ofen auf 200°C vor. Fette ein Backblech mit Öl ein (vorzugsweise mit Antihaft-Ölspray).
2. Entferne die Kerne und das Fruchtfleisch aus der Mitte des Kürbisses. Schäle ihn und schneide ihn in etwa 2,5 cm große Würfel.
3. Lege die Kürbiswürfel auf das vorbereitete Backblech. Beträufle sie mit Olivenöl, dann streue gleichmäßig die gehackten frischen Kräuter, das Salz und eine Prise gemahlenen Kreuzkümmel darüber, wenn du ihn verwendest. Mische alles gut durch, um sicherzustellen, dass der Kürbis gut bedeckt ist.
4. Schiebe das Blech in den Ofen und röste den Kürbis für 20 Minuten. Hole das Blech aus dem Ofen, wende die Kürbisstücke, um eine gleichmäßige Garung zu gewährleisten, und schiebe es dann für weitere 10 Minuten in den Ofen, oder bis der Kürbis weich ist und anfängt zu karamellisieren.
5. Serviere als Beilage zu deinem Hauptgericht.

Pro Portion: (ca. 1 Tasse) Kalorien: 110; Fett: 3 g; Eiweiß: 1,8 g; Kohlenhydrate: 14,5 g; Ballaststoffe: 6,4 g

Geröstete Karotten mit Kräutern

Portionen: 2 | Zubereitungszeit: 10 Minuten | Garzeit: 30 Minuten

- 2 mittelgroße Karotten
- ½ Esslöffel natives Olivenöl extra
- ¼ Teelöffel getrockneter Oregano
- ¼ Teelöffel frische Thymianblätter, gehackt
- ½ Teelöffel Salz
- 1 Esslöffel Petersilie, fein gehackt

1. Heize den Backofen auf 200°C vor. Fette ein Backblech mit Öl ein (vorzugsweise mit Antihaft-Ölspray). Stelle es beiseite.
2. Schäle die Karotten und schneide sie der Länge nach in 4 oder 6 Stücke, je nach ihrer Dicke, und dann in 5 Zentimeter lange Stücke.
3. Vermische in einer großen Schüssel die Karottenstücke mit dem Olivenöl, dem Salz, dem Thymian und dem Oregano, bis sie gut bedeckt sind.
4. Verteile die Karotten in einer einzigen Schicht auf dem vorbereiteten Backblech und decke es mit Alufolie ab.
5. Backe sie für 30 Minuten. Entferne die Alufolie und überprüfe, ob sie weich sind. Falls nicht, reduziere die Ofentemperatur auf 190°C und backe sie für weitere 10 bis 15 Minuten.
6. Sobald sie weich sind, nimm sie aus dem Ofen, vermische sie mit der gehackten Petersilie und füge etwas mehr Salz hinzu, wenn gewünscht.
7. Serviere die Karotten heiß als Beilage zu deinem Hauptgericht.

Pro Portion: (½ des Rezepts) Kalorien: 55; Fett: 3,5g; Eiweiß: 1g; Kohlenhydrate: 4g; Ballaststoffe: 1,7g

Kartoffelpüree

Portionen: 2 **Zubereitungszeit:** 10 Minuten **Garzeit:** 25 Minuten

- 2 mittelgroße rote oder weiße Kartoffeln
- ¼ Tasse ungesüßte Mandelmilch oder andere pflanzliche Milch
- 2 Teelöffel natives Olivenöl extra
- ½ Teelöffel Salz

1. Schäle die Kartoffeln und schneide sie in 4 Stücke. Gib die Kartoffelstücke in einen Topf und bedecke sie mit Wasser. Füge Salz hinzu und bring alles zum Kochen.
2. Decke den Topf ab und koche die Kartoffeln etwa 20-25 Minuten oder bis sie weich sind.
3. Sobald sie gar sind, gieße die Kartoffeln ab und gib sie zurück in den Topf oder in einen mittelgroßen Behälter. Lass sie einige Minuten ruhen, damit überschüssiges Wasser verdampfen kann.
4. Zerstampfe die Kartoffeln mit einem Kartoffelstampfer oder einer Gabel. Während du stampfst, füge das Olivenöl und die Hälfte der Milch hinzu. Stampfe und mische weiter, bis die Kartoffeln eine glatte Konsistenz erreicht haben. Passe die Textur an, indem du bei Bedarf mehr Milch hinzufügst.
5. Serviere das Kartoffelpüree heiß als Beilage, um dein Hauptgericht zu ergänzen.

Pro Portion: (½ des Rezepts) Kalorien: 196; Fett: 5g; Eiweiß: 3,4g; Kohlenhydrate: 31g; Ballaststoffe: 4,8g

Maniokpüree

Portionen: 2 | **Zubereitungszeit:** 10 Minuten | **Garzeit:** 25 Minuten

- 450 Gramm Maniok (ungefähr 3 ½ Tassen)
- ⅓ Tasse ungesüßte Mandelmilch oder andere pflanzliche Milch
- 2 Teelöffel natives Olivenöl extra
- 1 Teelöffel Salz

1. Bereite den Maniok vor, indem du die Enden abschneidest und die äußere Schale entfernst. Schneide den Maniok in mittelgroße Stücke.
2. Gib die Maniokstücke in einen Topf und bedecke sie mit Wasser. Füge das Salz hinzu und bringe das Wasser bei starker Hitze zum Kochen. Decke den Topf ab und koche den Maniok etwa 25-30 Minuten, oder bis er sehr weich ist.
3. Sobald der Maniok gar ist, gieße ihn gut ab und gib ihn in eine mittelgroße Schüssel. Entferne alle dicken Adern oder faserigen Stiele aus der Mitte der Maniokstücke.
4. Zerdrücke den Maniok mit einem Kartoffelstampfer oder einer Gabel, bis er anfängt zu zerfallen. Füge das Olivenöl und die Hälfte der Milch hinzu und stampfe weiter, bis eine glatte Masse entsteht. Gib nach Bedarf schrittweise mehr Milch hinzu, um eine cremige Konsistenz zu erreichen.
5. Serviere das Maniok-Püree heiß als Beilage, um dein Hauptgericht zu ergänzen.

Pro Portion: (½ des Rezepts) Kalorien: 416; Fett: 5,5g; Eiweiß: 3,3g; Kohlenhydrate: 84g; Ballaststoffe: 4,1g

Kartoffelspalten

Portionen: 2   Zubereitungszeit: 10 Minuten   Garzeit: 20-30 Minuten

- 2 mittelgroße rote oder weiße Kartoffeln
- 1 Esslöffel natives Olivenöl extra
- 1 Teelöffel getrockneter Oregano
- 1 Teelöffel getrockneter Thymian oder Rosmarin
- ¼ Teelöffel Salz

1. Den Ofen auf 200°C vorheizen. Die Kartoffeln waschen und schälen, dann längs halbieren und anschließend in Spalten schneiden, sodass etwa 8 Stücke pro Kartoffel entstehen.
2. In einer Schüssel das Olivenöl, den Oregano, den Thymian oder Rosmarin und das Salz vermischen. Die Kartoffelspalten gleichmäßig mit dieser Mischung bedecken.
3. Die Spalten auf ein mit Backpapier ausgelegtes oder leicht gefettetes Backblech legen. 15 Minuten backen, dann die Spalten wenden und weitere 10-15 Minuten backen, bis sie goldbraun und innen weich sind.
4. Heiß als Beilage servieren oder als Snack genießen.

Anmerkung

- Dieses Rezept kann auch angepasst werden, um anderes Wurzelgemüse wie Süßkartoffeln oder Pastinaken mit den gleichen Zubereitungs- und Garmethoden zu backen.

Pro Portion: (½ des Rezepts) Kalorien: 191; Fett: 4,6g; Eiweiß: 3,2g; Kohlenhydrate: 31g; Ballaststoffe: 4,8g

Gebratener Blumenkohlreis

Portionen: 2 | Zubereitungszeit: 15 Minuten | Garzeit: 20 Minuten

- 3 Tassen geriebener Blumenkohl, gekauft oder selbstgemacht (siehe Anmerkung)
- 2 Teelöffel Avocadoöl (oder Olivenöl)
- 1 großes Ei + 1 Eiweiß
- ⅓ Tasse Lauch, fein gehackt
- 2 Esslöffel Kokosaminosäuren
- ¼ Teelöffel Salz
- ¼ Tasse geriebene Karotten
- Frische Petersilie, fein gehackt (zum Garnieren)
- Eine Prise gemahlener Kurkuma (optional, für Farbe und milden Geschmack)

5. Erhitze 1 Teelöffel Öl in einer Pfanne bei mittlerer Hitze. Rühre die Eier und stelle sie beiseite. Reinige die Pfanne, füge einen weiteren Teelöffel Öl hinzu und brate den Lauch an, bis er goldbraun ist, etwa 3-4 Minuten.
6. Erhöhe auf mittlere bis hohe Hitze, füge den Blumenkohl und die Karotten hinzu. Mische die Kokosaminosäuren, das Salz und den optionalen Kurkuma ein. Koche etwa 5 Minuten, bis alles weich ist.
7. Gib die Eier zurück in die Pfanne, rühre vorsichtig um und erwärme alles für 2 Minuten.
8. Serviere den gebratenen Blumenkohlreis garniert mit Petersilie, mit extra Kokosaminosäuren oder Salz nach Belieben.

Anmerkung

- Für geriebenen Blumenkohl entferne die Strünke und Blätter von zwei Köpfen, brich sie in Röschen und zerkleinere sie in einem Küchengerät, bis sie wie Reis aussehen.

Pro Portion: (½ des Rezepts) Kalorien: 148; Fett: 6,9g; Eiweiß: 8,7g; Kohlenhydrate: 7,1g; Ballaststoffe: 4,5g

Gerösteter Rosenkohlz

Portionen: 4 **Zubereitungszeit:** 10 Minuten **Garzeit:** 20 Minuten

- 680 Gramm Rosenkohl
- 1 Esslöffel Olivenöl
- ¼ Teelöffel Salz

1. Heize den Ofen auf 220 °C vor. Um die Reinigung zu erleichtern, kannst du optional ein großes Backblech mit Backpapier auslegen.
2. Bereite den Rosenkohl vor, indem du die knorrigen Enden abschneidest und verfärbte oder beschädigte Blätter entfernst. Schneide jeden Rosenkohl von der flachen Basis bis zur Oberseite in zwei Hälften.
3. Lege die halbierten Rosenkohlköpfe auf das vorbereitete Backblech. Beträufle sie mit Olivenöl und bestreue sie mit Salz. Mische alles gut, damit jeder Rosenkohl leicht und gleichmäßig bedeckt ist.
4. Ordne den Rosenkohl in einer einzelnen Schicht an, mit den flachen Seiten nach unten.
5. Röste ihn im Ofen, bis der Rosenkohl zart ist und die Ränder intensiv goldbraun sind, was etwa 17 bis 25 Minuten dauern sollte.
6. Serviere den gerösteten Rosenkohl heiß oder bei Zimmertemperatur.
7. Bewahre Reste in einem luftdichten Behälter im Kühlschrank bis zu 4 Tage auf.

Pro Portion: (⅓ des Rezepts) Kalorien: 94; Fett: 2,6 g; Eiweiß: 5,7 g; Kohlenhydrate: 10 g; Ballaststoffe: 5,9 g

Kapitel 9

SNACK- UND DESSERTREZEPTE

Ideen für schnelle Snacks 268
Gebackene Süßkartoffelstäbchen 270
Mandelmehl-Cracker 271
Ofenkartoffelchips 272
Tofu-Nuggets 273
Glutenfreie Muffins 274
Bananenbrot 276
Kokosbällchen 278
Kürbispudding 279
Bananeneis 280
Dattel-Johannisbrot-Riegel 281

Ideen für schnelle Snacks

Bevor wir zu den Hauptrezepten für Vorspeisen und Desserts kommen, beginnen wir mit einigen schnellen, einfachen Snacks. Sie stillen den Hunger zwischendurch, bestehen aus wenigen, gut verträglichen Zutaten und eignen sich perfekt für jede Tageszeit – ob als kleiner Bissen oder gesunde Stärkung bis zur nächsten Mahlzeit.

Frisch geschnittenes Obst

Frisches Obst bietet eine erfrischende Snack-Option, die mit natürlichen Zuckern und essenziellen Nährstoffen hydratisiert und energetisiert, was es perfekt macht, um am Nachmittag neue Energie zu tanken oder für einen gesunden Start in den Morgen.

- **Optionen:** Wähle Früchte wie Melone, Wassermelone, Papaya, Drachenfrucht und Birnen wie Bosc oder asiatische Birnen.

- **Zubereitung:** Schneide etwa zwei Tassen deiner ausgewählten Frucht oder eine Mischung der genannten Früchte in Würfel. Eine leckere Kombination zum Ausprobieren ist Wassermelone, Cantaloupe-Melone und Papaya. Serviere in einer Schüssel und genieße.

Toast oder Reiswaffeln

Glutenfreier Toast und gepuffte Reiswaffeln sind eine vielseitige Basis für verschiedene Beläge und eine ausgezeichnete Wahl für einen schnellen, sättigenden Snack. Sie liefern gesunde Fette und angenehmen Crunch – ideal für einen kleinen Energieschub zu jeder Tageszeit.

- **Optionen:** Glutenfreier Toast oder Reiswaffeln und Mandelbutter oder zerdrückte Avocado.

- **Zubereitung:** Verteile einen Esslöffel Mandelbutter oder ⅓ Tasse zerdrückte Avocado gleichmäßig auf dem Toast oder den Reiswaffeln. Genieße sofort einen leckeren und nahrhaften Snack.

Entzündungshemmende Smoothies

Vollgepackt mit Nährstoffen und voll von Geschmack sind diese entzündungshemmenden Smoothies mehr als nur eine Laune: Sie sind ein starkes Werkzeug, um Entzündungen zu reduzieren und deine allgemeine Gesundheit zu fördern.

- **Optionen:** Beginne mit einer Tasse ungesüßter Mandelmilch oder einer anderen pflanzlichen Milch. Füge eine halbe Tasse Beeren wie Blaubeeren, Erdbeeren, Himbeeren oder eine Mischung hinzu. Nimm eine sehr reife Banane für Süße und Cremigkeit. Für gesunde Fette gib einen halben Esslöffel Mandelbutter oder einen Esslöffel Nüsse hinzu. Für einen zusätzlichen Proteinschub füge einen Esslöffel Erbsen- oder Hanfprotein hinzu.

- **Zubereitung:** Kombiniere alle Zutaten in einem Mixer und mixe, bis die Mischung glatt ist. Passe die Konsistenz an, indem du bei Bedarf mehr Milch oder Wasser hinzufügst.

Gefüllte Datteln

Gefüllte Datteln sind ein dekadenter aber gesunder Genuss, der die natürliche Süße der Datteln mit der reichen Cremigkeit von Mandelbutter kombiniert. Sie können als köstlicher Snack oder als süßer Abschluss einer Mahlzeit serviert werden.

- **Optionen:** Medjool-Datteln, Mandelbutter und optional Kokosraspeln zum Garnieren.

- **Zubereitung:** Schneide jede Dattel an einer Seite auf, um eine Öffnung zu schaffen, und entferne den Kern. Fülle jede Dattel mit Mandelbutter (achte auf deine Fettaufnahme). Wenn gewünscht, bestreue mit Kokosraspeln für zusätzliche Textur und Geschmack.

Gebackene Süßkartoffelstäbchen

Portionen: 1 | Zubereitungszeit: 10 Minuten | Garzeit: 25-30 Minuten

- 1 mittelgroße Süßkartoffel, geschält und in 0,6 cm dicke Stifte geschnitten
- 1 Esslöffel natives Olivenöl extra
- ½ Teelöffel gemahlener Kreuzkümmel
- ½ Teelöffel getrockneter Oregano (optional)
- ½ Teelöffel Salz

1. Heize den Ofen auf 220°C vor.
2. Vermische in einer mittelgroßen Schüssel die Süßkartoffel-Sticks mit dem Olivenöl, dem Kreuzkümmel und dem Oregano (falls verwendet), bis sie gut damit bedeckt sind.
3. Verteile die Süßkartoffel-Sticks in einer einzelnen Schicht auf einem mit Backpapier ausgelegten oder leicht eingefetteten Backblech. Achte darauf, dass sie sich nicht überlappen, um ein gleichmäßiges Garen zu fördern.
4. Backe sie etwa 25-30 Minuten, wobei du sie nach der Hälfte der Garzeit wendest, bis sie außen goldbraun und leicht knusprig und innen zart sind.
5. Nimm sie aus dem Ofen und lasse sie einige Minuten abkühlen, bevor du sie mit Salz bestreust.
6. Serviere sie mit Guacamole (siehe S. 289) zum Dippen.

Anmerkung

- Für knusprigere Süßkartoffel-Sticks lege die Stifte etwa 30 Minuten in Wasser ein (um überschüssige Stärke zu entfernen). Danach spüle und trockne die Süßkartoffel-Sticks vollständig mit Küchenpapier ab und fahre mit Schritt zwei des Zubereitungsprozesses fort.

Pro Portion: (1 gebackene Süßkartoffel) Kalorien: 162; Fett: 6,9g; Eiweiß: 2,3g; Kohlenhydrate: 19,7g; Ballaststoffe: 3,8g

Mandelmehl-Cracker

Portionen: 30-40 Cracker **Zubereitungszeit:** 10 Minuten **Garzeit:** 15 Minuten

- 1 ¾ Tassen fein gemahlenes, gebleichtes Mandelmehl
- 1 großes Ei
- 1 Esslöffel frischer, gehackter Rosmarin (optional)
- ½ Teelöffel Salz

1. Heize den Backofen auf 175°C vor.
2. Vermische in einer großen Schüssel das Mandelmehl, das Salz und den Rosmarin (falls du ihn verwendest). Füge das Ei hinzu und rühre um, bis alles gut vermischt ist. Dann knete mit deinen Händen weiter, bis ein gleichmäßiger Teig entsteht.
3. Lege den Teig zwischen zwei große Stücke Backpapier. Verwende ein Nudelholz, um den Teig auf etwa 1/16 Zoll Dicke auszurollen. Entferne das obere Stück Backpapier.
4. Schneide mit einem Pizzaschneider oder Messer den Teig in 1-Zoll-Quadrate. Wenn du möchtest, streue zusätzliches Salz über die Cracker.
5. Übertrage das untere Backpapier mit dem geschnittenen Teig auf ein Backblech. Backe etwa 12 bis 15 Minuten oder bis die Cracker leicht goldbraun sind.
6. Nimm sie aus dem Ofen und lasse sie 10 Minuten abkühlen, bevor du sie vorsichtig voneinander trennst. Lasse sie vollständig abkühlen, bevor du sie servierst.

Anmerkung

- Bewahre übrig gebliebene Cracker in einem luftdichten Behälter an einem kühlen, trockenen Ort für 3 bis 5 Tage auf.

Pro Portion: (etwa 1 Cracker) Kalorien: 35; Fett: 3,1g; Eiweiß: 1,3g; Kohlenhydrate: 0,4g; Ballaststoffe: 0,6g

Ofenkartoffelchips

Portionen: 1 | Zubereitungszeit: 30 Minuten | Garzeit: 15-20 Minuten

- 1 mittelgroße Kartoffel
- 1 Esslöffel natives Olivenöl extra
- ½ Teelöffel Salz

1. Wasche und schäle die Kartoffel. Schneide sie mit einer Mandoline oder einem scharfen Messer in dünne Scheiben (etwa 3 mm dick).
2. Lege die Kartoffelscheiben für etwa 20-30 Minuten in kaltes Wasser, um überschüssige Stärke zu entfernen. Das hilft, knusprigere Chips zu bekommen.
3. Nach dem Einweichen spüle und trockne die Scheiben gründlich mit Küchenpapier oder einem sauberen Baumwolltuch ab.
4. Heize den Ofen auf 204°C vor.
5. Vermische die getrockneten Kartoffelscheiben in einer mittelgroßen Schüssel mit dem Olivenöl. Lege sie in einer einzelnen Schicht auf ein mit Backpapier ausgelegtes Backblech und achte darauf, dass sie sich nicht überlappen. Bestreue sie mit Salz.
6. Backe die Chips 15-20 Minuten oder bis sie knusprig und goldbraun sind. Behalte sie gut im Auge, da die Backzeit je nach Dicke der Scheiben und den Eigenheiten deines Ofens variieren kann.
7. Nimm die Chips aus dem Ofen und lasse sie einige Minuten abkühlen, damit sie noch knuspriger werden. Serviere sie mit Guacamole (optional, siehe S. 289).

Anmerkung

- Das Einweichen der Kartoffelscheiben in kaltem Wasser vor dem Backen ist entscheidend, um die Stärke zu entfernen, die verhindern kann, dass sie knusprig werden.

Pro Portion: (1 gebackene Kartoffel) Kalorien: 182; Fett: 9g; Eiweiß: 2,3g; Kohlenhydrate: 19g; Ballaststoffe: 3,8g

Tofu-Nuggets

Portionen: 2   Zubereitungszeit: 15 Minuten   Garzeit: 25 Minuten

- 1 Block extra fester Tofu (340 g)
- ½ Tasse glutenfreie Panko-Semmelbrösel
- ¼ Tasse glutenfreies Mehl (beliebige Sorte)
- ⅓ Tasse ungesüßte Mandelmilch oder andere pflanzliche Milch
- ½ Teelöffel Salz
- 2 Esslöffel Nährhefe
- ½ Teelöffel Kreuzkümmel
- 1 Teelöffel italienische Gewürzmischung oder getrocknete Petersilie
- Olivenöl-Spray

1. Heize den Backofen auf 204 °C vor. Lass den Tofu abtropfen und schneide ihn in etwa 10 bis 12 Stücke. Drücke die Scheiben zwischen Küchenpapierlagen aus, um überschüssige Feuchtigkeit zu entfernen.
2. Vermische in einer mittelgroßen Schüssel die Semmelbrösel, Nährhefe, Salz, Kreuzkümmel und die italienische Gewürzmischung oder getrocknete Petersilie. Fülle das Mehl in eine zweite Schüssel und die Milch in eine dritte.
3. Tauche jede Tofuscheibe zuerst ins Mehl, dann in die Milch und zuletzt in die Semmelbröselmischung. Drücke die Brösel dabei leicht an, damit sie haften bleiben.
4. Lege den panierten Tofu auf ein leicht gefettetes oder mit Backpapier ausgelegtes Backblech. Sprühe eine dünne Schicht Olivenöl auf jede Scheibe.
5. Backe den Tofu 15 Minuten, wende dann die Scheiben und backe weitere 10 Minuten oder bis sie goldbraun und knusprig sind.
6. Lass die Nuggets vor dem Servieren etwas abkühlen.

Pro Portion: (etwa 5-6 Nuggets) Kalorien: 191; Fett: 9g; Eiweiß: 18 g; Kohlenhydrate: 12g; Ballaststoffe: 1,4g

Glutenfreie Muffins

Portionen: 10 Muffins | **Zubereitungszeit:** 10 Minuten | **Garzeit:** 25 Minuten

- 1 ¾ Tassen glutenfreies Backmehl (füge 1 Teelöffel Xanthan-Gummi hinzu, wenn deine Mischung es nicht enthält; siehe Anmerkungen)
- ½ Tasse ungesüßte pflanzliche Milch
- ½ Tasse Ahornsirup oder Honig
- ¼ Tasse geschmacksneutrales Kokosöl oder Avocadoöl
- 2 Eier, Zimmertemperatur
- 2 Teelöffel Backpulver
- ⅔ Tasse Füllungen nach Wahl (z.B. gehackte Datteln, Johannisbrotstücke oder Blaubeeren; siehe Anmerkungen)
- 1 Teelöffel Vanilleextrakt
- ¼ Teelöffel Salz

1. Heize den Backofen auf 175°C vor. Lege Papierförmchen in eine Muffinform oder fette jede Vertiefung leicht ein.
2. Vermische in einer großen Schüssel das glutenfreie Mehl, das Backpulver und das Salz.
3. Kombiniere in einer anderen mittelgroßen Schüssel das Öl, den Ahornsirup und den Vanilleextrakt. Füge die Eier einzeln hinzu und rühre nach jeder Zugabe gut um. Gib die pflanzliche Milch dazu und vermische alles gut.
4. Gib die feuchten Zutaten nach und nach zu den trockenen und rühre nur so lange, bis alles gerade vermischt ist. Hebe vorsichtig die gewählten Füllungen unter.
5. Verteile den Teig gleichmäßig auf die Muffinförmchen, fülle jedes etwa zu zwei Dritteln.
6. Backe die Muffins 25-35 Minuten, oder bis sie oben goldbraun sind und ein in die Mitte gesteckter Zahnstocher sauber herauskommt.

7. Lasse die Muffins 10 Minuten in der Form abkühlen, bevor du sie auf ein Kuchengitter legst, damit sie vollständig auskühlen.

Anmerkungen

- Wenn deine glutenfreie Mehlmischung kein Xanthan-Gummi enthält, hilft die Zugabe von etwa 1 Teelöffel den Muffins, ihre Struktur zu behalten.

- Sei vorsichtig bei der Verwendung von säurehaltigen Früchten wie Blaubeeren, da ihre Säure während des Backens möglicherweise nicht vollständig neutralisiert wird.

- Bewahre die Muffins in einem luftdichten Behälter bei Zimmertemperatur bis zu 3 Tage auf. Für eine längere Aufbewahrung wickle jeden Muffin einzeln in Frischhaltefolie und friere sie ein. Erwärme gefrorene Muffins in der Mikrowelle für 20-30 Sekunden oder bis sie aufgetaut sind.

Pro Portion: (1 Muffin) Kalorien: 154; Fett: 1g; Eiweiß: 1,6g; Kohlenhydrate: 34g; Ballaststoffe: 2g

Bananenbrot

Portionen: 10 Scheiben | **Zubereitungszeit:** 15 Minuten | **Garzeit:** 60 Minuten

- 3 mittlere reife Bananen (etwa 1 ½ Tassen zerdrückt)
- 1 ¾ Tassen glutenfreies Mehrzweckmehl (siehe Notizen für selbstgemachte Mischung)
- ¼ Tasse ungesüßte Mandelmilch oder andere pflanzliche Milch
- ¼ Tasse geschmolzenes Kokosnussöl
- ¼ Tasse Ahornsirup oder Honig (optional, je nach Süße der Bananen)
- ¼ Teelöffel Salz
- 2 Teelöffel Backpulver
- ½ Teelöffel Natron
- 1 Teelöffel Vanilleextrakt (optional)

1. Heize den Ofen auf 175°C vor. Fette eine Kastenform (20x10 cm) mit Antihaft-Ölspray ein und stelle sie beiseite.
2. Zerdrücke in einer mittelgroßen Schüssel die Bananen gründlich mit einem Kartoffelstampfer oder einer Gabel. Füge die Milch, das Kokosnussöl, den Honig und den Vanilleextrakt (falls verwendet) hinzu und vermische alles gut.
3. Mische in einer großen Schüssel das glutenfreie Mehl, Backpulver, Natron und Salz. Gib nach und nach die feuchten Zutaten zu den trockenen und verrühre sie nur leicht, achte darauf, nicht zu viel zu rühren.
4. Gieße den Teig in die vorbereitete Form. Backe ihn etwa 40 Minuten. Wenn die Oberseite des Brotes zu schnell bräunt, decke es leicht mit Alufolie ab und backe es weitere 10-15 Minuten, oder bis ein in die Mitte gesteckter Zahnstocher sauber herauskommt.
5. Nimm das Brot aus dem Ofen und lasse es 10 Minuten in der Form abkühlen. Dann stelle es auf ein Kuchengitter, damit es vor dem Schneiden vollständig auskühlen kann.

Anmerkungen

- Um deine eigene glutenfreie Mehlmischung herzustellen, kombiniere 4 Tassen Reismehl, 1 Tasse Kartoffelstärke, ⅔ Tasse Tapiokamehl, ⅓ Tasse Pfeilwurzelstärke und 2 Teelöffel Xanthan Gum.
- Bewahre das Bananenbrot in einem luftdichten Behälter bei Zimmertemperatur bis zu 3 Tage auf oder kühle es bis zu einer Woche im Kühlschrank. Für eine längere Aufbewahrung friere das Brot gut in Frischhaltefolie eingewickelt ein und taue es über Nacht im Kühlschrank auf, bevor du es wieder aufwärmst.
- Dieses Rezept kann auch für Muffins verwendet werden. Gieße den Teig in eine Muffinform und backe sie etwa 25 Minuten.

Pro Portion: (1 Scheibe) Kalorien: 174; Fett: 6g; Eiweiß: 2,5g; Kohlenhydrate: 27g; Ballaststoffe: 2,6g

Kokosbällchen

Portionen: 10 Bällchen **Zubereitungszeit:** 15 Minuten

- 1 ¼ Tassen Kokosraspeln
- ⅓ Tasse Mandelmehl
- ¼ Tasse Ahornsirup

1. In einer Küchenmaschine oder einem Mixer Mandelmehl, Ahornsirup und 1 Tasse der Kokosraspeln vermischen. Pulsieren, bis die Mischung glatt und gut verbunden ist.
2. Die Konsistenz der Mischung überprüfen; sie sollte formbar sein, aber nicht zu klebrig. Wenn sie zu klebrig ist, nach und nach mehr Kokosraspeln oder Mandelmehl hinzufügen, bis die gewünschte Konsistenz erreicht ist. Wenn sie zu trocken ist, etwas mehr Sirup hinzufügen.
3. Die restlichen Kokosraspeln in eine kleine Schüssel geben.
4. Mit den Händen ungefähr 10 kleine Bällchen aus der Mischung formen. Jedes Bällchen in den Kokosraspeln wälzen, um sie vollständig zu bedecken. Bei Bedarf mehr Kokosraspeln hinzufügen.
5. Die Kokosbällchen auf einen Teller legen und mindestens eine Stunde kühlen, damit sie fest werden.

Pro Portion: (1 Bällchen) Kalorien: 107; Fett: 8,3g; Eiweiß: 1,4g; Kohlenhydrate: 6,3g; Ballaststoffe: 2g

Kürbispudding

Portionen: 4 **Zubereitungszeit:** 10 Minuten **Garzeit:** 5 Minuten

- 1 ½ Tassen Kürbispüree (frisch oder aus der Dose)
- 2 Tassen ungesüßte Mandelmilch oder andere pflanzliche Milch
- ⅓ Tasse Kokosmilch aus der Dose
- 1 Esslöffel geschmacklose Gelatine oder Agar-Agar-Pulver
- 1 ½ Teelöffel flüssiges Stevia oder ¼ Tasse Honig oder Ahornsirup
- ½ Teelöffel Zimtpulver (optional, falls verträglich)
- 1 Teelöffel Vanilleextrakt (optional)

1. In einer mittelgroßen Schüssel die Gelatine oder das Agar-Agar über ⅓ Tasse der Mandelmilch streuen. Einige Minuten ruhen lassen, damit die Gelatine hydriert und geliert.
2. In einem Mixer das Kürbispüree, die Kokosmilch, die restliche Mandelmilch, das Stevia (oder Honig oder Ahornsirup), den Zimt (falls verwendet) und den Vanilleextrakt kombinieren. Mixen, bis die Masse glatt ist.
3. Die Kürbismischung in einen mittelgroßen Topf geben und bei mittlerer Hitze für etwa 5 Minuten kochen, dabei gelegentlich umrühren. Falls die Mischung zu kochen beginnt, die Hitze reduzieren, um ein sanftes Köcheln beizubehalten.
4. Sobald die Gelatine vollständig hydriert ist, diese in die heiße Kürbismischung einrühren, bis sie gut integriert ist.
5. Die Mischung in individuelle Servierschälchen gießen und für eine Weile bei Zimmertemperatur abkühlen lassen. Mindestens 2 Stunden kühlen oder bis der Pudding fest und gestockt ist.

Pro Portion: (ungefähr 1 Tasse) Kalorien: 85; Fett: 4,3g; Eiweiß: 3,4g; Kohlenhydrate: 5,8g; Ballaststoffe: 2,6g

Bananeneis

Portionen: 1 | Zubereitungszeit: 5 Minuten

- 2 reife Bananen, gefroren und in Scheiben geschnitten
- 1-2 Esslöffel ungesüßte Mandelmilch (je nach gewünschter Konsistenz anpassen)

1. Gib die gefrorenen Bananenscheiben und die Mandelmilch in eine Küchenmaschine. Pulsiere, bis die Mischung eine cremige Konsistenz wie Softeis erreicht hat. Du kannst auch einen Hochleistungsmixer verwenden, wenn du möchtest.
2. Serviere sofort für eine Softeis-Textur oder fülle die Masse in einen gefriertauglichen Behälter und friere sie mindestens 1 Stunde ein, um eine festere Konsistenz zu erhalten.

Geschmacksvariationen

- **Vanille:** Füge dem Grundrezept ½ Teelöffel Vanilleextrakt hinzu.
- **Schokolade:** Gib 1-2 Esslöffel Johannisbrotkernmehl zum Grundrezept für einen schokoladigen Geschmack.
- **Nussbutter:** Mische 1 Esslöffel Mandelbutter oder Erdnussbutter unter.
- **Schokolade mit Nussbutter:** Kombiniere 1 Esslöffel Johannisbrotkernmehl und 1 Esslöffel Nussbutter mit dem Grundrezept.
- **Karamell:** Püriere 4-6 entkernte Medjool-Datteln und eine Prise Meersalz.
- **Ahorn und Walnuss:** Füge 1 Esslöffel Ahornsirup und einen Esslöffel gehackte Walnüsse hinzu.
- **Spirulina:** Reichere das Eis mit 1 Teelöffel Spirulinapulver für einen Superfood-Boost an.

Pro Portion: (2 Bananen) Kalorien: 210; Fett: 1g; Eiweiß: 2,6g; Kohlenhydrate: 47g; Ballaststoffe: 6g

Dattel-Johannisbrot-Riegel

Portionen: ungefähr 16 Riegel **Zubereitungszeit:** 15 Minuten

- 2 Tassen entsteinte Medjool-Datteln, fest gedrückt (ungeschwefelt)
- ¼ Tasse warmes Wasser (plus zusätzliches Wasser zum Einweichen)
- ½ Tasse Kokosmehl
- 3 Esslöffel Kokosöl, geschmolzen
- ⅓ Tasse Johannisbrotpulver
- Eine Prise Salz

1. Weiche 2 Tassen entsteinte Medjool-Datteln etwa 10 Minuten in warmem Wasser ein, um sie zu erweichen; danach abtropfen lassen.
2. Püriere die eingeweichten Datteln in einer Küchenmaschine mit 1/4 Tasse warmem Wasser, bis sie fein zerkleinert sind.
3. Füge das Kokosmehl, das geschmolzene Kokosöl, das Johannisbrotpulver und eine Prise Salz hinzu. Pulsiere, bis ein klebriger Teig entsteht, und schabe bei Bedarf die Seiten ab.
4. Lege eine 20 cm große quadratische Form mit Backpapier aus. Verteile den Teig gleichmäßig in der Form.
5. Bedecke den Teig mit einem weiteren Stück Backpapier und glätte die Oberfläche, indem du mit einem Spatel darauf drückst.
6. Kühle die Mischung 30-60 Minuten oder bis sie fest ist.
7. Sobald sie fest ist, nimm die Riegel mithilfe der Backpapierränder heraus, schneide sie in 16 gleiche Portionen und serviere sie.

Anmerkung

- Bewahre die Riegel in einem luftdichten Behälter im Kühlschrank für bis zu einer Woche auf oder friere sie für eine längere Haltbarkeit bis zu einem Monat ein.

Pro Portion: (ungefähr 1 Riegel) Kalorien: 94; Fett: 2,9g; Eiweiß: 1g; Kohlenhydrate: 14,8g; Ballaststoffe: 3,3g

KAPITEL 10

GRUNDREZEPTE, DRESSINGS UND SOßEN

Glutenfreies Brot 284

Pflanzenmilch 286

Gemüsebrühe 287

Hühnerbrühe 288

Guacamole 289

Basilikum-Walnuss-Pesto 290

Champignonsoße 291

Cremige Käsesoße 292

Saucen für Pfannengerichte 293

Hausgemachte Dressings 294

Glutenfreies Brot

Portionen: 15 Scheiben | Zubereitungszeit: 15 Minuten | Garzeit: 50 Minuten

- 2 ½ Tassen glutenfreies Allzweckmehl (siehe Anmerkungen für selbstgemachte Mischung)
- 2 Teelöffel Xanthan-Gummi (weglassen, wenn deine Mischung es bereits enthält)
- 1 ½ Tassen warmes Wasser (etwa 38-43°C)
- 2 ¼ Teelöffel Instant-Hefe (etwa 1 Päckchen)
- 1 Teelöffel Backpulver
- 3 Eiweiß, Zimmertemperatur
- 3 Esslöffel Olivenöl
- 2 Esslöffel Ahornsirup oder Honig
- 1 Teelöffel Salz

1. Eine Kastenform von 23x13 cm (oder etwas kleiner) einfetten und beiseitestellen.
2. In einer großen Schüssel das glutenfreie Mehl, die Instant-Hefe, das Backpulver und das Xanthan-Gummi (falls verwendet) vermischen.
3. In einer anderen Schüssel das warme Wasser, den Ahornsirup (oder Honig) und das Olivenöl verquirlen.
4. Die feuchten Zutaten nach und nach zu den trockenen geben und dabei ständig rühren. Die Eiweiße und das Salz hinzufügen und etwa eine Minute lang rühren, bis alles gut vermischt ist. Wenn möglich, einen Handmixer verwenden, um eine bessere Konsistenz zu erzielen.
5. Den Teig in die vorbereitete Brotform geben und die Oberfläche glatt streichen. Mit einem sauberen Küchentuch oder eingefetteter Frischhaltefolie abdecken und an einem warmen Ort etwa 30-60 Minuten gehen lassen, bis sich der Teig verdoppelt hat.

6. Nach dem Aufgehen den Backofen auf 180°C vorheizen. Die Abdeckung entfernen und das Brot 45-60 Minuten backen, wobei es nach der Hälfte der Backzeit mit Alufolie abgedeckt werden sollte, um zu starkes Bräunen zu vermeiden.
7. Das Brot aus dem Ofen nehmen und 10 Minuten in der Form abkühlen lassen, bevor es zum vollständigen Abkühlen auf ein Kuchengitter gelegt wird.
8. Das Brot in einem luftdichten Behälter bei Raumtemperatur maximal 3 Tage aufbewahren oder für längere Haltbarkeit kühlen oder einfrieren. Glutenfreies Brot neigt dazu, schnell auszutrocknen; im Toaster oder Backofen aufwärmen, um die Weichheit wiederherzustellen.

Anmerkungen

- Bei der Auswahl von glutenfreiem Mehl zum Backen sollte beachtet werden, dass nicht alle Mischungen gleich sind und unterschiedliche Ergebnisse liefern können. Einige werden laut Herstellerangaben auf der Verpackung oder Website nicht für das Backen mit Hefe empfohlen. Stelle immer sicher, dass die gewählte Mischung für deine spezifischen Backanforderungen geeignet ist.
- Wenn du deine eigene Mischung herstellst, kombiniere 4 Tassen Reismehl, 1 Tasse Kartoffelstärke, ⅔ Tasse Tapiokamehl, ⅓ Tasse Pfeilwurzmehl und 2 Teelöffel Xanthan-Gummi. Passe das Xanthan-Gummi je nach Ergebnis an. Wenn dein Brot zu dicht oder gummiartig wird, versuche beim nächsten Mal, das Xanthan-Gummi auf 1 Teelöffel zu reduzieren.

Pro Portion: (etwa 1 Scheibe à 1,3 cm) Kalorien: 107; Fett: 3g; Eiweiß: 1,5g; Kohlenhydrate: 18g; Ballaststoffe: 1g

Pflanzenmilch

Portionen: 3-4 Tassen | **Zubereitungszeit:** 15 Minuten

- 1 Tasse rohe Nüsse oder Samen deiner Wahl (Mandeln, Cashewkerne, Hanfsamen oder Sonnenblumenkerne usw.)
- 3 oder 4 Tassen gefiltertes oder gereinigtes Wasser
- Eine Prise Salz

Optional add-ins:

- 2 Esslöffel Ahornsirup oder ¼ Teelöffel flüssiges Stevia zum Süßen
- 1 Teelöffel Vanilleextrakt für den Geschmack

1. Weiche die Nüsse oder Samen über Nacht in einer mittelgroßen Schüssel ein; Cashewkerne benötigen nur 2-3 Stunden, und Paranüsse, Hanfsamen, Leinsamen und Kokosflocken müssen nicht eingeweicht werden (verwende nur ⅓ Tasse, wenn du Leinsamen verwendest).
2. Abgießen und gut abspülen. Püriere die abgespülten Nüsse oder Samen mit 3-4 Tassen frischem Wasser, bis eine glatte Mischung entsteht.
3. Siebe die Mischung durch einen Nussmilchbeutel oder ein Mulltuch in eine Schüssel und drücke gut aus, um die Flüssigkeit zu gewinnen. Mische mit optionalen Zutaten wie Ahornsirup oder Vanille.
4. Bewahre die Milch in einem Glasgefäß im Kühlschrank auf; verbrauche sie innerhalb von 4 Tagen.

Anmerkungen

- Du kannst dieses Rezept auch verwenden, um Hafer-, Reis- oder Kokosmilch herzustellen. Verwende 1 Tasse Haferflocken oder 2 Tassen ungesüßte Kokosflocken für je 3-4 Tassen Wasser. Für Kokosmilch erhitze das Wasser vorher, um die Extraktion zu verbessern.
- Schüttle die Milch immer gut vor der Verwendung, da hausgemachte Milch sich bei der Lagerung trennen kann.

Gemüsebrühe

Portionen: etwa 6 Tassen   **Zubereitungszeit:** 15 Minuten   **Garzeit:** 60 Minuten

- 2 mittelgroße Karotten, geschält und gewürfelt
- 2 Stangen Sellerie, gewürfelt
- 1 Lauch (nur der weiße Teil), gewaschen und gewürfelt
- 1 Fenchelknolle, gewürfelt (optional, siehe Anmerkung)
- 2 Lorbeerblätter
- 3 Zweige frische Petersilie
- 3 Zweige frischer Thymian oder 1 Teelöffel getrockneter Thymian
- 8 Tassen gefiltertes Wasser

1. Gib die Karotten, den Sellerie, den Lauch, den Fenchel (falls verwendet), die Lorbeerblätter, die Petersilie, den Thymian und das Wasser in einen großen Topf.
2. Bring die Mischung bei hoher Hitze zum Kochen.
3. Sobald sie kocht, reduziere die Hitze und decke den Topf mit einem Deckel ab. Lass die Brühe mindestens 1 Stunde köcheln, damit sich die Aromen entfalten können.
4. Nach dem Kochen vom Herd nehmen. Seihe die Brühe durch ein feinmaschiges Sieb in einen großen Behälter oder einen anderen Topf und entsorge die festen Bestandteile.
5. Lass die Brühe etwa 30 Minuten abkühlen. Dann fülle die Brühe zur Aufbewahrung in Glasbehälter um.
6. Bewahre die Brühe bis zu einer Woche im Kühlschrank auf oder friere sie für eine längere Haltbarkeit ein.

Anmerkung

- Wenn keine Fenchelknolle zur Verfügung steht, kann man darauf verzichten, ohne den Gesamtgeschmack der Brühe zu beeinträchtigen. Rühre oder schüttle die Brühe vor dem Gebrauch immer gut durch, besonders nach der Lagerung.

Hühnerbrühe

Portionen: etwa 6 Tassen | **Zubereitungszeit:** 10 Minuten | **Garzeit:** 2 Stunden

- 500 g bis 1 kg Hühnerknochen oder -stücke (Flügel und Hälse sind ideal)
- 3 mittelgroße Karotten, in große Stücke geschnitten
- 2 Stangen Sellerie, in große Stücke geschnitten
- 2 Zweige frischer Thymian
- 2 Liter Wasser

1. Gib die Hühnerknochen oder -stücke, Karotten, Sellerie und Thymian in einen großen Suppentopf.
2. Gieße das Wasser dazu und bring die Mischung bei mittlerer bis hoher Hitze zum Kochen.
3. Sobald es kocht, reduziere die Hitze auf mittlere bis niedrige Stufe und lass die Brühe unbedeckt etwa 2 Stunden köcheln. Dieses langsame Kochen hilft, reiche Aromen und Nährstoffe aus den Zutaten zu extrahieren.
4. Optional für die Slow-Cooker-Methode: Gib alle Zutaten in einen 4- oder 6-Liter-Slow-Cooker, decke ihn ab und stelle ihn auf niedrige Temperatur für 24 Stunden.
5. Nach dem Kochen siebe die Brühe durch ein feines Sieb, um die Feststoffe zu entfernen.
6. Stelle die durchgesiebte Brühe über Nacht in den Kühlschrank. Entferne und entsorge die Fettschicht, die sich an der Oberfläche bildet.
7. Bewahre die geklärte Brühe in luftdichten Behältern im Kühlschrank bis zu 5 Tage auf oder friere sie bis zu 6 Monate ein.

Anmerkung

- Für eine Meeresfrüchte-Variante ersetze die Hühnerknochen durch Fischgräten, um einen delikaten Fumet zu kreieren, der perfekt für Meeresfrüchtegerichte ist.

Guacamole

Portionen: 1   **Zubereitungszeit:** 5 Minuten

- ½ Tasse reife Avocado, geschält, entkernt und gewürfelt
- 1 Esslöffel frischer Koriander, gehackt
- ¼ Teelöffel Salz
- ¼ Teelöffel Zitronenschalenabrieb
- Eine Prise gemahlener Kreuzkümmel (optional, falls verträglich)

1. Gib in einer kleinen Schüssel die Avocado, den Koriander, das Salz, den Zitronenschalenabrieb und den Kreuzkümmel (falls verwendet) zusammen.
2. Zerdrücke die Zutaten mit einer Gabel oder einem Kartoffelstampfer, bis sie gut vermischt und cremig sind.
3. Schmecke ab und passe die Würzung bei Bedarf an.

Anmerkung

- Um übrig gebliebenes Guacamole vor Oxidation zu schützen, drücke Frischhaltefolie direkt auf die Oberfläche des Guacamoles, bevor du es in den Kühlschrank stellst. Dies minimiert den Kontakt mit Luft, der zur Oxidation führt.

Pro Portion: (etwa ½ Tasse) Kalorien: 90; Fett: 7,5g; Eiweiß: 1,7g; Kohlenhydrate: 1,6g; Ballaststoffe: 4,2g

Basilikum-Walnuss-Pesto

Portionen: ½ Tasse | **Zubereitungszeit:** 10 Minuten

- ½ Tasse frische Basilikumblätter
- ¼ Tasse Walnüsse
- 1 oder 2 Esslöffel natives Olivenöl extra
- 1 Esslöffel Nährhefe
- ½ Teelöffel Zitronenschale
- ½ Teelöffel Salz

1. Gib den Basilikum, die Walnüsse, das Olivenöl, die Nährhefe, die Zitronenschale und das Salz in eine Küchenmaschine oder einen Mixer.
2. Pulsiere die Mischung etwa 30 bis 60 Sekunden lang und stoppe, um die Seiten abzukratzen, falls nötig, bis alle Zutaten gut vermischt sind und das Pesto die gewünschte Konsistenz erreicht hat.
3. Wenn das Pesto zu dick ist und sich nicht glatt mischen lässt, füge jeweils einen Esslöffel Wasser hinzu, um die Emulsion zu unterstützen.

Anmerkung

- Die Konsistenz deines Pestos kann je nach verwendetem Gerät variieren; passe Öl und Wasser entsprechend an, um eine cremige Textur zu erzielen, die perfekt für deine Gerichte ist.

Pro Portion: (ungefähr 2 Esslöffel) Kalorien: 77; Fett: 7,5g; Eiweiß: 1,8g; Kohlenhydrate: 1g; Ballaststoffe: 1g

Champignonsoße

Portionen: 1 **Zubereitungszeit:** 15 Minuten **Garzeit:** 15 Minuten

- 2 ¼ Tassen (155 Gramm) Champignons, in Scheiben geschnitten
- ½ Esslöffel Olivenöl
- ½ Lauchstange (nur der weiße Teil), gehackt
- ½ Esslöffel Kokosamino oder flüssige Aminosäuren
- ½ Tasse Gemüsebrühe (Wasser kann auch verwendet werden)
- ¼ Tasse ungesüßte Mandelmilch oder andere pflanzliche Milch
- 1 Esslöffel Kartoffelstärke oder Pfeilwurzmehl
- 1 Teelöffel frischer Thymian, gehackt (oder ¼ Teelöffel getrockneter Thymian)
- 1 Esslöffel Nährhefe (optional)
- ½ Teelöffel Salz

1. Erhitze das Öl in einer großen, tiefen Pfanne bei mittlerer bis hoher Hitze. Gib den gehackten Lauch hinzu und brate ihn an, bis er goldbraun ist, etwa 2 bis 3 Minuten.
2. Füge die Champignons und den Thymian hinzu und koche, bis die Champignons weich sind, etwa 5 Minuten. Mische das Salz unter.
3. Gieße die Gemüsebrühe hinein und füge die Kokosamino hinzu. Wenn du sie verwendest, streue die Nährhefe darüber. Rühre alles um und bringe es zum Kochen.
4. In einer kleinen Schüssel löse die Kartoffelstärke oder das Pfeilwurzmehl in der Mandelmilch auf. Gib diese Mischung nach und nach in die Pfanne.
5. Reduziere die Hitze auf mittlere bis niedrige Stufe und koche weiter, während du häufig umrührst, bis die Soße eindickt, etwa 5 Minuten.

Pro Portion: (½ des Rezepts) Kalorien: 70; Fett: 3g; Eiweiß: 3g; Kohlenhydrate: 7,4g; Ballaststoffe: 1,3g

Cremige Käsesoße

Portionen: 2 Tassen | Zubereitungszeit: 10 Minuten | Garzeit: 15 Minuten

- 1 mittelgroße Kartoffel, geschält und gewürfelt
- 2 Karotten, geschält und gewürfelt
- ¼ Tasse Nährhefe
- ¼ Teelöffel Salz
- ⅛ bis ¼ Tasse Wasser oder ungesüßte Mandelmilch, je nach gewünschter Konsistenz

1. Die gewürfelte Kartoffel und Karotten in einen Topf geben und mit Wasser bedecken. Zum Kochen bringen und etwa 15-20 Minuten kochen lassen, bis das Gemüse sehr weich ist.
2. Das Gemüse gut abtropfen lassen und in einen Hochleistungsmixer geben. Wenn du einen normalen Mixer verwendest, stelle sicher, dass das Gemüse sehr weich ist, um die Verarbeitung zu erleichtern.
3. Nährhefe und Salz in den Mixer geben. Beginne auf hoher Geschwindigkeit zu mixen und gib nach und nach Wasser oder Mandelmilch hinzu, bis die Mischung eine glatte, cremige Konsistenz erreicht hat.
4. Abschmecken und bei Bedarf die Würzung anpassen, mehr Nährhefe für einen intensiveren Käsegeschmack oder Salz für mehr Tiefe hinzufügen.
5. Sofort servieren oder die Soße in einem luftdichten Behälter im Kühlschrank für mehrere Tage aufbewahren.

Pro Portion: (ungefähr ¼ Tasse) Kalorien: 80; Fett: 0,5g; Eiweiß: 5,4g; Kohlenhydrate: 9,6g; Ballaststoffe: 3,4g

Saucen für Pfannengerichte

Portionen: ungefähr ⅓ Tasse   Zubereitungszeit: 5 Minuten

Zutaten für Soße 1:

- ¼ Tasse Kokos-Aminosäuren oder flüssige Aminosäuren
- 2 Esslöffel Sesamöl
- ½ Esslöffel Kartoffelstärke oder Pfeilwurzelmehl

Zutaten für Soße 2

- 2 Esslöffel Kokos-Aminosäuren oder flüssige Aminosäuren
- ¼ Tasse Gemüsebrühe (siehe S. 287)
- 1 Teelöffel Kartoffelstärke oder Pfeilwurzelmehl
- ¼ Teelöffel gemahlener Ingwer

1. In einer kleinen Schüssel alle Zutaten der gewählten Sauce miteinander vermischen.
2. Gut umrühren, bis die Kartoffelstärke oder das Pfeilwurzelmehl vollständig aufgelöst ist und die Mischung gleichmäßig wird.

Anmerkung

- Wenn du einen leicht süßen Geschmack bevorzugst, kannst du jeder Sauce eine kleine Menge Ahornsirup hinzufügen.

Hausgemachte Dressings

Diese einfachen Dressing-Rezepte bieten eine ausgezeichnete Alternative zu gekauften Salatdressings, die oft Zusatzstoffe und Zutaten enthalten, welche die Magenschleimhaut reizen und die Symptome einer Gastritis verschlimmern können. Verwende diese gesunden und einfachen Dressings, um dein gekochtes Gemüse mit dem richtigen Geschmack zu verfeinern.

Einfaches Kräuterdressing

- ¼ Teelöffel frische Petersilie, fein gehackt
- ¼ Teelöffel frischer Oregano, fein gehackt
- ¼ Teelöffel frisches Basilikum, fein gehackt
- 1 Esslöffel natives Olivenöl extra
- Eine Prise Salz
- Eine Prise Zitronenschalenabrieb (optional)

In einer kleinen Schüssel alle Zutaten gut miteinander vermischen. Sofort verwenden oder bis zum Servieren im Kühlschrank aufbewahren.

Karotten-Ingwer-Dressing

- ½ mittelgroße Karotte, geschält und in Stücke geschnitten
- 1 ¼ Esslöffel natives Olivenöl extra
- ¼ Esslöffel frischer Ingwer, geschält und gehackt
- 2 Teelöffel Ahornsirup oder Honig
- ½ Teelöffel geröstetes Sesamöl
- ¼ Teelöffel Zitronenschalenabrieb
- ¼ Teelöffel Salz
- 1 oder 2 Esslöffel Wasser (optional, falls nötig)

In einer Küchenmaschine oder einem Mixer alle Zutaten (außer dem Wasser) geben und pürieren, bis eine gleichmäßige Mischung entsteht. Bei Bedarf mit Wasser verdünnen.

Papaya-Dressing

- ½ Tasse Papaya, in Stücke geschnitten
- 1 Esslöffel natives Olivenöl extra
- ½ Teelöffel Zitronen- oder Orangenschalenabrieb
- 1 Esslöffel frischer Thymian, gehackt
- ¼ Teelöffel Salz
- 1 oder 2 Esslöffel Wasser (optional, für die gewünschte Konsistenz)

Alle Zutaten (außer dem Wasser) in einer Küchenmaschine oder einem Mixer pürieren, bis eine gleichmäßige Mischung entsteht. Die Konsistenz bei Bedarf mit Wasser anpassen.

Erdnuss-Dressing

- 2 Esslöffel Erdnussbutter
- ¼ Teelöffel gemahlener Ingwer
- 1 Esslöffel Ahornsirup oder Honig
- 2 Esslöffel Wasser
- 1 Esslöffel Kokosnussaminosäuren
- 2 Prisen Zitronenschalenabrieb

In einer kleinen Schüssel alle Zutaten verquirlen, bis die Mischung gleichmäßig ist.

Cremiges Avocado-Dressing

- ¼ Tasse Avocado
- 1 Esslöffel Olivenöl
- 2 Esslöffel Wasser oder mehr für die gewünschte Konsistenz
- 1 Teelöffel milchfreier Naturjoghurt (optional)
- 1 Esslöffel Koriander, Basilikum oder Petersilie
- ½ Teelöffel Limettenschalenabrieb
- ¼ Teelöffel Salz

Alle Zutaten in einer Küchenmaschine kombinieren. Pürieren, bis eine gleichmäßige Mischung entsteht, und die Konsistenz bei Bedarf mit mehr Wasser anpassen.

MÖCHTEST DU MEHR REZEPTE WIE DIE VORHERIGEN?

Entdecke *Das Gastritis-Heilungskochbuch* - mit mehr als 125 köstlichen Rezepten, um Gastritis zu lindern und deinen Magen zu heilen, ohne auf Geschmack zu verzichten.

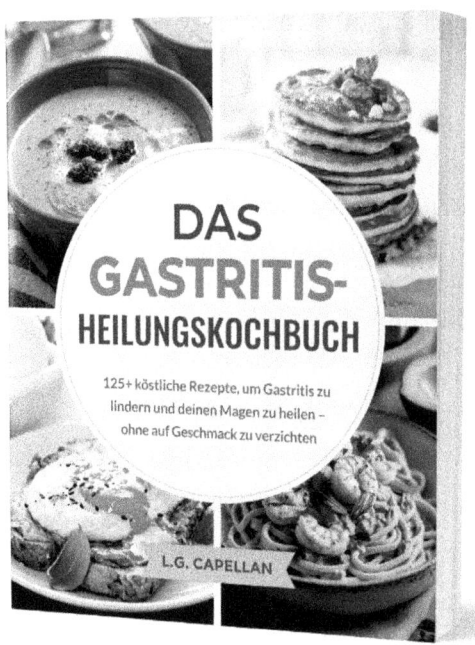

ENTDECKE ES HIER – SCANNE DEN CODE:

SCHLUSSWORT

Das Leben nach der Gastritis

Am Ende dieses Buches ist es wichtig, darüber nachzudenken, wie das Leben nach der Gastritis aussehen könnte. Den turbulenten Weg der Gastritis erfolgreich zu überwinden, ist nicht nur ein Ende, sondern markiert den Beginn eines neuen Kapitels in deinem Leben, das von den gesünderen Lebensstilentscheidungen geprägt ist, die du während deiner Reise entwickelt hast.

Diese Erfahrung hat dich wahrscheinlich unschätzbare Lektionen darüber gelehrt, wie du auf deinen Körper hörst und bewusste Ernährungsentscheidungen triffst. Die Gewohnheiten, die du in dieser Zeit entwickelt hast – wie eine ausgewogene und säurearme Ernährung, das Vermeiden von Auslösern und die Einführung von Lebensstiländerungen wie Stressmanagement und regelmäßige Bewegung – sind mehr als nur Strategien zur Überwindung der Gastritis. Sie dienen als grundlegende Werkzeuge für die langfristige Verdauungsgesundheit und das allgemeine Wohlbefinden. Diese Praktiken weiterhin beizubehalten, kann dazu beitragen, das Wiederauftreten von Gastritis zu verhindern und positiv zu deiner allgemeinen Gesundheit beizutragen.

Eine der bedeutendsten Lektionen auf deiner Reise ist die Wichtigkeit der Achtsamkeit in Bezug auf Ernährung und Lebensstilentscheidungen. Sich bewusst zu sein, wie verschiedene Lebensmittel deinen Körper beeinflussen, und die Signale zu verstehen, die er dir sendet, sind entscheidende Fähigkeiten, die weiterhin von großem Nutzen sein werden. Auch wenn es dir jetzt besser geht und du keine Symptome mehr spürst, ist es wichtig, wachsam zu bleiben. Jegliche Anzeichen von Beschwerden zu überwachen und bei aufkommenden Bedenken deinen Arzt zu konsultieren, ist unerlässlich.

Das Leben nach der Gastritis besteht darin, eine neue Normalität anzunehmen: einen Lebensstil, bei dem du mehr Kontrolle über deine Gesundheit hast und ein tieferes Verständnis für deinen Körper. Es ist eine Gelegenheit, auf den positiven Veränderungen, die du vorgenommen hast, aufzubauen und ein Leben zu führen, das deine Gesundheit und dein Glück vollständig unterstützt.

Zusammenfassend geht es bei der Überwindung der Gastritis nicht nur darum, eine Erkrankung zu heilen; es geht darum, einen gesünderen Lebensstil anzunehmen, den du für dich selbst geschaffen hast. Es ist ein Zeugnis deiner Widerstandsfähigkeit und deines Engagements für deine Gesundheit. Nimm die Lektionen, Gewohnheiten und Erkenntnisse, die du gewonnen hast, mit und mache dein Wohlbefinden weiterhin in allen Aspekten deines Lebens zur Priorität.

Anhang A

HÄUFIG GESTELLTE FRAGEN

In diesem Abschnitt haben wir die häufigsten Fragen zu unserem 90-Tage-Heilungsprogramm und Gastritis im Allgemeinen zusammengestellt. Egal, ob du gerade erst mit deiner Heilungsreise beginnst oder schon länger dabei bist, diese FAQ sollen dich mit wertvollem Wissen und praktischen Ratschlägen unterstützen.

Wenn du Zweifel oder Fragen zu einem bestimmten Aspekt der Gastritis-Heilung hast, lies das Buch noch einmal durch. Wahrscheinlich ist deine Frage auf einer der Seiten beantwortet!

Ich verliere zu viel Gewicht, was kann ich tun?

Gewichtsverlust ist eine häufige Sorge für Menschen, die an Gastritis leiden. Wenn du aufgrund der strikten Befolgung des 90-Tage-Programms einen erheblichen Gewichtsverlust erlebst, ist es entscheidend, dies auf eine Weise anzugehen, die deinen allgemeinen Heilungsprozess unterstützt und deine Gastritis nicht verschlimmert.

Um Gewichtsverlust effektiv zu bekämpfen, ist es wichtig, dich auf die Erhöhung deiner Kalorienaufnahme zu konzentrieren. Die Nachverfolgung deiner täglichen Kalorien kann dir Einblick in deinen aktuellen Verbrauch geben und helfen zu bestimmen, wie viele zusätzliche Kalorien du brauchst, um zuzunehmen. Versuche, täglich etwa 300 bis 500 zusätzliche Kalorien zu dir zu nehmen, wobei du kohlenhydratreiche Lebensmittel und einige gesunde Fette bevorzugen solltest.

Bevor du jedoch mit einem Plan zur Gewichtszunahme beginnst, stelle sicher, dass sich dein Magen ausreichend erholt hat und eine Erhöhung der Menge und Vielfalt an Nahrungsmitteln vertragen kann. Für eine detailliertere Anleitung zur Gewichtszunahme bei gleichzeitiger Behandlung von Gastritis solltest du unbedingt Anhang C am Ende dieses Buches konsultieren. Die Beratung durch eine medizinische Fachkraft kann ebenfalls wertvoll sein, um einen Plan zu erstellen, der auf deine spezifischen Bedürfnisse und deinen Zustand zugeschnitten ist.

Was ist, wenn es mir schlechter und nicht besser geht während der Heilungsphase?

Wenn du feststellst, dass es dir schlechter geht oder du während der Heilungsphase einen Rückfall erlebst, ist es wichtig, die Änderungen, die du vorgenommen hast, genau zu untersuchen und zu prüfen, wie sie mit den Richtlinien des Programms übereinstimmen. Schwankungen bei den Symptomen sind nicht ungewöhnlich, wenn du dich an bedeutende Veränderungen in Ernährung und Lebensstil anpasst, da dein Körper Zeit brauchen kann, um sich an die neuen Routinen zu gewöhnen. Stelle sicher, dass du die Ernährungsempfehlungen des Programms genau befolgst, da manchmal sogar Lebensmittel, die als vorteilhaft für Gastritis gelten, möglicherweise nicht zu deinem individuellen Zustand passen. Daher kann die Identifizierung bestimmter Lebensmittel, die deine Symptome verschlimmern, dir helfen, die notwendigen Anpassungen vorzunehmen.

Überprüfe außerdem Faktoren des Lebensstils wie Stressbewältigung, Schlafqualität und Bewegungsroutinen. Erhöhter Stress, unzureichender Schlaf und unangemessene körperliche Aktivität können Gastritis-Symptome verschlimmern. Überlege, ob irgendwelche neuen Nahrungsergänzungsmittel oder Medikamente, die du im Rahmen des Programms begonnen hast, Magenbeschwerden verursachen könnten. Es ist entscheidend, einen medizinischen Fachmann zu konsultieren, besonders wenn neue Symptome anhalten oder sich verschlimmern, um die Sicherheit und Angemessenheit des Programms für deine spezifischen Gesundheitsbedürfnisse zu gewährleisten. Indem du diese Faktoren sorgfältig bewertest und professionellen Rat einholst, kannst du deine Symptome besser bewältigen und deinen Weg zur Heilung fortsetzen.

Was sind die Anzeichen dafür, dass meine Gastritis heilt?

Einer der bemerkenswertesten Indikatoren für Fortschritte ist eine Verringerung der Häufigkeit und Intensität von Schmerzen und Bauchbeschwerden. Wenn die Entzündung in der Magenschleimhaut abnimmt, erlebst du möglicherweise weniger Schmerzepisoden und eine deutliche Abnahme des oft mit Gastritis verbundenen Brennens.

Eine verbesserte Verdauung ist ein weiteres wichtiges Zeichen der Heilung. Dies kann sich als Verringerung von Blähungen und Gasbildung nach den Mahlzeiten äußern, was darauf hindeutet, dass dein Verdauungssystem effizienter arbeitet. Regelmäßiger Stuhlgang ohne Verstopfung oder Durchfall sind ebenfalls positive Indikatoren. Zusammen mit diesen Verbesserungen der Verdauung weist eine Abnahme von Übelkeit und Erbrechen darauf hin, dass dein Magen heilt. Du bemerkst möglicherweise, dass Übelkeit weniger häufig auftritt, besonders nach den Mahlzeiten, und dass Episoden von Erbrechen abnehmen oder ganz verschwinden.

Wenn deine Magenschleimhaut heilt, sollte dein Appetit allmählich zurückkehren, und dein Körper wird beginnen, Nährstoffe effektiver zu absorbieren. Dies kann zu einem gesünderen und konsistenteren Appetit führen und zur Stabilisierung des Gewichts, wenn du zuvor aufgrund der Gastritis an Gewicht verloren hast. Zusammen mit diesen körperlichen Verbesserungen könntest du einen Anstieg deines Energieniveaus und eine Verringerung der Müdigkeit erleben, was zu einem allgemeinen Wohlbefinden beiträgt.

Positive Ergebnisse medizinischer Tests können deinen Heilungsfortschritt weiter bestätigen. Tests können verringerte Entzündungswerte und Verbesserungen bei endoskopischen Befunden zeigen, was auf eine Verringerung der Reizung der Magenschleimhaut hinweist. Außerdem könntest du feststellen, dass du Lebensmittel verträgst, die früher Symptome auslösten, was darauf hindeutet, dass dein Magen widerstandsfähiger wird. Es ist jedoch wichtig, solche Lebensmittel schrittweise wieder einzuführen, um das Auslösen von Symptomen zu vermeiden.

Eine Verbesserung des emotionalen und mentalen Wohlbefindens ist ein weiteres bedeutendes Zeichen der Genesung. Wenn sich deine körperlichen Symptome verbessern, bemerkst du möglicherweise eine Verringerung der Angst und des Stresses im Zusammenhang mit deiner Verdauungsgesundheit, was zu einer allgemein verbesserten Stimmung führt.

Muss ich mich wirklich an einen strengen Behandlungsplan halten, um Gastritis wirksam zu heilen?

Die Notwendigkeit, sich an einen strengen Behandlungsplan zu halten, um Gastritis wirksam zu heilen, hängt weitgehend von der Art deiner Gastritis, ihrer Schwere und der Dauer deiner Erkrankung ab. In einigen Fällen, besonders bei milder Gastritis, können Menschen feststellen, dass sie eine deutliche Linderung oder sogar vollständige Genesung erreichen können, indem sie einfach wichtige Reizstoffe meiden und einige ungesunde Gewohnheiten angehen.

Für schwerere oder chronische Fälle ist jedoch oft ein umfassender und strenger Behandlungsplan unerlässlich. Dies könnte eine Kombination aus Ernährungsumstellungen, Medikamenten und Änderungen des Lebensstils umfassen, die darauf abzielen, Entzündungen zu reduzieren, Symptome zu kontrollieren und die Heilung der Magenschleimhaut zu fördern. Konsequenz und Engagement für diese Veränderungen sind entscheidend, um eine effektive Erholung zu gewährleisten und ein Wiederauftreten zu verhindern.

Es ist auch wichtig zu beachten, dass die Reaktion jedes Einzelnen auf die Behandlung variieren kann. Was für eine Person funktioniert, funktioniert möglicherweise nicht für eine andere, was es wesentlich macht, einen personalisierten Plan zu befolgen, der in Absprache mit einem Gesundheitsexperten entwickelt wurde. Regelmäßige Nachuntersuchungen und Anpassungen des Behandlungsplans können helfen, anhaltende Probleme anzugehen und sicherzustellen, dass der Ansatz für deinen spezifischen Zustand weiterhin wirksam ist.

Letztendlich können einige milde Fälle von Gastritis zwar mit weniger strengen Maßnahmen bewältigt werden, aber die meisten Fälle profitieren von einem strukturierten und sorgfältigen Behandlungsansatz. Dies gewährleistet eine umfassende Genesung und hilft, die langfristige Verdauungsgesundheit zu erhalten.

Wie kann ich mit Heißhunger umgehen?

Heißhunger kann ein erhebliches Hindernis sein, wenn man sich an eine strenge, für Gastritis geeignete Diät hält. Wenn du erkennst, ob dieser Heißhunger durch emotionale Zustände wie Stress oder einfach durch Essgewohnheiten getrieben wird, kannst du deinen Ansatz anpassen, um sie effektiver zu überwinden. Gut hydriert zu bleiben ist entscheidend, da Durst oft mit Hunger verwechselt wird. Regelmäßige kleine, ausgewogene Mahlzeiten helfen, den Blutzuckerspiegel stabil zu halten und reduzieren die Intensität von Heißhungerattacken. Die Planung deiner Mahlzeiten und Snacks im Voraus verhindert impulsives Essen und fördert gesündere Entscheidungen, während das Bereithalten gesunder Snacks den Hunger zwischen den Mahlzeiten stillen kann.

Gesündere Alternativen für Lebensmittel, nach denen du dich sehnst, zu finden, stellt sicher, dass du deinen Heilungsprozess nicht gefährdest. Die Bewältigung von Stress und Emotionen durch Achtsamkeit, Meditation oder Hobbys kann emotionales Essen reduzieren. Die Praxis des achtsamen Essens, bei der du der Erfahrung des Essens volle Aufmerksamkeit schenkst, hilft, echte Hunger- und Sättigungssignale zu erkennen und reduziert übermäßiges Essen. Ungesunde Lebensmittel außer Sichtweite zu halten, verringert die Versuchung, und es ist wichtig, während dieser Reise positiv und geduldig mit dir selbst zu sein. Unterstützung von Freunden, Familie oder Selbsthilfegruppen zu suchen, kann auch Motivation und Ermutigung bieten, und die Konsultation eines Ernährungsberaters oder Diätassistenten für personalisierte Ratschläge kann hilfreich sein.

Für zusätzliche Hilfe bei Heißhunger, besonders wenn du eine Schwäche für Süßes hast, findest du verschiedene Rezepte sowohl für süße als auch herzhafte Snacks in Kapitel 9 dieses Buches. Diese Rezepte sind darauf ausgelegt, deinen Heißhunger zu stillen, ohne deinen Heilungsprozess zu gefährden. Mit diesen Strategien und Ressourcen kannst du Heißhunger effektiv bewältigen, während du dich an deinen Heilungsplan hältst.

Wenn ich mich nach dem 90-Tage-Programm vollständig geheilt fühle, kann ich dann zu meinen alten Ernährungsgewohnheiten zurückkehren?

Obwohl der Abschluss des Heilungsprogramms und das Gefühl der Heilung ein bedeutender Meilenstein ist, ist es wichtig, die Idee, zu alten Ernährungsgewohnheiten zurückzukehren, mit Vorsicht anzugehen. Die Verbesserung, die du erfahren hast, ist weitgehend auf die neuen Ernährungs- und Lebensgewohnheiten zurückzuführen, die du während des Programms angenommen hast.

Die Rückkehr zu alten Ernährungsgewohnheiten, besonders wenn sie potenzielle Auslöser oder weniger gesunde Optionen enthalten, könnte die Fortschritte, die du erzielt hast, gefährden.

Es ist wichtig zu bedenken, dass die Rückkehr zu ungesunden alten Essgewohnheiten ein häufiger Grund ist, warum viele Menschen nach dem Gefühl der Besserung oder sogar vollständiger „Heilung" einen Rückfall der Gastritis-Symptome erleben. Dein Magen könnte immer noch empfindlich sein oder die Gastritis könnte sich in einem latenten Zustand befinden, bereit, wieder aufzutauchen. Die einzige Möglichkeit, die vollständige Heilung von Gastritis zu bestätigen, ist durch medizinische Tests wie eine Endoskopie. Eile daher nicht zurück zu deinen früheren Essgewohnheiten, nur weil du dich besser fühlst. Sei vorsichtig und lass medizinische Tests deinen wahren Heilungszustand bestimmen.

Die Versuchung, zu vertrauten Essgewohnheiten zurückzukehren, könnte stark sein, aber es ist entscheidend, sich an die Rolle zu erinnern, die gesündere Entscheidungen bei deiner Genesung gespielt haben. Wenn du überlegst, Lebensmittel wieder einzuführen, die während deines Heilungsprozesses eliminiert wurden, tu dies schrittweise und mit Aufmerksamkeit. Beobachte, wie dein Körper auf jedes wiedereingeführte Lebensmittel reagiert. Dieser vorsichtige Ansatz ist entscheidend, um Lebensmittel zu identifizieren, die immer noch Symptome auslösen könnten, und ermöglicht dir, deine Ernährung entsprechend anzupassen.

Bevor du nach der Heilung signifikante Änderungen an deiner Ernährung vornimmst, ist es ratsam, einen Gesundheitsexperten zu konsultieren. Ihre Anleitung kann dir helfen, informierte Entscheidungen zu treffen, die mit deinen fortlaufenden Gesundheitsanforderungen übereinstimmen. Die Aufrechterhaltung einer ausgewogenen Ernährung nach dem Programm ist wesentlich. Bemühe dich, einen Mittelweg zu finden, wo du eine Vielzahl von Lebensmitteln genießen kannst, während du dir der gelernten Lektionen und der Bedürfnisse deines Körpers bewusst bleibst. Dieses Gleichgewicht stellt sicher, dass du ernährungstechnische Flexibilität genießen kannst, ohne die Gesundheitsverbesserungen zu gefährden, die du erreicht hast.

Wie kann ich mich schneller von einem Rückfall erholen?

Rückfälle sind häufig und „normal", wenn man an Gastritis leidet, besonders in den ersten Monaten der Erkrankung, wenn das Identifizieren von Lebensmitteln und Gewohnheiten, die die Symptome verschlimmern, noch ein Lernprozess ist. Im Wesentlichen ist ein Rückfall das Wiederauftreten oder die Verschlimmerung von Gastritis-Symptomen nach einer Phase der Verbesserung, was auf eine Reizung der Magenschleimhaut hinweist.

Um dich schneller von einem Rückfall zu erholen, ist es entscheidend, die Auslöser zu identifizieren und zu vermeiden, die den Rückfall verursacht haben, sei es bestimmte Lebensmittel, Getränke, Stress, übermäßiges Rauchen oder bestimmte Medikamente wie NSAIDs oder Antibiotika. Die folgenden Schritte können helfen, die Erholung zu erleichtern:

- **Reizende Lebensmittel und Getränke vermeiden:** Halte dich an Lebensmittel mit einem pH-Wert über 5 und vermeide rohe oder sehr harte Lebensmittel. Eliminiere saure und fettige Lebensmittel aus deiner Ernährung.

- **Reduzierung der Aufnahme tierischer Proteine:** Verringere vorübergehend oder vermeide tierische Proteine und ersetze sie durch Proteinpulver-Ergänzungen wie Hanf oder Erbsenprotein.

- **Fett und Salz minimieren:** Stelle sicher, dass deine Ernährung fett- und salzarm ist, um Magenreizungen zu reduzieren.

- **Weiche und leicht verdauliche Lebensmittel essen:** Konsumiere kleine Portionen von Lebensmitteln mit weicher Konsistenz, wie zerdrückte Knollengemüse, gekochtes Gemüse, Reiscreme und ungesüßte Mandelmilch-Shakes.

- **Gründlich kauen:** Kaue jeden Bissen bis zu 30 Mal, um die Verdauung zu unterstützen und die Belastung deines Magens zu verringern.

- **Alkalisches Wasser trinken:** Trinke über den Tag verteilt alkalisches Wasser, um Magensäure zu neutralisieren und hydratisiert zu bleiben. Dies kann während Episoden von saurem Reflux oder Sodbrennen vorübergehend Linderung verschaffen.[129]

- **Wärmflasche verwenden:** Lege eine Wärmflasche für 20 Minuten auf deinen Magen, dann entferne sie für 10-15 Minuten und wechsle nach Bedarf, um Beschwerden zu lindern.

- **Sanfte Smoothies konsumieren:** Wenn verträglich, können Smoothies aus reifen Bananen und Mandelmilch helfen, Symptome von Sodbrennen oder Magenschmerzen zu lindern.

- **Schütze deine Magenschleimhaut:** Verwende Medikamente wie Sucralfat zum Magenschutz oder natürliche Alternativen wie entglycyrrhisiertes Süßholz (DGL). Auch die Einnahme von Famotidin vor dem Schlafengehen kann die nächtliche Magensäureproduktion reduzieren.

- **Nahrungsergänzungsmittel und Heilmittel in Betracht ziehen:** Nahrungsergänzungsmittel wie Ulmenrinde, L-Glutamin, Aloe Vera und Knochenbrühe, zusammen mit entzündungshemmenden Tees wie Kamille, Eibischwurzel, Ingwer oder Fenchel, können bei der Erholung helfen.

Indem du diese Schritte befolgst und bewusste Anpassungen an Ernährung und Lebensstil vornimmst, kannst du dich schneller von einem Gastritis-Rückfall erholen und insgesamt eine bessere Magengesundheit aufrechterhalten.

Kann ich meine aktuellen Medikamente weiter einnehmen, während ich das Programm befolge?

Während du das in diesem Buch beschriebene Gastritis-Heilungsprogramm befolgst, ist es entscheidend zu überlegen, wie es sich mit deinen aktuellen Medikamenten vereinbaren lässt. Konsultiere immer deinen Gesundheitsdienstleister, bevor du Änderungen an deinem Medikamentenplan vornimmst. Sie können dich beraten, wie du das Programm sicher mit deinen bestehenden Behandlungen integrieren kannst, besonders wenn du Medikamente für Gastritis oder andere Verdauungsprobleme einnimmst. Bestimmte Medikamente könnten mit Ernährungs- und Lebensstiländerungen im Programm interagieren, sodass dein Arzt helfen kann, Dosen oder Zeitpunkte nach Bedarf anzupassen.

Regular check-ups with your healthcare provider are essential to- Regelmäßige Kontrollen bei deinem Gesundheitsdienstleister sind wesentlich, um deinen Fortschritt zu überwachen und notwendige Anpassungen an deinen Medikamenten vorzunehmen. Wenn du planst, neue im Programm empfohlene Nahrungsergänzungsmittel zu beginnen, besprich dies mit deinem Arzt, um mögliche Wechselwirkungen zu vermeiden. Wenn sich deine Symptome verbessern, könntest du deine Medikamente anpassen müssen, aber tue dies immer unter medizinischer Aufsicht.

Effektive Kommunikation mit all deinen Gesundheitsdienstleistern stellt eine koordinierte Betreuung sicher und vermeidet widersprüchliche medizinische Ratschläge. Durch enge Zusammenarbeit mit deinem medizinischen Team kannst du das Gastritis-Heilungsprogramm sicher mit deinen bestehenden Medikamenten integrieren und deinen Weg zur Genesung optimieren.

Wie kann ich Verstopfung vermeiden?

Bei der Befolgung einer strengen Diät für Gastritis können einige Menschen Verstopfungsprobleme erleben. Dies liegt oft an der erhöhten Aufnahme von weichen und ballaststoffarmen Lebensmitteln. Es ist entscheidend, ein Gleichgewicht zu finden, das sowohl die Heilung der Magenschleimhaut unterstützt als auch regelmäßigen Stuhlgang fördert. Hier sind einige hilfreiche Tipps, um dir zu helfen, Verstopfung zu vermeiden, während du dich auf die Heilung deiner Gastritis konzentrierst:

- **Erhöhung der löslichen Ballaststoffzufuhr:** Lösliche Ballaststoffe helfen dabei, den Stuhl zu vergrößern und weicher zu machen, was seinen Durchgang erleichtert. Psylliumschalen sind eine fantastische natürliche Quelle für lösliche Ballaststoffe. Sie nehmen Wasser auf, was hilft, deinen Stuhl weicher zu machen und regelmäßige Darmbewegungen zu fördern.

- **Einbindung von teilweise hydrolysiertem Guarkernmehl:** Diese Art von löslichem Ballaststoff ist hervorragend, da es im Vergleich zu anderen Ballaststoffergänzungen weniger wahrscheinlich Blähungen verursacht. Du kannst es leicht zu deinen Speisen oder Getränken hinzufügen, ohne deren Geschmack oder Textur zu verändern.

- **Hydratisiert bleiben:** Viel Wasser zu trinken hilft den Ballaststoffen, ihre Arbeit effektiver zu erledigen und verhindert, dass dein Stuhl zu hart wird. Hydrierung ist entscheidend für die allgemeine Verdauungsgesundheit und kann auch helfen, eine entzündete Magenschleimhaut zu beruhigen.

- **Regelmäßige Mahlzeiten essen:** Mahlzeiten in regelmäßigen Abständen können helfen, die Darmbewegungen zu regulieren. Versuche außerdem, deine Aufnahme der im Heilungsprogramm genannten zugelassenen Obst- und Gemüsesorten zu erhöhen. Diese Lebensmittel können die Ballaststoffe und Nährstoffe liefern, die notwendig sind, um eine gesunde Verdauung zu unterstützen, während sie deinen Magen schonen.

- **Körperliche Aktivität ausüben:** Regelmäßige Bewegung kann die Darmtätigkeit anregen und Verstopfung vorbeugen. Selbst leichte Aktivitäten wie Gehen können einen großen Unterschied machen. Bewegung hilft auch, Stress zu reduzieren, der ein Auslöser für Gastritis-Rückfälle sein kann.

- **Nahrungsergänzungsmittel langsam einführen:** Psylliumschalen und teilweise hydrolysiertes Guarkernmehl sind wirksam, aber es ist besser, mit einer kleinen Dosis zu beginnen und sie allmählich zu erhöhen, um Beschwerden zu vermeiden. Besprich immer mit deinem Gesundheitsdienstleister, bevor du neue Nahrungsergänzungsmittel beginnst, besonders wenn du bestehende Gesundheitszustände hast oder andere Medikamente einnimmst.

Durch die Einbeziehung dieser Strategien kannst du Verstopfung effektiv managen und vorbeugen, während du dich weiterhin auf die Heilung der Gastritis konzentrierst. Denk daran, dass jeder Körper anders ist, und es kann einige Zeit dauern, das richtige Gleichgewicht für dich zu finden. Sei geduldig mit dir selbst und experimentiere weiter, bis du herausgefunden hast, was für dich am besten funktioniert.

Was passiert, wenn meine Symptome nach den ersten 90 Tagen anhalten?

Wenn du feststellst, dass deine Gastritis-Symptome nach den ersten 90 Tagen des Heilungsprogramms anhalten, ist es wichtig, deine Einhaltung der Schlüsselkomponenten des Programms neu zu bewerten. Um bei dieser Überprüfung zu helfen, betrachte die folgende Checkliste, die auf den kritischen Aspekten des Programms basiert:

Ernährung

- **Beseitigung von Reizstoffen:** Hast du alle reizenden Lebensmittel und Getränke eliminiert, die im ersten Teil des Programms erwähnt wurden?
- **pH-freundliche Lebensmittel:** Stammen die Lebensmittel, die du täglich isst, aus der Liste der Lebensmittel mit einem pH-Wert über 5? Wenn du saures Obst konsumierst, hast du seine Säure angemessen neutralisiert?
- **Entzündungshemmende Lebensmittel:** Hast du Lebensmittel eingeführt, die helfen, Entzündungen der Magenschleimhaut zu bekämpfen, wie flavonoidreiche Lebensmittel? Nimmst du täglich genug davon zu dir?
- **Essentielle Fettsäuren:** Hast du Lebensmittel mit Linolsäure eingebaut oder ein Nahrungsergänzungsmittel mit Gamma-Linolensäure zu deiner Ernährung hinzugefügt, um die Prostaglandinproduktion zu steigern? Hast du dies mit omega-3-reichen Lebensmitteln ausgeglichen?
- **Fettaufnahme:** Ist die Menge an Fett, die du bei jeder Mahlzeit zu dir nimmst, moderat (weniger als 15 Gramm) oder übermäßig (mehr als 15 Gramm)? Es ist besser, weniger als 10 Gramm Fett pro Mahlzeit zu konsumieren.

- **Salzaufnahme:** Hast du die Menge an Salz reduziert, die du zu deinen Mahlzeiten hinzufügst, und sehr salzige Lebensmittel vermieden?
- **Zuckeraufnahme:** Hast du deinen Zuckerkonsum reduziert und raffinierten Zucker sowie künstliche Süßstoffe durch gesündere Optionen wie Stevia, reinen Ahornsirup oder Mönchsfrucht ersetzt?
- **Proteinaufnahme:** Nimmst du geeignete proteinreiche Lebensmittel zu dir, um die Reparatur des beschädigten Magengewebes zu unterstützen?
- **Textur der Lebensmittel:** Isst du nur Lebensmittel mit weicher Konsistenz, die leicht zu kauen und gekocht statt roh sind?

Gewohnheiten und Lebensstil

- **Beseitigung schlechter Gewohnheiten:** Hast du alle schlechten Gewohnheiten beseitigt, die die Entzündung in deinem Magen verschlimmern können?
- **Portionsgrößen:** Isst du kleinere Portionen anstatt große Mahlzeiten und teilst du deine Hauptmahlzeiten in fünf kleinere auf, um alle drei Stunden zu essen?
- **Kauen:** Kaust du jeden Bissen drei- bis fünfmal länger als üblich oder bis er in deinem Mund gut zerkleinert ist?
- **Magenschutz:** ASchützt du deinen Magen konsequent vor Magensäften mit einem Medikament oder Nahrungsergänzungsmittel, das magenschützende Eigenschaften hat? Schützt du deinen Magen auch vor nächtlicher Magensäuresekretion während du schläfst?

Stress, Angst und emotionales Wohlbefinden

- **Stressmanagement:** Hast du Situationen identifiziert, die dir Stress verursachen? Hast du etwas dagegen unternommen oder einen Plan erstellt, um deine Stresslevel zu managen und sie in Schach zu halten
- **Angstmanagement:** Wenn du unter Angstzuständen leidest, hast du die Ursachen identifiziert? Hast du Maßnahmen ergriffen, um deine Angstniveaus zu reduzieren?
- **Schlaf und Ruhe:** Schläfst oder ruhst du genug, um deinem Körper zu helfen, besser mit Stress umzugehen und sich schneller zu erholen?
- **Körperliche Aktivität:** Führst du körperliche Aktivitäten aus, um deine Stresslevel zu reduzieren?
- **Mentales Engagement:** Hältst du deinen Geist mit täglichen Aufgaben oder Aktivitäten beschäftigt, die deine Aufmerksamkeit erfordern, um zu vermeiden, dass du dich durch zu viel Nachdenken übermäßig stresst?
- **Soziale Aktivitäten:** Verbringst du mehr Zeit draußen oder gehst mit Freunden oder Familie aus, um Spaß zu haben?

Die Idee ist, dass du dir diese Fragen stellen solltest, wenn deine Symptome anhalten, um festzustellen, ob es Empfehlungen gibt, die du nicht befolgst, was die schnellere Genesung deines Magens verhindern könnte. Nach dieser Selbstbewertung kannst du die notwendigen Anpassungen vornehmen und mit dem fortfahren, was für dich funktioniert hat.

> **ANMERKUNG:** Für weitere Fragen laden wir dich ein, unserer Facebook-Unterstützungsgruppe *The Gastritis Healing Group* beizutreten, wo du deine Fragen direkt stellen und Erfahrungen mit anderen Mitgliedern der Gemeinschaft teilen kannst.

Anhang B

WIE MAN PROTONENPUMPENHEMMER SICHER ABSETZT

Protonenpumpenhemmer (PPI) gehören zu den am häufigsten verschriebenen Medikamenten in der westlichen Medizin zur Behandlung von Magenproblemen wie Sodbrennen, Magengeschwüren, Verdauungsstörungen und Magenschleimhautentzündungen. Zu den am häufigsten verwendeten PPI gehören Omeprazol, Esomeprazol, Pantoprazol, Lansoprazol und Rabeprazol. Diese Medikamente wirken, indem sie die Magensäureproduktion der Belegzellen hemmen, wodurch verhindert wird, dass diese Säure Magen und Speiseröhre reizt, was den Heilungsprozess erleichtert.

Trotz ihrer Wirksamkeit bei Kurzzeitbehandlungen kann die langfristige Anwendung von Protonenpumpenhemmern (PPI) zu verschiedenen gesundheitlichen Komplikationen führen. Dazu können Osteoporose, Nierenprobleme, Magen-Darm-Infektionen, bakterielle Überwucherung im Dünndarm (SIBO) und Mängel an essenziellen Nährstoffen wie Vitamin B12, Kalzium, Eisen und Magnesium gehören.[130]

PPI werden oft aus verschiedenen Gründen zur Langzeitanwendung verschrieben. Sie sind das bevorzugte Medikament für die Erhaltungstherapie bei gastroösophagealer Refluxkrankheit (GERD). Traditionelle medizinische Modelle deuten darauf hin, dass übermäßige Säuresekretion, verminderter Druck des unteren Ösophagussphinkters (UÖS) und mangelnder lokaler Schutz die Ursachen für die Symptome des Säurerefluxes sind. Aus dieser Perspektive erscheint es logisch, die Magensäuresekretion mit Medikamenten zu reduzieren.

Laut Dr. Jonathan Wright, der bei zahlreichen Patienten mit GERD den Magensäurespiegel gemessen hat, hatten jedoch etwa 90% der untersuchten Patienten tatsächlich einen niedrigen Magensäurespiegel und nicht einen Säureüberschuss, wie allgemein angenommen wird.[131] Daher ist es sinnlos, Medikamente zur weiteren Reduzierung der Magensäure bei Personen einzusetzen, die bereits wenig Säure produzieren, und kann zu weiteren Komplikationen führen.

Die Herausforderung bei PPI in der Behandlung von GERD besteht darin, dass sie häufig ohne die notwendigen diagnostischen Tests verschrieben werden, um festzustellen, ob die Symptome durch eine zu niedrige oder zu hohe Magensäureproduktion verursacht werden. Der Heidelberg-pH-Test, der eine kleine Kapsel mit einem Funksender verwendet, um den Magen-pH-Wert zu messen, ist der Referenztest für diesen Zweck.

Wenn du lange Zeit PPI eingenommen hast und überlegst, sie abzusetzen, ist es wichtig, deinen Arzt zu konsultieren, um sicherzustellen, dass dies für dich unbedenklich ist. Einige Menschen müssen möglicherweise länger als üblich mit der PPI-Therapie fortfahren, um andere gastroösophageale Probleme zu verhindern oder zu kontrollieren, trotz des Risikos von Nebenwirkungen.

Das Absetzen von PPI kann jedoch manchmal schwierig sein, da es zu einem Säure-Rebound-Effekt kommen kann. Dies geschieht, weil, während PPI verhindern, dass die Belegzellen Magensäure produzieren, die G-Zellen in deinem Magen weiterhin Gastrin freisetzen. Dies führt zu einem Überschuss an Gastrin im Blutkreislauf, auch bekannt als Hypergastrinämie. Überschüssiges Gastrin verursacht eine Expansion oder Hyperplasie der enterochromaffinen

Zellen (ECL) in der Magenschleimhaut. Mehr ECL-Zellen führen zu einer erhöhten Freisetzung von Histamin, was die Belegzellen zur Produktion von mehr Magensäure anregt.[132]

Wenn dies kontinuierlich geschieht, erfahren die Belegzellen eine Hypertrophie, eine Vergrößerung der Zellgröße. Größere Belegzellen haben mehr Protonenpumpen und können, sobald die PPI-Therapie unterbrochen wird, eine Rebound-Säurehypersekretion verursachen. Deshalb ist es schwierig, PPI abzusetzen, da die Langzeitanwendung die Physiologie der Magenzellen grundlegend verändert.

Um die Beschwerden durch Sodbrennen beim Absetzen von PPI zu kontrollieren, solltest du folgende Strategien in Betracht ziehen:

1. **Schrittweise Reduzierung:** Eine der effektivsten Methoden, um PPI abzusetzen, ist die schrittweise Reduzierung der Dosis.[133] Dadurch wird der Säure-Rebound-Effekt weniger bemerkbar und die Symptome des Sodbrennens weniger schwerwiegend. Wenn du beispielsweise zweimal täglich 20 mg Omeprazol einnimmst, reduziere die Dosis für ein oder zwei Wochen auf 20 mg pro Tag, dann für ein oder zwei Wochen auf 20 mg jeden zweiten Tag, bevor du es ganz absetzt. Die Geschwindigkeit, mit der PPI abgesetzt werden können, hängt vom individuellen Fall und der Dauer der PPI-Anwendung ab. Einige Menschen können sie innerhalb von ein oder zwei Wochen absetzen, während andere möglicherweise mehrere Monate benötigen.

2. **PPI durch H2-Blocker ersetzen:** Wenn die Symptome bei der niedrigsten PPI-Dosis störend werden, erwäge die Einnahme eines rezeptfreien H2-Blockers wie Famotidin oder Cimetidin. Diese Medikamente unterdrücken die Säure durch einen anderen Mechanismus und sind nicht so stark wie PPI. Sobald deine Symptome unter Kontrolle sind, kannst du auch den H2-Blocker schrittweise reduzieren.

3. **Schütze deinen Magen:** Verwende Nahrungsergänzungsmittel wie DGL-Süßholz (deglycyrrhiziniertes Süßholz) oder Sucralfat vor den Mahlzeiten, um deinem Magen Schutz und Linderung zu bieten. Zum Schutz der Speiseröhre solltest du natürliche Ergänzungsmittel wie Ulmenrinde und Eibischwurzel in Betracht ziehen, die mit Wasser gemischt werden können. Das Trinken von Kamillentee kann auch Magenentzündungen lindern und dein Nervensystem beruhigen. Wenn Symptome hauptsächlich nachts auftreten, erwäge die Verwendung von Melatonin. Melatonin erhöht den Tonus des unteren Ösophagussphinkters und hilft so, zu verhindern, dass Magensäfte in die Speiseröhre aufsteigen.[134]

4. **Kontrolliere die Symptome:** Wenn die Symptome nach dem Absetzen des PPI oder H2-Blockers wieder auftreten, kannst du den H2-Blocker erneut einnehmen (z.B. Famotidin, 40 mg ein- oder zweimal täglich). Wenn die Symptome unerträglich sind, erwäge die Einnahme des PPI in der niedrigsten wirksamen Dosis und setze dann die schrittweise Reduzierung fort. Es ist ratsam, dies unter ärztlicher Aufsicht zu tun.

Indem du diese Schritte befolgst und eng mit deinem Gesundheitsexperten zusammenarbeitest, kannst du sicher den Übergang schaffen, um PPI abzusetzen und die Symptome des Sodbrennens effektiver zu kontrollieren. Stelle sicher, dass du diese Strategien mit deinem Gesundheitsexperten besprichst, um den Ansatz entsprechend deinen spezifischen gesundheitlichen Bedürfnissen anzupassen.

Anhang C

ERNÄHRUNGSSTRATEGIEN ZUR GEWICHTSZUNAHME

Gewichtsverlust ist ein häufiges und beunruhigendes Symptom für viele Menschen, die an Gastritis leiden. Der herausforderndste Aspekt des Gewichtsverlusts tritt auf, wenn er unkontrolliert wird und Unbehagen sowie Unzufriedenheit mit dem eigenen Körperbild verursacht. Dies kann tiefgreifende emotionale Auswirkungen haben, das Selbstwertgefühl und das Selbstvertrauen mindern.

Verschiedene Faktoren tragen zum Gewichtsverlust bei Gastritis bei, unabhängig von der Verringerung der Nahrungsaufnahme oder des Kalorienverbrauchs. Ein Schlüsselfaktor ist, dass die Entzündung im Magen die Produktion von Verdauungsenzymen und Magensäure reduzieren kann, die entscheidend für die Zersetzung von Nahrung und die Aufnahme von Nährstoffen sind.

Wenn zudem der Chymus – eine dickflüssige, halbflüssige Masse aus teilweise verdauter Nahrung und Magensäften – im Magen schlecht verdaut wird und in den Dünndarm gelangt, kann dies die Nährstoffaufnahme beeinträchtigen. Dies liegt daran, dass die Bauchspeicheldrüsenenzyme Proteine, Kohlenhydrate oder Fette nicht effektiv abbauen können, wenn diese im Magen nicht ausreichend verarbeitet wurden. Wenn dieser Zustand anhält, könnte es zu weiteren Komplikationen wie Nährstoffmängeln und erhöhter

Darmdurchlässigkeit, auch bekannt als Leaky Gut, führen, was die Probleme mit der Malabsorption verschlimmert.

Wenn du aufgrund von Gastritis erheblich an Gewicht verloren hast und einen Plan zur Gewichtszunahme in Betracht ziehst, ist es entscheidend sicherzustellen, dass dein Magen ausreichend geheilt ist, um eine erhöhte Nahrungsaufnahme zu vertragen. Dies fördert eine bessere Verdauung und eine effektivere Aufnahme von Nährstoffen und Kalorien. Hier sind einige Tipps und Empfehlungen zur Gewichtszunahme:

- **Erhöhe die Kalorienzufuhr:** Beginne damit, deine tägliche Kalorienzufuhr mit einer App zu verfolgen. Dies hilft dir zu verstehen, wie viele Kalorien du derzeit zu dir nimmst, und die zusätzliche Menge zu bestimmen, die für eine Gewichtszunahme notwendig ist. Versuche, etwa 300 bis 500 zusätzliche Kalorien täglich zu dir zu nehmen, über das hinaus, was du benötigst, um dein aktuelles Gewicht zu halten. Stelle sicher, dass diese zusätzlichen Kalorien aus nährstoffreichen Quellen stammen. Konzentriere dich darauf, mehr Kohlenhydrate und einige gesunde Fette wie Avocados, Olivenöl oder Kokosnussöl, Mandelbutter, Lachs, Süßkartoffeln, Kartoffeln, weißen Reis oder Reiscreme einzubauen.

- **Esse mehrere kleine Mahlzeiten:** Um die Gastritis besser zu bewältigen und die Gewichtszunahme zu erleichtern, nimm fünf bis sieben kleine Mahlzeiten über den Tag verteilt zu dir, anstatt drei große. Dieser Ansatz hilft, die Kalorienaufnahme gleichmäßiger zu verteilen, die Belastung deines Verdauungssystems zu reduzieren und die Nährstoffaufnahme zu verbessern. Es verhindert auch, dass der Magen zu voll wird, was die Symptome der Gastritis verschlimmern kann.

- **Kaue die Nahrung gut:** Achte darauf, deine Nahrung drei- bis fünfmal länger als üblich zu kauen, bis sie zu einer flüssigen Paste wird. Diese Praxis verbessert die Verdauung und Nährstoffaufnahme und maximiert so die Kalorienaufnahme aus deinen Mahlzeiten.

- **Bereite kalorienreiche Smoothies zu:** Anstatt kommerzielle Nahrungsergänzungsmittel zur Gewichtszunahme zu verwenden, die oft Zutaten von minderer Qualität enthalten, bereite deine eigenen Smoothies zu Hause mit hochwertigen Zutaten zu. Füge zum Beispiel zwei bis vier Esslöffel gesunde Fette wie Mandelbutter, Kokosnussöl oder MCT-Öl und zwei bis drei Esslöffel pflanzliches Proteinpulver wie Hanf- oder Erbsenprotein hinzu. Verfeinere deine Smoothies mit Früchten wie Bananen, Mangos, Papayas oder Beeren für Geschmack und Textur. Mixe diese Zutaten mit etwa 240 bis 480 Millilitern Mandelmilch, Kokoswasser oder Wasser. Du kannst auch Ahornsirup, Honig, Nüsse, Avocado und Spinat hinzufügen. Verwende diese Zutaten mit Bedacht, um nährstoffreiche und kalorienreiche Smoothies zu kreieren.

Es ist entscheidend, deine Ernährung an deine aktuelle Verdauungsgesundheit anzupassen und sicherzustellen, dass du fettreiche Lebensmittel erst konsumierst, wenn dein Magen ausreichend geheilt ist, um verschiedene Zutaten ohne Beschwerden zu verarbeiten. Setze diese Strategien schrittweise um, beobachte, wie dein Körper reagiert, und passe entsprechend an. Arbeite immer eng mit einer medizinischen Fachkraft zusammen, um diese Empfehlungen an deine spezifischen Gesundheitsbedürfnisse anzupassen und sicherzustellen, dass du auf sichere Weise an Gewicht zunehmen kannst, ohne deine Genesung von der Gastritis zu gefährden.

Anhang D

LEBENSMITTELLISTEN NACH pH-WERT

Açai-Beeren	4,4 bis 4,6
Äpfel (Gala, Red Delicious)	4,3 bis 4,8
Aprikosen	3,5 bis 4,8
Avocado	6,3 bis 6,6
Banane, gelb	5,0 bis 5,7
Brombeeren	3,2 bis 3,6
Schwarze Johannisbeeren	2,8 bis 3,6
Heidelbeeren	3,5 bis 4,3
Boysenbeeren	3,2 bis 3,6
Cantaloupe-Melone	6,1 bis 6,6
Kirschen	3,2 bis 4,5
Clementinen	3,2 bis 4,0
Cranberrys	2,3 bis 2,5
Datteln (Medjool, Deglet Noor)	5,4 bis 5,7
Drachenfrucht (Pitahaya)	5,0 bis 5,4
Holunderbeeren	3,5 bis 4,5
Feige, Calimyrna	5,0 bis 5,9

Grapefruit	2,9 bis 3,3
Weintrauben	3,3 bis 4,2
Stachelbeeren	2,8 bis 3,3
Guave	2,9 bis 4,9
Grüner Apfel (Granny Smith)	3,3 bis 4,0
Jackfrucht	4,6 bis 5,2
Jujube	4,6 bis 5,2
Kiwi	3,1 bis 4,0
Kumquat	3,6 bis 4,8
Zitrone	2,2 bis 2,4
Zitronenschale	5,0 bis 5,7
Limette	2,0 bis 2,8
Limettenschale	5,0 bis 5,6
Litschis	4,4 bis 5,6
Mangos	3,4 bis 4,8
Melonen	5,4 bis 6,6
Maulbeeren	3,4 bis 4,4
Nektarinen	3,9 bis 4,1
Oliven, schwarze	5,4 bis 6,5
Oliven, grüne (fermentiert)	3,6 bis 4,2
Orangenschale	5,5 bis 6,0
Orangen	3,1 bis 4,1
Papaya	5,2 bis 5,7
Pfirsiche	3,3 bis 4,2
Birne (Bartlett, Forelle)	4,0 bis 4,6
Birne, asiatisch	5,3 bis 5,7

Birne, Bosc	5,1 bis 5,3
Maracuja (Passionsfrucht)	2,8 bis 3,2
Ananas	3,2 bis 4,0
Ananaserdbeeren	3,0 bis 4,0
Kochbanane	4,9 bis 5,5
Pflaumen	2,8 bis 4,4
Granatäpfel	2,9 bis 3,2
Backpflaumen	3,6 bis 3,9
Kürbis	5,0 bis 5,5
Quitte	3,3 bis 4,4
Rosinen	3,5 bis 4,5
Himbeeren	3,2 bis 3,7
Sauersack (Guanabana)	3,8 bis 4,3
Sternfrucht	2,5 bis 3,7
Erdbeeren	3,0 bis 3,8
Mandarinen	3,2 bis 4,4
Wassermelone	5,2 bis 5,8

GEMÜSE UND KRÄUTER	pH
Eichelkürbis	5,0 bis 6,0
Rucola	5,8 bis 6,0
Artischocke	5,5 bis 6,0
Spargel	6,0 bis 6,7
Bambussprossen	5,1 bis 6,2
Basilikum	5,5 bis 6,2
Rote Bete	5,3 bis 6,6
Paprikaschoten	4,6 bis 5,4

Pak Choi	6,0 bis 6,7
Brokkoli	6,3 bis 6,5
Rosenkohl	6,0 bis 6,3
Butternut-Kürbis	5,5 bis 5,9
Kohl	5,4 bis 6,2
Karotte	5,8 bis 6,4
Blumenkohl	5,5 bis 6,8
Knollensellerie	5,8 bis 6,5
Stangensellerie	5,7 bis 6,0
Mangold	6,1 bis 6,7
Chayote	6,0 bis 6,3
Schnittlauch	5,2 bis 6,1
Grünkohl	6,0 bis 6,8
Gurke	5,1 bis 5,7
Aubergine	4,5 bis 5,3
Endivie	5,7 bis 6,0
Fenchel	5,8 bis 6,0
Knoblauch	5,8 bis 6,5
Ingwer	5,6 bis 6,2
Palmherzen	5,0 bis 6,7
Meerrettich	5,5 bis 6,8
Topinambur	5,5 bis 6,2
Jicama	5,5 bis 6,5
Grünkohl	6,0 bis 6,2
Kohlrabi	5,5 bis 5,8

Lauch	5,5 bis 6,2
Zitronengras	5,4 bis 5,6
Salat	5,8 bis 6,3
Pilze	6,0 bis 6,7
Senfblätter	5,5 bis 6,3
Okra	5,5 bis 6,4
Zwiebel	5,3 bis 5,8
Petersilie	5,7 bis 6,0
Pastinake	5,3 bis 5,8
Paprika (scharfe Sorten)	4,6 bis 5,4
Kartoffel	5,4 bis 6,1
Radieschen	5,5 bis 6,0
Rhabarber	3,1 bis 3,4
Steckrübe	5,2 bis 5,7
Frühlingszwiebeln	5,3 bis 5,8
Sauerampfer	3,5 bis 4,5
Spinat	5,5 bis 6,8
Sommerkürbis	5,5 bis 6,2
Süßkartoffel	5,3 bis 5,6
Taro	5,0 bis 5,5
Tomate	4,2 bis 4,9
Weiße Rübe	5,2 bis 5,9
Brunnenkresse	6,5 bis 7,0
Zucchini	5,7 bis 6,1

GETREIDE UND HÜLSENFRÜCHTE	pH
Amaranth	6,5 bis 7,0
Gerste	5,1 bis 5,3
Bohnen	5,4 bis 6,5
Vollkornreis	6,2 bis 6,7
Buchweizen	6,0 bis 6,5
Kichererbsen	6,4 bis 6,8
Mais	5,9 bis 7,3
Edamame	6,0 bis 6,5
Farro	6,0 bis 6,5
Grüne Bohnen	5,7 bis 6,2
Kamut	6,0 bis 6,5
Linsen	6,3 bis 6,8
Hirse	6,2 bis 6,5
Hafer (gekocht)	6,2 bis 6,6
Hafer	5,3 bis 5,9
Erbsen	5,8 bis 6,8
Quinoa	6,2 bis 6,8
Roggen	5,8 bis 6,2
Sorghum	5,5 bis 6,5
Soja	6,0 bis 6,6
Dinkel	5,4 bis 6,1
Teff	5,9 bis 6,5
Weißer Reis	6,0 bis 6,7
Vollkornweizen	5,5 bis 6,5
Wildreis	6,0 bis 6,4

NÜSSE UND SAMEN	pH
Mandeln	6,0 bis 6,9
Paranüsse	6,4 bis 6,8
Cashewkerne	5,7 bis 6,2
Esskastanien	5,1 bis 6,0
Chiasamen	6,5 bis 7,2
Kokosnuss	6,5 bis 7,2
Leinsamen	6,4 bis 7,0
Haselnüsse	5,3 bis 6,0
Hanfsamen	6,0 bis 6,5
Macadamianüsse	5,2 bis 6,2
Pekannüsse (geröstet)	5,6 bis 6,4
Pinienkerne	6,5 bis 7,0
Pistazien	6,0 bis 6,4
Kürbiskerne	5,5 bis 6,5
Sesamsamen	6,6 bis 7,1
Sonnenblumenkerne	6,0 bis 6,5
Walnüsse, roh	5,8 bis 6,4
Erdnüsse	6,3 bis 6,8

FLEISCH, GEFLÜGEL, FISCH UND MEERESFRÜCHTE	pH
Sardellen	6,3 bis 6,8
Rinderhackfleisch	5,3 bis 5,7

Rindfleisch	5,8 bis 7,0
Bison	5,4 bis 5,8
Huhn	5,3 bis 6,5
Venusmuscheln	6,4 bis 6,8
Kabeljau	6,0 bis 6,7
Krabbenfleisch	6,5 bis 7,0
Ente	5,7 bis 6,4
Eiweiß	7,5 bis 9,2
Eigelb	6,3 bis 6,7
Flunder (gekocht)	6,1 bis 6,9
Heilbutt	5,7 bis 6,8
Lamm	5,4 bis 6,7
Hummer (gekocht)	7,0 bis 7,4
Schweinefleisch	5,4 bis 5,8
Lachs (frisch)	6,1 bis 6,3
Sardinen (frisch)	6,5 bis 7,1
Garnelen (gekocht)	6,8 bis 7,0
Tilapia (frisch)	6,0 bis 6,2
Forelle	6,3 bis 6,8
Thunfisch (frisch)	5,2 bis 6,1
Pute	5,7 bis 6,8
Kalbfleisch	5,5 bis 6,1
Wildfleisch	5,5 bis 6,0

MILCHPRODUKTE	pH
Blauschimmelkäse	6,2 bis 6,9
Butter (ungesalzen)	4,4 bis 5,0
Buttermilch	4,4 bis 4,8
Cheddar	5,1 bis 5,9
Frischkäse	4,5 bis 4,9
Hüttenkäse	4,7 bis 5,0
Gouda	5,0 bis 5,6
Griechischer Joghurt	4,2 bis 4,7
Schlagsahne	6,4 bis 6,8
Eiscreme	5,8 bis 6,6
Kefir	4,2 bis 4,6
Milch	6,4 bis 6,8
Mozzarella	5,1 bis 5,4
Parmesan	5,2 bis 5,9
Ricotta	5,1 bis 5,4
Saure Sahne	4,4 bis 4,8
Molke	5,6 bis 6,6
Joghurt	4,0 bis 4,5

SONSTIGES	pH
Agavensirup	4,2 bis 4,8
Mandelbutter	6,0 bis 6,5
Mandelmilch (hausgemacht)	6,5 bis 7,5

Apfelwein	2,9 bis 3,3
Kokosmilch	6,1 bis 7,0
Manuka-Honig	3,9 bis 4,5
Ahornsirup	5,6 bis 7,5
Mayonnaise	3,8 bis 4,5
Misopaste	4,9 bis 5,3
Melasse	5,0 bis 5,5
Senf	3,5 bis 4,6
Hafermilch	6,0 bis 6,5
Erdnussbutter	6,0 bis 6,3
Roher Honig	3,4 bis 4,5
Reismilch	6,2 bis 7,2
Sauerkraut	3,5 bis 3,6
Sojamilch	6,4 bis 7,3
Sojasoße	4,4 bis 5,4
Sonnenblumenkernbutter	6,0 bis 6,5
Tahini	5,5 bis 6,0
Tamari	4,9 bis 5,2
Tofu	6,9 bis 7,2
Tomatenmark	3,5 bis 4,7
Essig	2,4 bis 3,4

ANMERKUNGEN ZU PH-WERTEN IN LEBENSMITTELN

Beim Umgang mit Gastritis ist das Verständnis der pH-Werte in Lebensmitteln entscheidend. Wie in diesem Buch erklärt, können Lebensmittel mit einem pH-Wert unter 5 das Enzym Pepsin aktivieren und so die Magenschleimhaut reizen. Wenn du weißt, welche Lebensmittel eher säurebildend oder neutral sind, kannst du bessere Ernährungsentscheidungen treffen und deine Genesung unterstützen.

Allerdings können pH-Werte je nach Sorte, Reifegrad, Anbaubedingungen, Verarbeitung und Zubereitung stark variieren. Die hier aufgeführten Werte wurden analysiert, stellen jedoch Näherungswerte dar und dienen zur Orientierung.

Um den genauen pH-Wert eines bestimmten Lebensmittels zu bestimmen, wäre ein pH-Messgerät erforderlich. Doch es ist in der Regel nicht nötig, so weit zu gehen. Mit den Tabellen in diesem Buch und dem Wissen über Einflüsse wie Reifegrad und Verarbeitung kannst du bereits fundierte Entscheidungen treffen. Achte beim Obstkauf zum Beispiel darauf, dass es reif ist, da unreifes Obst meist saurer ist. Auch Sortenunterschiede spielen eine Rolle – etwa ist ein Granny Smith Apfel deutlich saurer als ein Red Delicious.

Auch die Verarbeitung beeinflusst den pH-Wert: So kann Dosengemüse andere Werte aufweisen als frisches Gemüse – was sich wiederum auf den Magen auswirken kann. Wenn du diese Nuancen verstehst, fällt es dir leichter, Beschwerden zu minimieren und die Heilung aktiv zu fördern.

DANKSAGUNG

Ich schulde allen, die an der Entstehung dieses Buches beteiligt waren, tiefe Dankbarkeit. Eure Ideen und Beiträge haben seine Seiten wirklich bereichert.

Ein besonderer Dank gilt meinem Bruder, der an den visuellen Elementen mitgewirkt und das Cover gestaltet hat, wodurch die ästhetische Vision dieses Buches zum Leben erweckt wurde.

An meine Mutter, deren bedingungslose Unterstützung und Ermutigung meine ständige Quelle der Stärke waren: Danke für alles.

Ich möchte auch den Mitgliedern unserer Gastritis-Gruppe auf Facebook meinen Dank aussprechen; eure Motivation und Erinnerungen haben mich fokussiert und inspiriert gehalten, um dieses Projekt abzuschließen. Dieses Buch wäre ohne jeden Einzelnen von euch nicht möglich gewesen. Danke an alle, dass ihr Teil dieser Reise seid.

QUELLEN

KAPITEL 1: WAS IST GASTRITIS?

1. John L. Wallace. Prostaglandins, NSAIDs, and gastric mucosal protection: why doesn't the stomach digest itself? Physiol. Rev. 88, 1547–65 (2008).
2. S Diaconu, A Predescu, A Moldoveanu, CS Pop, and C. F.-B. Helicobacter pylori infection: old and new. J. Med. Life 10, 112–117 (2017).
3. Laine L, W. W. Histology of alcoholic hemorrhagic 'gastritis': a prospective evaluation. Gastroenterology 94, 1254–62 (1988).
4. Bienia A, Sodolski W, L. E. The effect of chronic alcohol abuse on gastric and duodenal mucosa. Ann. Univ. Mariae Curie-Sklodowska 57, 570–82 (2002).
5. C. Sugawa, Richard Mullins, C. E. Lucas, W. C. L. The value of early endoscopy following caustic ingestion. Surg. Gynecol. Obstet. 153, 553–556 (1981).
6. Yamamoto S, S. Y. Acute gastritis caused by concurrent infection with Epstein-Barr virus and cytomegalovirus in an immunocompetent adult. Clin. J. Gastroenterol. 12, 274–278 (2019).
7. Hisamatsu A, Nagai T, Okawara H, Nakashima H, Tasaki T, Nakagawa Y, Hashinaga M, Kai S, Yokoyama S, Murakami K, F. T. Gastritis associated with Epstein-Barr virus infection. Intern. Med. 49, 2101–5 (2010).
8. Kazuo Endoh, F. W. L. Effects of smoking and nicotine on the gastric mucosa: A review of clinical and experimental evidence. Gastroenterology 107, 864–78 (1994).
9. Megha R, Farooq U, Lopez PP. Stress-Induced Gastritis. [Updated 2023 Apr 16]. In: StatPearls [Internet]. Treasure Island (FL): StatPearls Publishing; 2024 Jan-. Available from: https://www.ncbi.nlm.nih.gov/books/NBK499926/
10. Sipponen P. Helicobacter pylori, chronic gastritis and peptic ulcer. Mater. Medica Pol. 24, 166–8 (1992).
11. Gonzalo Carrasco, A. H. C. Helicobacter pylori-Induced Chronic Gastritis and Assessing Risks for Gastric Cancer. Gastroenterol. Res. Pract. (2013).
12. Bondurant FJ, Maull KI, Nelson HS Jr, S. S. Bile reflux gastritis. South. Med. J. 80, 161–5 (1987).
13. Oberhuber G1, Püspök A, Oesterreicher C, Novacek G, Zauner C, Burghuber M, Vogelsang H, Pötzi R, Stolte M, W. F. Focally enhanced gastritis: a frequent type of gastritis in patients with Crohn's disease. Gastroenterology 112, 698–706 (1997).

14. Stefanie Kulnigg-Dabsch. Autoimmune gastritis. Wiener Medizinische Wochensschrift 166, 424–430 (2016).
15. Chamberlain CE. Acute hemorrhagic gastritis. Gastroenterol. Clin. North Am. 22, 843–73 (1993).
16. Li Y, Xia R, Zhang B, L. C. Chronic Atrophic Gastritis: A Review. J. Environ. Pathol. 37, 241–259 (2018).
17. Albert Starr and John M. Wilson. Phlegmonous Gastritis. Ann. Surg. 145, 88–93 (1957).
18. Wu TT, H. S. Lymphocytic gastritis: association with etiology and topology. Am. J. Surg. Pathol. 23, 153–8 (1999).
19. Müller H, Rappel S, Volkholz H, S. M. Lymphocytic gastritis--a rare disorder of the gastric mucosa. Pathologe 22, 56–61 (2001).
20. Ectors NL, Dixon MF, Geboes KJ, Rutgeerts PJ, Desmet VJ, V. G. Granulomatous gastritis: a morphological and diagnostic approach. Histopathology 23, 55–61 (1993).
21. Hajj, A. A. R. and W. El. Eosinophilic gastroenteritis: Approach to diagnosis and management. World J. Gastrointest. Pharmacol. Ther. 7, 513–523 (2016).
22. EA, M. Gut feelings: the emerging biology of gut-brain communication. Nat. Rev. Neurosci. 12, 453–66 (2011).
23. Salisbury BH, Terrell JM. Antacids. [Updated 2023 Aug 8]. In: StatPearls [Internet]. Treasure Island (FL): StatPearls Publishing; 2024 Jan-. Available from: https://www.ncbi.nlm.nih.gov/books/NBK526049/
24. Nugent CC, Falkson SR, Terrell JM. H2 Blockers. [Updated 2023 Aug 17]. In: StatPearls [Internet]. Treasure Island (FL): StatPearls Publishing; 2024 Jan-. Available from: https://www.ncbi.nlm.nih.gov/books/NBK525994/
25. Hartshorn EA, Force RW, Nahata MC. Effect of Histamine H2-Receptor Antagonists on Vitamin B12 Absorption. Annals of Pharmacotherapy. 26, 1283-1286 (1992).
26. Yibirin M, De Oliveira D, Valera R, Plitt AE, Lutgen S. Adverse Effects Associated with Proton Pump Inhibitor Use. Cureus. 13, e12759 (2021).

KAPITEL 2: WARUM IST ES SO SCHWIERIG, GASTRITIS ZU HEILEN?

27. Myers BM, Smith JL, G. D. Effect of red pepper and black pepper on the stomach. Am. J. Gastroenterol. 82, 211–4 (1987).
28. Graham DY, Smith JL, O. A. Spicy food and the stomach. Evaluation by videoendoscopy. JAMA 260, 3473–5 (1988).
29. Liszt KI, Ley JP, Lieder B, Behrens M, Stöger 2, Reiner A, Hochkogler CM,

Köck E, Marchiori A, Hans J, Widder S, Krammer G, Sanger GJ, Somoza MM, Meyerhof W, S. V. Caffeine induces gastric acid secretion via bitter taste signaling in gastric parietal cells. Proc. Natl. Acad. Sci. 114, E6260–E6269 (2017).

30. Feldman EJ, Isenberg JI, G. M. Gastric acid and gastrin response to decaffeinated coffee and a peptone meal. JAMA 246, 248–50 (1981).

31. Ippoliti AF, Maxwell V, Isenberg JI. The effect of various forms of milk on gastric-acid secretion. Studies in patients with duodenal ulcer and normal subjects. Ann Intern Med. 84, 286-9 (1976).

32. Liszt KI, Walker J, S. V. Identification of organic acids in wine that stimulate mechanisms of gastric acid secretion. J. Agric. Food Chem. 60, 7022–30 (2012).

33. Teyssen S, González-Calero G, Schimiczek M, S. M. Maleic acid and succinic acid in fermented alcoholic beverages are the stimulants of gastric acid secretion. J. Clin. Invest. 103, 707–13 (1999).

34. Su-Lin Lim, Claudia Canavarro, Min-Htet Zaw, Feng Zhu, Wai-Chiong Loke, Yiong-Huak Chan, and K.-G. Y. Irregular Meal Timing Is Associated with Helicobacter pylori Infection and Gastritis. ISRN Nutr. (2013).

35. Hanan Gancz, Kathleen R. Jones, and D. S. M. Sodium Chloride Affects Helicobacter pylori Growth and Gene Expression. J. Bacteriol. 190, 4100–4105 (2008).

36. U Grötzinger, S Bergegårdh, and L. O. Effect of fundic distension on gastric acid secretion in man. Gut 18, 105–110 (1977).

37. Lee SP, Sung IK, Kim JH, Lee SY, Park HS, S. C. The effect of emotional stress and depression on the prevalence of digestive diseases. J. Neurogastroenterol. Motil. 21, 273–82 (2015).

38. Laine L, Takeuchi K, T. A. Gastric Mucosal Defense and Cytoprotection: Bench to Bedside. Gastroenterology 135, 41–60 (2008).

39. Richardson CT, Walsh JH, Cooper KA, Feldman M, F. J. Studies on the role of cephalic-vagal stimulation in the acid secretory response to eating in normal human subjects. J. Clin. Invest. 60, 435–41 (1977).

40. Jr, M. P. Review article: physiologic and clinical effects of proton pump inhibitors on non-acidic and acidic gastro-oesophageal reflux. Aliment. Pharmacol. Ther. 23, P. B. MINER JR (2006).

41. Peterson, W. L. The influence of food, beverages and NSAIDs on gastric acid secretion and mucosal integrity. Yale J. Biol. Med. 69, 81–84 (1996).

42. CA, H. Chewing gum is as effective as food in stimulating cephalic phase gastric secretion. Am. J. Gastroenterol. 83, 640–2 (1988).

43. Tombazzi, R. H. C. R. Physiology, Pepsin. StatPearls Publ. (2019).

44. D W Piper and B H Fenton. pH stability and activity curves of pepsin with special reference to their clinical importance. Gut 6, 506–508 (1965).

KAPITEL 3: DIE HEILUNGSPHASE

45. Thomas FB, Steinbaugh JT, Fromkes JJ, Mekhjian HS, C. J. Inhibitory effect of coffee on lower esophageal sphincter pressure. Gastroenterology 79, 1262–6 (1980).
46. S Chari, S Teyssen, and M. V. S. Alcohol and gastric acid secretion in humans. Gu 34, 843–847 (1993).
47. He M, Sun J, Jiang ZQ, Y. Y. Effects of cow's milk beta-casein variants on symptoms of milk intolerance in Chinese adults: a multicentre, randomised controlled study. Nutr. J. 16, 72 (2017).
48. Hollon J, Puppa EL, Greenwald B, Goldberg E, Guerrerio A, F. A. Effect of Gliadin on Permeability of Intestinal Biopsy Explants from Celiac Disease Patients and Patients with Non-Celiac Gluten Sensitivity. Nutrients 7, 1565–76 (2015).
49. Elseweidy, M. M. Role of Natural Antioxidants in Gastritis. in Gastritis and Gastric Cancer - New Insights in Gastroprotection, Diagnosis and Treatments (IntechOpen, 2011). doi:10.5772/24336.
50. Jiménez-Monreal AM, García-Diz L, Martínez-Tomé M, Mariscal M, M. M. Influence of cooking methods on antioxidant activity of vegetables. J. Food Sci. 74, H97–H103 (2009).
51. Seongeung Lee, Youngmin Choi, 2 Heon Sang Jeong, Junsoo Lee, and J. S. Effect of different cooking methods on the content of vitamins and true retention in selected vegetables. Food Sci. Biotechnol. 27, 333–342 (2017).
52. Kevin M. Rice, Ernest M. Walker, Jr, Miaozong Wu, Chris Gillette, and E. R. B. Environmental Mercury and Its Toxic Effects. J. Prev. Med. Public Heal. 47, 74–83 (2014).
53. Kapoor R, H. Y. Gamma linolenic acid: an antiinflammatory omega-6 fatty acid. Curr. Pharm. Biotechnol. 7, 531–4 (2006).
54. Wang, Q. & Xiong, Y. L. Processing, Nutrition, and Functionality of Hempseed Protein: A Review. Compr. Rev. Food Sci. Food Saf. 18, 936–952 (2009).
55. Stefan H. M. Gorissen, Julie J. R. Crombag, Joan M. G. Senden, W. A. Huub Waterval, Jörgen Bierau, Lex B. Verdijk, and L. J. C. van L. Protein content and amino acid composition of commercially available plant-based protein isolates. Amino Acids 50, 1685–1695 (2018).
56. Nicolas Babault, Christos Païzis, Gaëlle Deley, Laetitia Guérin-Deremaux, Marie-Hélène Saniez, C. L.-M. & F. A. A. Pea proteins oral supplementation promotes muscle thickness gains during resistance training: a double-blind, randomized, Placebo-controlled clinical trial vs. Whey protein. J. Int. Soc. Sport. Nutr. Vol. (2015).
57. Huiman Yang, Laetitia Guérin-Deremaux, Leon Zhou, Amy Fratus, Daniel Wils, Charlie Zhang, Kelly Zhang, L. E. M. Evaluation of nutritional quality of a novel pea protein. Agro Food Ind. Hi Tech 23, 8–10 (2012).

58. House JD, Neufeld J, L. G. Evaluating the quality of protein from hemp seed (Cannabis sativa L.) products through the use of the protein digestibility-corrected amino acid score method. J. Agric. Food Chem. 58, 11801–7 (2010).
59. Wysoczański T, Sokoła-Wysoczańska E, Pękala J, Lochyński S, Czyż K, Bodkowski R, Herbinger G, Patkowska-Sokoła B, L. T. Omega-3 Fatty Acids and their Role in Central Nervous System - A Review. Curr. Med. Chem. 23, 816–31 (2016).
60. O'Keefe, J. J. D. and J. H. Importance of maintaining a low omega–6/omega–3 ratio for reducing inflammation. Open Hear. J. 5, (2018).
61. Grant HW, Palmer KR, Kelly RW, Wilson NH, M. J. Dietary linoleic acid, gastric acid, and prostaglandin secretion. Gastroenterology 94, 955–9 (1988).
62. Tarnawski A, Hollander D, G. H. Protection of the gastric mucosa by linoleic acid--a nutrient essential fatty acid. Clin. Investig. Med. 10, 132–5 (1987).
63. Molina, T. El papel de las prostaglandinas en la citoprotección gastrointestinal. Nat. Medicat. 39, (1995).
64. Stephan C Bischoff, Giovanni Barbara, Wim Buurman, Theo Ockhuizen, Jörg-Dieter Schulzke, Matteo Serino, Herbert Tilg, Alastair Watson, and J. M. W. Intestinal permeability – a new target for disease prevention and therapy. BMC Gastroenterol. 14, 189 (2014).
65. K.E. Akande, U.D. Doma, H. O. A. and H. M. A. Major Antinutrients Found in Plant Protein Sources: Their Effect on Nutrition. Pakistan J. Nutr. 9, 827–832 (2010).
66. Zinia SA, Nupur AH, Karmoker P, Hossain A, Jubayer MF, Akhter D, Mazumder MAR. Effects of sprouting of soybean on the anti-nutritional, nutritional, textural and sensory quality of tofu. Heliyon. 8, e10878 (2022).
67. Yin TP, Cai L, Chen Y, Li Y, Wang YR, Liu CS, D. Z. Tannins and Antioxidant Activities of the Walnut (Juglans regia) Pellicle. Nat. Prod. Commun. 10, 2141–4 (2015).
68. Malhotra, S. L. A study of the effect of saliva on the concentration of mucin in gastric juice and its possible relationship to the aetiology of peptic ulcer. Gut 8, 548–555 (1967).
69. Hollander D, T. A. The protective and therapeutic mechanisms of sucralfate. Scand. J. Gastroenterol. 173, 1–5 (1990).
70. ME, B. Licorice and enzymes other than 11 beta-hydroxysteroid dehydrogenase: an evolutionary perspective. Steroids 59, 136–41 (1994).
71. Hyo Jung Kim, Ji-Yeon Seo, Hwa-Jin Suh, Soon Sung Lim, and J.-S. K. Antioxidant activities of licorice-derived prenylflavonoids. Nutr. Res. Pract. 6, 491–498 (2012).
72. Radu Tutuian, MD and Donald O Castell, M. Nocturnal Acid Breakthrough -- Approach to Management. MedGenMed 6, 11 (2004).

73. Arthur J. Mccullough, David Y. Graham, Thomas E. Knuff, Frank L. Lanza, Howard L. Levenson, David T. Lyon, William P. Munsell, Joseph Perozza, Walter M. Roufail, Dennis R. Sinar, J. Lacey Smith, Rayanne S. Berman, Janet K. Root, William E. Worley, and T. J. H. Suppression of Nocturnal Acid Secretion With Famotidine Accelerates Gastric Ulcer Healing. Gastroenterology 97, 860–866 (1989).

74. Arakawa T, Kobayashi K, Yoshikawa T, T. A. Rebamipide: overview of its mechanisms of action and efficacy in mucosal protection and ulcer healing. Dig. Dis. Sci. 43, 5S-13S (1998).

75. Chitapanarux T, Praisontarangkul OA, L. N. An open-labeled study of rebamipide treatment in chronic gastritis patients with dyspeptic symptoms refractory to proton pump inhibitors. Dig. Dis. Sci. 53, 2896–903 (2008).

76. Dewan B, Balasubramanian A. Troxipide in the management of gastritis: a randomized comparative trial in general practice. Gastroenterol Res Pract. (2010). doi: 10.1155/2010/758397.

77. Habib Yaribeygi, Yunes Panahi, Hedayat Sahraei, Thomas P. Johnston, and A. S. The impact of stress on body function: A review. EXCLI J. 16, 1057–1072 (2017).

78. Salam Ranabir and K. Reetu. Stress and hormones. Indian J. Endocrinol. Metab. 15, 18–22 (2011).

79. Laurie Kelly McCorry PhD. Physiology of the Autonomic Nervous System. Am. J. Pharm. Educ. 71, 78 (2007).

80. Sigrid Breit, Aleksandra Kupferberg, Gerhard Rogler, and G. H. Vagus Nerve as Modulator of the Brain–Gut Axis in Psychiatric and Inflammatory Disorders. Front Psychiatry 9, 44 (2018).

81. Purves D, Augustine GJ, Fitzpatrick D, et al., E. The Enteric Nervous System. Neuroscience. 2nd edition (2001).

82. Shaheen E Lakhan and Karen F Vieira. Nutritional and herbal supplements for anxiety and anxiety-related disorders: systematic review. Nutr. J. 9, 42 (2010).

83. Megan Clapp, Nadia Aurora, Lindsey Herrera, Manisha Bhatia, Emily Wilen, and S. W. Gut microbiota's effect on mental health: The gut-brain axis. Clin. Pract. 7, 987 (2017).

84. Fallis, J. 9 Nutrient Deficiencies That Can Make You More Anxious. https://www.optimallivingdynamics.com/blog/9-nutrient-deficiencies-that-can-make-you-more-anxious.

85. Fallis, J. 20 Nutrient Deficiencies Proven to Cause Depression. https://www.optimallivingdynamics.com/blog/nutrient-deficiencies-depression.

86. Heidelbaugh, J. J. Proton pump inhibitors and risk of vitamin and mineral deficiency: evidence and clinical implications. Ther. Adv. Drug Saf. 4, 125–133 (2013).

87. Michal Novotny, B. K. and M. V. PPI Long Term Use: Risk of Neurological Adverse Events? Front Neurol 9, 1142 (2018).
88. Clair R. Martin, Vadim Osadchiy, Amir Kalani, and E. A. M. The Brain-Gut-Microbiome Axis. Cell. Mol. Gastroenterol. Hepatol. 6, 133–148 (2018).
89. Fernstrom JD. Dietary amino acids and brain function. J. Am. Diet. Assoc. 94, 71-7 (1994).
90. Kennedy, D. O. B Vitamins and the Brain: Mechanisms, Dose and Efficacy—A Review. Nutrients 8, 68 (2016).
91. Neil Bernard Boyle, Clare Lawton, and L. D. The Effects of Magnesium Supplementation on Subjective Anxiety and Stress—A Systematic Review. NutrientsNutrients 9, 429 (2017).
92. Yonghong Li, Victor Pham, Michelle Bui, Liankun Song, Chunli Wu, Arman Walia, Edward Uchio, Feng Smith-Liu, and X. Z. Rhodiola rosea L.: an herb with anti-stress, anti-aging, and immunostimulating properties for cancer chemoprevention. Curr. Pharmacol. Reports 3, 384–395 (2017).
93. Jun J Mao, Qing S. Li, Irene Soeller, Sharon X Xie, and J. D. A. Rhodiola rosea therapy for major depressive disorder: a study protocol for a randomized, double-blind, placebo- controlled trial. J. Clin. Trials 4, 170 (2014).
94. Lekomtseva Y, Zhukova I, W. A. Rhodiola rosea in Subjects with Prolonged or Chronic Fatigue Symptoms: Results of an Open-Label Clinical Trial. Complement. Med. Res. 24, 46–52 (2017).
95. Darbinyan V, Aslanyan G, Amroyan E, Gabrielyan E, Malmström C, P. A. Clinical trial of Rhodiola rosea L. extract SHR-5 in the treatment of mild to moderate depression. Nord. J. Psychiatry 61, 343–8 (2007).
96. Bystritsky A, Kerwin L, F. J. A pilot study of Rhodiola rosea (Rhodax) for generalized anxiety disorder (GAD). J. Altern. Complement. Med. 14, 175–80 (2008).
97. Maniscalco I, Toffol E, Giupponi G, C. A. The interaction of Rhodiola rosea and antidepressants. A case report. Neuropsychiatr 29, 36–8 (2015).
98. Narendra Singh, Mohit Bhalla, P. de J. and M. G. An Overview on Ashwagandha: A Rasayana (Rejuvenator) of Ayurveda. African J. Tradit. Complement. Altern. Med. 8, 208–213 (2011).
99. Mahesh K. Kaushik, Sunil C. Kaul,3 Renu Wadhwa, Masashi Yanagisawa, and Y. U. Triethylene glycol, an active component of Ashwagandha (Withania somnifera) leaves, is responsible for sleep induction. PLoS One 12, e0172508 (2017).
100. K. Chandrasekhar, Jyoti Kapoor, and S. A. A Prospective, Randomized Double-Blind, Placebo-Controlled Study of Safety and Efficacy of a High-Concentration Full-Spectrum Extract of Ashwagandha Root in Reducing Stress and Anxiety in Adults. Indian J. Psychol. Med. 34, 255–262 (2012).

101. AL, L. Neurobiological effects of the green tea constituent theanine and its potential role in the treatment of psychiatric and neurodegenerative disorders. Nutr. Neurosci. 17, 145–55 (2014).
102. Hidese S, Ota M, Wakabayashi C, Noda T, Ozawa H, Okubo T, K. H. Effects of chronic l-theanine administration in patients with major depressive disorder: an open-label study. Acta Neuropsychiatr. 29, 72–79 (2017).
103. Ma X, Yue ZQ, Gong ZQ, Zhang H, Duan NY, Shi YT, Wei GX, L. Y. The Effect of Diaphragmatic Breathing on Attention, Negative Affect and Stress in Healthy Adults. Front. Physcology 8, 874 (2017).
104. Mosa HES, El-Bready HG, El-Sol AEH, Bayomy HE, Taman RO, Shehata HS. Efficacy of abdominal breathing on sleep and quality of life among patients with non-erosive gastroesophageal reflux. J Public Health Res. 13 (2024). doi: 10.1177/22799036241231788.
105. Niu SF, Chung MH, Chen CH, Hegney D, O'Brien A, C. K. The effect of shift rotation on employee cortisol profile, sleep quality, fatigue, and attention level: a systematic review. J. Nurs. Res. 19, 68–81 (2011).
106. Dariush Dfarhud, M. M. and M. K. Happiness & Health: The Biological Factors- Systematic Review Article. Iran. J. Public Health 43, 1468–1477 (2014).
107. Rosal MC, King J, Ma Y, R. G. Stress, social support, and cortisol: inverse associations? Behav. Med. 30, 11–21 (2004).
108. Heinrichs M, Baumgartner T, Kirschbaum C, E. U. Social support and oxytocin interact to suppress cortisol and subjective responses to psychosocial stress. Biol. Psychiatry 54, 1389–98 (2003).
109. Alan Ewert and Yun Chang. Levels of Nature and Stress Response. Behav. Sci. (Basel). 8, 49 (2018).
110. Hunter MR, Gillespie BW, C. S. Urban Nature Experiences Reduce Stress in the Context of Daily Life Based on Salivary Biomarkers. Front. Physcology 10, 722 (2019).
111. Lader M. Anxiolytic drugs: dependence, addiction and abuse. Eur. Neuropsychopharmacol. 4, 85–91 (1994).
112. Hye-kyung Jung, M.D., Rok Seon Choung, M.D., and Nicholas J. Talley, M.D., P. D. Gastroesophageal Reflux Disease and Sleep Disorders: Evidence for a Causal Link and Therapeutic Implications. J. Neurogastroenterol. Motil. 16, 22–29 (2010).
113. Fukai T, Marumo A, Kaitou K, Kanda T, Terada S, N. T. Anti-Helicobacter pylori flavonoids from licorice extract. Life Sci. 71, 1449–63 (2002).
114. Raymond D'Souza and Jeremy Powell-Tuck. Glutamine supplements in the critically ill. J. R. Soc. Med. 97, 425–427 (2004).
115. van der Hulst RR, von Meyenfeldt MF, S. P. Glutamine: an essential amino acid for the gut. Nutr. J. 12, S78-81 (1996).

116. Tori Hudson, N. Nutrient Profile: Zinc-Carnosine. Nat. Med. J. 5, (2013).
117. Magdalena Jarosz, Magdalena Olbert, Gabriela Wyszogrodzka, K. M. and T. L. Antioxidant and anti-inflammatory effects of zinc. Zinc-dependent NF-κB signaling. Inflammopharmacology 25, 11–24 (2017).
118. Jayne Leonard. Hypochlorhydria (low stomach acid). MedicalNewsToday.
119. A Mahmood, A J FitzGerald, T Marchbank, E Ntatsaki, D Murray, S Ghosh, and R. J. P. Zinc carnosine, a health food supplement that stabilises small bowel integrity and stimulates gut repair processes. Gut 56, 168–175 (2007).
120. Handa O, Yoshida N, Tanaka Y, Ueda M, Ishikawa T, Takagi T, Matsumoto N, Naito Y, Y. T. Inhibitory effect of polaprezinc on the inflammatory response to Helicobacter pylori. Can. J. Gastroenterol. 16, 785–9 (2002).
121. Sierra-García GD, Castro-Ríos R, González-Horta A, Lara-Arias J, C.-M. A. Acemannan, an extracted polysaccharide from Aloe vera: A literature review. Nat Prod Commun 9, 1217–21 (2014).
122. Ronald Arce, Janet Molina-Ordóñez, Fiorella Morán, J. M.-L. Protective effect of Aloe vera in injuries gastric. CIMEL 12, (2007).
123. Maria Kechagia, Dimitrios Basoulis, Stavroula Konstantopoulou, Dimitra Dimitriadi, Konstantina Gyftopoulou, N. S. and E. M. F. Health Benefits of Probiotics: A Review. ISRN Nutr. (2013).
124. Mestre A, Sathiya Narayanan R, Rivas D, John J, Abdulqader MA, Khanna T, Chakinala RC, Gupta S. Role of Probiotics in the Management of Helicobacter pylori. Cureus. 14, e26463 (2022).
125. Federica Cavalcoli, Alessandra Zilli, Dario Conte, and S. M. Micronutrient deficiencies in patients with chronic atrophic autoimmune gastritis: A review. World J. Gastroenterol. 23, 563–572 (2017).
126. Janmejai K Srivastava, Eswar Shankar, and S. G. Chamomile: A herbal medicine of the past with bright future. Mol. Med. Rep. 3, 895–901 (2010).
127. SANDOVAL-VEGAS, M. et al. Antioxidant and cytoprotection effects of Solanum tuberosum (potato) on gastric mucosa in experimental animals. An. la Fac. Med. 71, 147–152 (2010).
128. Vázquez-Ramírez R, Olguín-Martínez M, Kubli-Garfias C, H.-M. R. Reversing gastric mucosal alterations during ethanol-induced chronic gastritis in rats by oral administration of Opuntia ficus-indica mucilage. World J. Gastroenterol. 12, 4318–24 (2006).

ANHANG A: HÄUFIG GESTELLTE FRAGEN

129. Koufman JA, J. N. Potential benefits of pH 8.8 alkaline drinking water as an adjunct in the treatment of reflux disease. Ann. Otol. Rhinol. Laryngol. 121, 431–4 (2012).

ANHANG B: WIE MAN PROTONENPUMPENHEMMER SICHER ABSETZT

130. Yoshikazu Kinoshita, Norihisa Ishimura, and S. I. Advantages and Disadvantages of Long-term Proton Pump Inhibitor Use. J. Neurogastroenterol. Motil. 24, 182–196 (2018).
131. Wright J, L. L. Treating 'acid indigestion' the natural way. in Why stomach acid is good for you 130 (2001).
132. H L Waldum, J S Arnestad, E Brenna, I Eide, U Syversen, and A. K. S. Marked increase in gastric acid secretory capacity after omeprazole treatment. Gut 39, 649–653 (1996).
133. Haastrup P, Paulsen MS, Begtrup LM, Hansen JM, J. D. Strategies for discontinuation of proton pump inhibitors: a systematic review. Fam. Pract. 31, 625–30 (2014).
134. Tharwat S Kandil, Amany A Mousa, Ahmed A El-Gendy, and A. M. A. The potential therapeutic effect of melatonin in gastro-esophageal reflux disease. BMC Gastroenterol. 10, 7 (2010).

REGISTER

A

aktive Ursachen, 70-71
akute Gastritis, 17-20
Alkohol, 15, 19, 22-24, 38, 43, 77
   als Ursache von Gastritis, 19, 22
Aloe Vera, 153-155, 168
Angstzustände, 122, 131-132, 144
   Bewältigungsstrategien, 130-136
Antazida, 31-32
Antibiotika, 86
   gegen H. pylori, 35-36
Antioxidantien, 82-83, 85
Appetit, 27, 301
Ashwagandha, 133-135
atrophische Gastritis, 24
Autoimmunerkrankungen, 70, 192
Autoimmun-Gastritis, 23-24, 70
Avocado:
   Avocado-Toast mit Ei, 235
   Gerösteter Gemüse-Burrito, 252
   Schnelle Snack-Ideen (Toast oder Reiswaffeln), 268
   Guacamole, 289
   Cremiges Avocado-Dressing, 295
Äpfel, 43, 83, 183

B

bakterielle Infektionen, 38
Ballaststoffe, 95, 100, 166, 214, 309
Banane, 73
   Haferbrei, 226
   Bananen-Hafer-Pfannkuchen, 228
   Bananen-Beeren-Smoothie, 233
   Bananen-Hafer-Smoothie, 234
   3-Zutaten-Pfannkuchen, 231
   Schnelle Snack-Ideen (Entzündungshemmende Smoothies), 240
   Bananenbrot, 276
   Bananeneis, 252
Bauchschmerzen, 21, 154, 179, 190
Beilagenrezepte, 255
Belegzellen, 16-17, 24, 315
Bier, 46, 60, 62, 77
Birnen, 75, 83, 183
Biopsie, 30
Blähungen, 96, 156-157, 162, 179, 185
Blaubeeren, 83
   Bananen-Beeren-Smoothie, 233
Blumenkohl, 84
   Blumenkohl-„Gebratener" Reis, 264
Brokkoli, 84
   Hähnchen-Gemüse-Pfanne, 238

C

Calciummangel, 159
   Risiko bei langfristiger PPI-Anwendung, 35
chronische Gastritis, 20-21, 23-25, 42, 79, 191
chronischer Stress, 21, 52, 123
   Einfluss auf Gastritis, 20
Cimetidin, 33, 117, 317
Coconut Aminos, 81
   Hähnchen-Gemüse-Pfanne, 238
   Pesto-Pasta mit Tofu, 249
   Cremige Pilz-Pasta, 250
   Tofu-Gemüse-Pfanne, 251
   Blumenkohl-„Gebratener" Reis, 264

Stir-Fry-Saucen, 293
Erdnuss-Dressing, 295
Cortisol, 27, 125-127
　Reduktionsstrategien, 130
Cytomegalievirus, 19

D

Dämpfen, 152, 218
Darm-Hirn-Achse, 129
Datteln, 94-95
　Carob-Dattel-Riegel, 281
　Schnelle Snack-Ideen (Gefüllte Datteln), 269
deglycyrrhizinierte Süßholzwurzel (DGL), 116, 147, 172, 318
Diagnose, 29

E

Eier:
　Rührei mit Spinat, 227
　Tofu-Rührei, 230
　Pilz-Spinat-Omelett, 232
　Avocado-Toast mit Ei, 235
　Gerösteter Gemüse-Burrito, 252
　Blumenkohl-„Gebratener" Reis, 264
　Mandelmehl-Cracker, 271
　Glutenfreie Muffins, 274
　Glutenfreies Brot, 284
emotionaler Stress, 15
Endoskopie, 29-30
Enterochromaffin-ähnliche Zellen (ECL), Rolle bei Hypergastrinämie, 316
eosinophile Gastritis, 25
Epstein-Barr-Virus, als Ursache von Gastritis, 19
erosive Gastritis, 24
Ernährungsgewohnheiten, 29, 47, 64
Ernährungstagebuch, 90 161-163
Essgewohnheiten, 103, 185, 188
Esomeprazol, 34, 36, 315
Eustress vs. Distress, 121

F

Famotidin, 33, 117, 307
Fettaufnahme, 269

Fette, diätetisch, 51, 89-90
fettreiche Lebensmittel, 78
Fisch, 86-87, 103
　Kräuterkruste-Heilbutt, 239
　Gebackener Kabeljau mit Rosenkohl, 241
　Glasierter Lachs mit Brokkoli, 244
　Fischeintopf, 246
Flavonoide, 82-84, 147, 149

G

Gastrin, 19, 59, 316
Gastritis, 15
　Typen und Klassifikation, 15-25
　Symptome, 26-28
　konventionelle Behandlung, 31-37
gastroösophageale Refluxkrankheit (GERD), 137, 315
GERD, 34, 137
Gemüsebrühe:
　Fischeintopf, 246
　Brokkolicremesuppe, 247
　Cremige Pilz-Pasta, 250
　Einfacher Gemüsereis, 257
　Kurkuma-Kokos-Reis, 258
Glutamin, 86, 150-151
Gluten, 80

H

H2-Blocker, 32-33, 317
Hähnchen:
　Hähnchen-Gemüse-Pfanne, 238
　Gegrilltes Hähnchen mit Spinat und Champignons, 240
　Gebackene Hähnchen-Streifen, 245
Hämorrhagische Gastritis, 24
Helicobacter pylori, 15, 18, 25, 30-35, 38-39, 48, 70
Histamin, 32, 117, 317
Honig, 95
　Schnelle Snack-Ideen (Gefüllte Datteln), 269
　Kokoskugeln, 278
　Glutenfreie Muffins, 274
　Bananenbrot, 276

Kürbispudding, 279
Hypergastrinämie, 316
Hyperplasie, 316

I

Immunsystem, 19, 86, 123, 127, 151
Ingwer:
   Hähnchen-Gemüse-Pfanne, 238
   Glasierter Lachs mit Brokkoli, 244
   Tofu-Gemüse-Pfanne, 251
   Kurkuma-Kokos-Reis, 258
   Karotten-Ingwer-Dressing, 294
interner Stress, 123

J

Jalapeño, 44
Journal of the International Society for Sports Nutrition, 88
Joghurt, 79, 183

K

Kaffee, 45
   Chicorée-Wurzel als Alternative, 77
Kalorienzufuhr, 320
   Strategien zum Zunehmen, 319
Kamillentee, 318
Karotte:
   Hähnchen-Gemüse-Pfanne, 238
   Hühnersuppe mit Gemüse, 242
   Fischeintopf, 246
   Cremige Kürbissuppe, 248
   Gerösteter Gemüse-Burrito, 252
   Einfacher Gemüsereis, 257
   Kräutergeröstete Karotten, 260
   Blumenkohl-„Gebratener" Reis, 264
   Karotten-Ingwer-Dressing, 294
Käse, 80
   Wiedereinführung, 182
Kaugummikauen, 61
Kichererbsen, 96
   Wiedereinführung, 171
Koffein, 45-46, 76-77
Kohlenhydrate, 51, 112
Kokosmehl:
   Carob-Dattel-Riegel, 281
Kokosmilch, 214

Kurkuma-Kokos-Reis, 258
Kürbiscreme, 279
Kokosöl, 89
   Glutenfreie Muffins, 274
   Bananenbrot, 276
   Carob-Dattel-Riegel, 281
   Kokoskugeln, 278
Kokosraspeln:
   Haferbrei, 226
   Reisbrei, 229
Knoblauch, 44, 76, 93, 182
Kopfschmerzen, 33, 117, 122, 147
Kreuzkümmel, 92
   Hähnchen-Gemüse-Pfanne, 238
   Tofu-Rührei, 230
   Gebackene Süßkartoffel-Pommes, 270
   Guacamole, 289
Kupfer, 153
Kürbis:
   Hühnersuppe mit Gemüse, 242
   Cremige Kürbissuppe, 248
   Kürbiscreme, 279

L

L-Theanin, 134
Lansoprazol, 34
Lauch, 219
   Brokkolicremesuppe, 247
   Cremige Pilz-Pasta, 250
   Fischeintopf, 246
   Gebackene Truthahn-Bällchen, 243
   Gegrilltes Hähnchen mit Spinat und Champignons, 240
   Champignosoße, 291
   Tofu-Gemüse-Pfanne, 251
Lebensstil-Anpassungen, 63
LES (unterer Ösophagussphinkter), 58, 75-77, 145
Limette, 74, 220
lymphozytäre Gastritis, 25

M

Magenschutz, 98, 307, 312
Magenschmerzen, 15, 26, 39, 45, 307
Magnesiumhydroxid, 32

Mahlzeiten auslassen, 48, 108
Mandelbutter:
   Bananen-Hafer-Smoothie, 234
   Bananen-Beeren-Smoothie, 233
   Schnelle Snack-Ideen (Toast oder Reiswaffeln), 268
   Schnelle Snack-Ideen (Gefüllte Datteln), 269
Mandelmehl:
   Mandelmehl-Cracker, 271
   Kokoskugeln, 278
Mandelmilch:
   Haferbrei, 226
   Reisbrei, 229
   Bananen-Hafer-Smoothie, 234
   Kartoffelpüree, 261
   Maniokpüree, 262
   Brokkolicremesuppe, 247
   Cremige Pilz-Pasta, 250
   Tofu-Nuggets, 273
   Glutenfreie Muffins, 274
   Bananenbrot, 276
   Kürbispudding, 279
   Bananeneis, 280
Pflanzliche Milch:
   Cremige Käsesoße, 292
   Champignosoße, 291
Maniok:
   Maniokpüree, 262
Meditation, 138,
Melatonin, 318
Multivitamine, 159

N

Nahrungsergänzungsmittel, 68, 131, 135
Nährstoffmängel, 129
natürliche Süßstoffe, 94
nächtliche Säuresekretion, 60
nichtsteroidale Antirheumatika (NSAID), 18, 70
Nopal- und Okra-Wasser, 166
Nüsse und Samen, 96
   Wiedereinführung, 182

O

Obst:
   Bananen-Hafer-Pfannkuchen, 228
   Bananen-Beeren-Smoothie, 233
   Bananen-Hafer-Smoothie, 234
   Schnelle Snack-Ideen (Geschnittenes Frischobst), 268
   Bananenbrot, 276
   Bananeneis, 280
Olivenöl, 79, 89-90
Omega-3, 87, 90-91, 98, 129
Omega-6, 87, 90-91, 98
Omeprazol, 34, 36, 315
Osteoporose, 315
Überessen, 50

P

Pantoprazol, 34, 315
Papaya, 82
   Papaya-Dressing, 295
Paprika, 75, 182
   Wiedereinführung, 183
parasympathisches System, 127
Pasta, 78, 81
Pepsin, 61
   Aktivierung durch Säure, 62-63
Pektin, 149
perniziöse Anämie, 193
pflanzliches Eiweiß, 87-88, 321
phlegmonöse Gastritis, 25
Pilze:
   Hähnchen-Gemüse-Pfanne, 238
   Pilz-Spinat-Omelett, 232
   Gegrilltes Hähnchen mit Spinat und Pilzen, 240
   Cremige Pilz-Pasta, 250
   Pilzsauce, 291
Portionsgröße, 178, 184, 187
Probiotika, 156
Prokinetika, 36
Protonenpumpenhemmer (PPI), 33, 315

R

Rabeprazol, 315
Rebamipid, 117
Rebound-Effekt der Säure, 316-317

REGISTER

Rebound-Säurehypersekretion, 32, 317
reizende Lebensmittel, 42, 306
Reis:
   Reisprotein, 88
   Reisbrei, 229
   Einfacher Gemüsereis, 257
   Kurkuma-Kokos-Reis, 258
Reizdarmsyndrom, 53-54, 85
Rhodiola Rosea, 132
Risikofaktoren, 19, 54, 70, 72, 191
Rosinen, 75
Rosmarin, 81
   Kartoffelspalten, 256
   Einfache Kräuter-Sauce, 294
   Rührei mit Spinat, 227

S

saure Früchte, 43, 74
saure Lebensmittel, 62
Säuresekretion, 234, 45-46, 117
Säurereflux, 34, 75-77, 84
Säuerungsmittel, 43-44, 154
Samen, 90-91
Wiedereinführung, 171
Salz, 48, 76, 79, 218
Sautieren, 101
Schlaf, 141, 177, 300
Schlechte Gewohnheiten, 108, 119
Schokolade, 46, 76
   Carob als Alternative, 220
Sodbrennen, 27, 31, 39, 84, 97, 103
Softdrinks, 43, 76
Speichel, 19, 114, 148
Spinat:
   Rührei mit Spinat, 227
   Tofu-Rührei, 230
   Pilz-Spinat-Omelett, 232
   Gegrilltes Hähnchen mit Spinat und Pilzen, 240
   Cremige Pilz-Pasta, 250
   Gerösteter Gemüse-Burrito, 252
   Stir-Fry-Saucen, 293
   Erdnuss-Dressing, 295
   Karotten-Ingwer-Dressing, 294
Stress, 15, 17
   Auswirkungen auf die Magengesundheit, 53
   Bewältigungsstrategien, 130
   Stresshormone, 125
   sympathisches und parasympathisches System, 126-127
Sucralfat, 37, 116
Smoothies, 83, 89, 95, 98
   Bananen-Beeren-Smoothie, 233
   Bananen-Hafer-Smoothie, 234
Suppe:
   Hühnersuppe mit Gemüse, 242
   Brokkolicremesuppe, 247
   Cremige Kürbissuppe, 248
Süßkartoffel:
   Gebackene Süßkartoffel-Pommes, 270
   Gerösteter Gemüse-Burrito, 252

T

Thymian, 92-93, 219
   Kräuterkruste-Heilbutt, 211
   Gegrilltes Hähnchen mit Spinat und Pilzen, 212
   Kräutergeröstete Karotten, 232
   Kartoffelspalten, 235
   Gemüsebrühe, 259
   Pilzsauce, 263
   Papaya-Dressing, 266
Tofu, 97
   Tofu-Rührei, 230
   Pesto-Pasta mit Tofu, 249
   Tofu-Gemüse-Pfanne, 251
   Tofu-Nuggets, 273
Tomaten, 43, 62, 75, 96, 183
Transfette, 90
Troxipide, 117

U

ungesättigte Fette, 92
Ursachen akuter Gastritis, 17

V

Vagusnerv, 52-53, 58, 127
Verdauung, 28, 52-55, 58-59, 82
Verdauungsenzyme, 157-158
Verstopfung, 32-33, 186

Vitamin, 82-84, 87-88
Vitamin A, 82
Vitamin B12, 25, 159-160
Vitamin C, 43, 83, 91
Vitamin D, 128, 159-160
Vitamin E, 87
Vollkorn, 96, 181
Wiedereinführung, 171

W

Walnüsse, 98
Wassertrinken während des Essens, 50
  alkalisches Wasser, 307
Wein, 46, 60, 62
Würzmittel, 62, 92-93
Wurzelgemüse, 97, 102
Wiedereinführung (von
  Lebensmitteln), 171

Y

Yoga, 140, 142, 144, 177, 196
Joghurt, 79, 183

Z

Zink, 87, 91, 97, 129, 1131, 151
Zink-Carnosin, 151
Zitrone, 43, 74, 111
Zitrusfrüchte, 43, 62, 74
Zucchini:
  Hähnchen-Gemüse-Pfanne, 238
  Gerösteter Gemüse-Burrito, 252
  Einfacher Gemüsereis, 257
Zöliakie, 71, 193

ÜBER DEN AUTOR

L.G. Capellan ist ein ehemaliger Patient mit chronischer Gastritis und Gründer von TheGastritisBlog.com. Im Jahr 2013 wurde bei ihm chronische Gastritis und Gallenreflux diagnostiziert, Beschwerden, unter denen er jahrelang litt und die durch konventionelle Behandlungen kaum oder gar nicht gelindert wurden. Frustriert, aber entschlossen, eine Lösung zu finden, nahm er die Sache selbst in die Hand und begann eine intensive Recherchereise, um seine Krankheit zu verstehen und zu heilen.

Über fünf Jahre hinweg verbrachte er tausende Stunden damit, medizinische Texte, wissenschaftliche Studien, Blogs und vertrauenswürdige medizinische Webseiten sowie Erfolgsgeschichten von Geheilten akribisch zu lesen und zu analysieren. Seine gründliche Recherche und persönlichen Erfahrungen verschafften ihm ein tiefes Verständnis der Gastritis und ermöglichten es ihm, ein ganzheitliches Heilungsprogramm zu entwickeln, das seine chronischen Magenprobleme erfolgreich löste.

Heute teilt er seine Weisheit und sein Wissen mit anderen Menschen, die mit ähnlichen Schwierigkeiten kämpfen. Durch seine Facebook-Unterstützungsgruppe, The Gastritis Healing Group, zusammen mit seinem informativen Blog und seinem unverzichtbaren Buch über Gastritis, bietet er Orientierung, Unterstützung und Inspiration für Menschen, die ihre Magenprobleme überwinden und ihre Gesundheit wiedererlangen möchten.

Für weitere Informationen oder um mit dem Autor in Kontakt zu treten, finden Sie die Kontaktdaten auf der nächsten Seite.

KONTAKT UND VERNETZUNG

Wenn du Kontakt aufnehmen, Feedback teilen oder Fragen stellen möchtest, ist die beste Art, den Autor zu erreichen, über die E-Mail-Adresse contact@lgcapellan.com.
Du kannst auch:

Seiner Community auf Facebook beitreten:

The Gastritis Healing Group

Ihm in den sozialen Medien folgen:

Facebook - L.G. Capellan

Instagram - @lg_capellan

Twitter - @lg_capellan

Mehr auf seinem Blog und seiner Webseite entdecken:

TheGastritisBlog.com

LGCapellan.com

EBENFALLS VON L.G. CAPELLAN

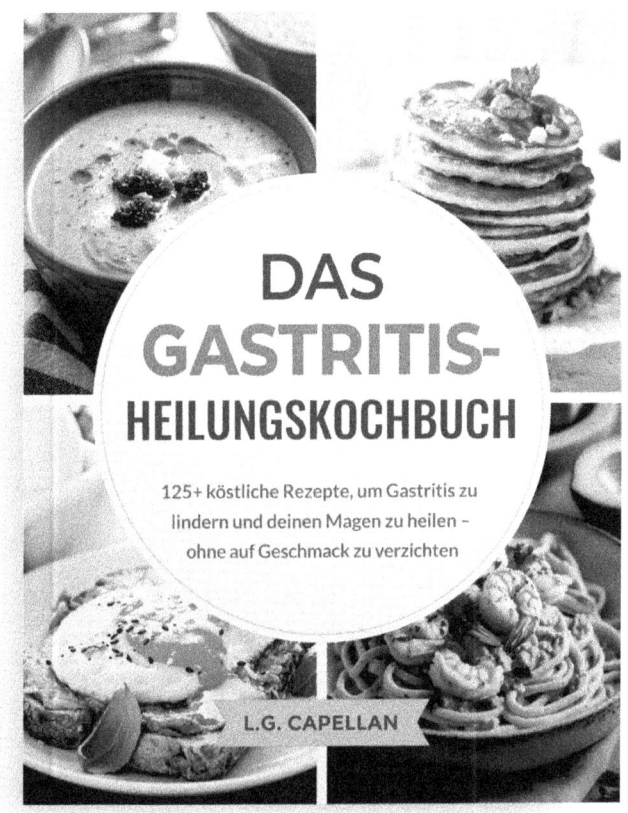

ENTDECKE ES HIER:

www.ingramcontent.com/pod-product-compliance
Lightning Source LLC
Chambersburg PA
CBHW062112040426
42337CB00043B/3731